U0797449

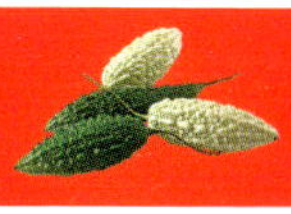
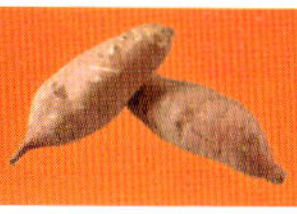

中国人民解放军第二〇八医院
肖秋生　吕大力　张　诚◎主编

家常菜里的降血压小偏方

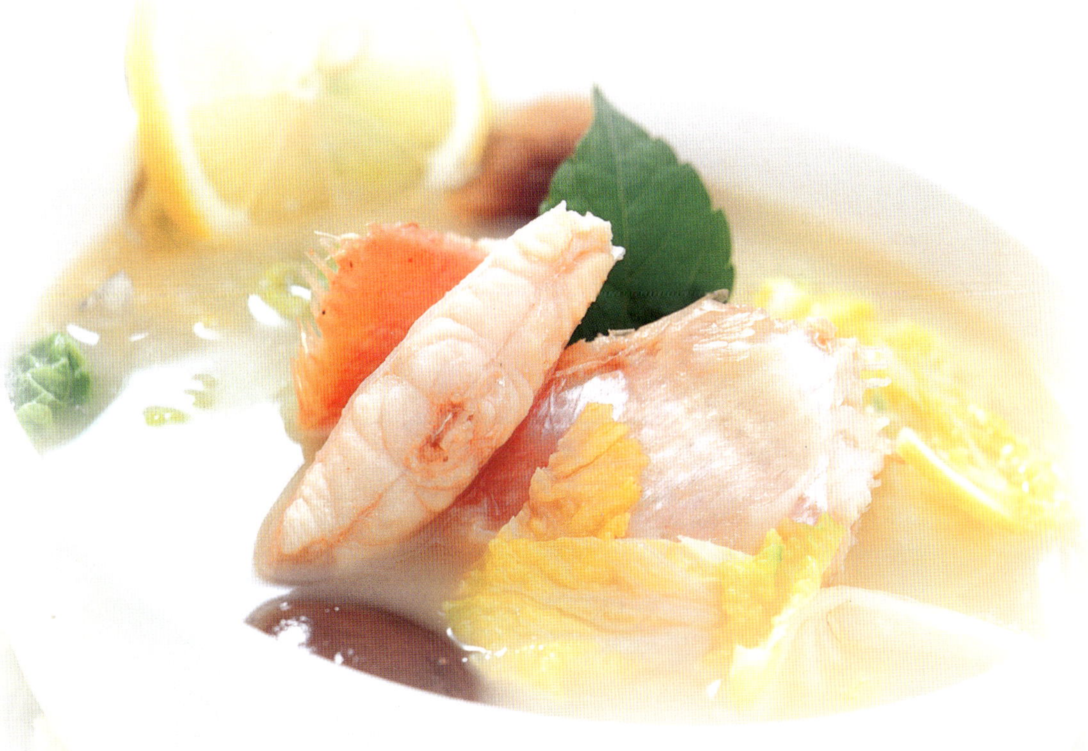

吉林科学技术出版社

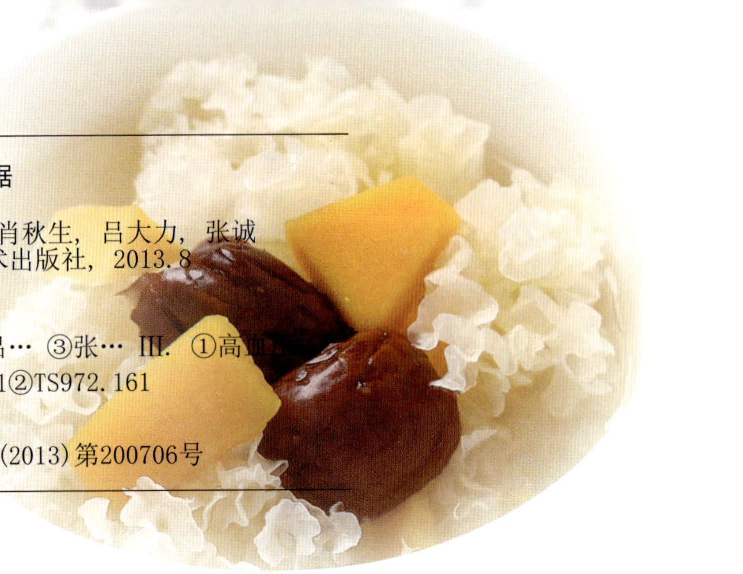

图书在版编目（CIP）数据

家常菜里的降血压小偏方 / 肖秋生，吕大力，张诚主编. -- 长春 : 吉林科学技术出版社，2013.8
ISBN 978-7-5384-7001-7

Ⅰ. ①家… Ⅱ. ①肖… ②吕… ③张… Ⅲ. ①高血
—食物疗法—食谱 Ⅳ. ①R247.1②TS972.161

中国版本图书馆CIP数据核字(2013)第200706号

家常菜里的降血压小偏方

主　　编　肖秋生　吕大力　张　诚
编　　委　胡海洋　李　静　李　娟　李　倩　李晓林
　　　　　刘　刚　刘　强　刘海燕　刘建伟　王　静
　　　　　王海波　姚　兰　于　娟　张　莉　张红艳
出 版 人　李　梁
策划责任编辑　隋云平
执行责任编辑　马艺轩
封面设计　长春市创意广告图文制作有限责任公司
制　　版　长春市创意广告图文制作有限责任公司
开　　本　710mm×1000mm　1/16
字　　数　240千字
印　　张　14
印　　数　1—9 000册
版　　次　2014年7月第1版
印　　次　2014年7月第1次印刷

出　　版　吉林科学技术出版社
发　　行　吉林科学技术出版社
地　　址　长春市人民大街4646号
邮　　编　130021
发行部电话/传真　0431—85677817　85635177　85651759
　　　　　　　　　85651628　85600611　85670016
储运部电话　0431—86059116
编辑部电话　0431—85659498
网　　址　www.jlstp.net
印　　刷　延边新华印刷有限公司

书　　号　ISBN 978—7—5384—7001—7
定　　价　29.90元
如有印装质量问题可寄出版社调换

版权所有　翻印必究

Foreword 前言

药疗不如食疗，会吃的人可以把食物变成“治病良药”。每种食物都有其各自的特性，将它们搭配食用，会产生各种各样奇妙的变化。食物经过合理的搭配，不仅可以满足人们养生的需要，甚至可以达到食疗、治病的效果。

本套图书包含了降血糖、降血压、降血脂、防癌抗癌、常见病对症治疗等方面的食疗小偏方。书中的食疗偏方，以传统中医养生学和现代营养学理论为基础，从食物的营养分析、营养优势、购储技巧、营养搭配、相宜相克等方面全方位地进行了详细的阐述。寓医于食，药食同源，不但能满足人们“厌于药，喜于食”的天性，且取材广泛，花钱少，用处大，效果好，易于家庭自制，是适合家庭的药膳食疗工具书。

书中的食疗小偏方只是给各位读者的参考借鉴，不能代替医生的诊断和治疗。请各位读者多留意自己的身体状况，需要就医时还是应及时去医院就诊，不要延误治疗。

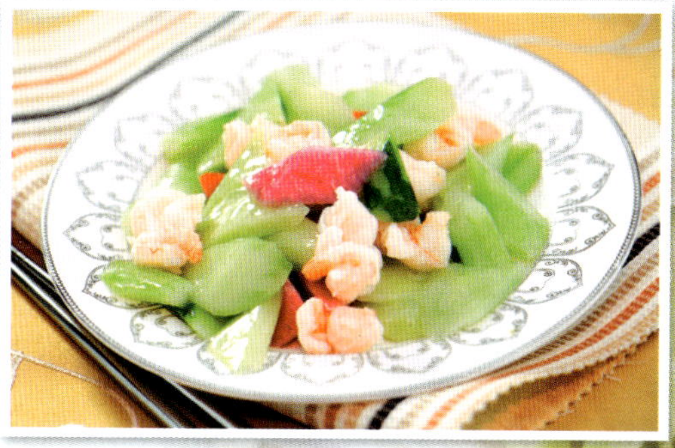

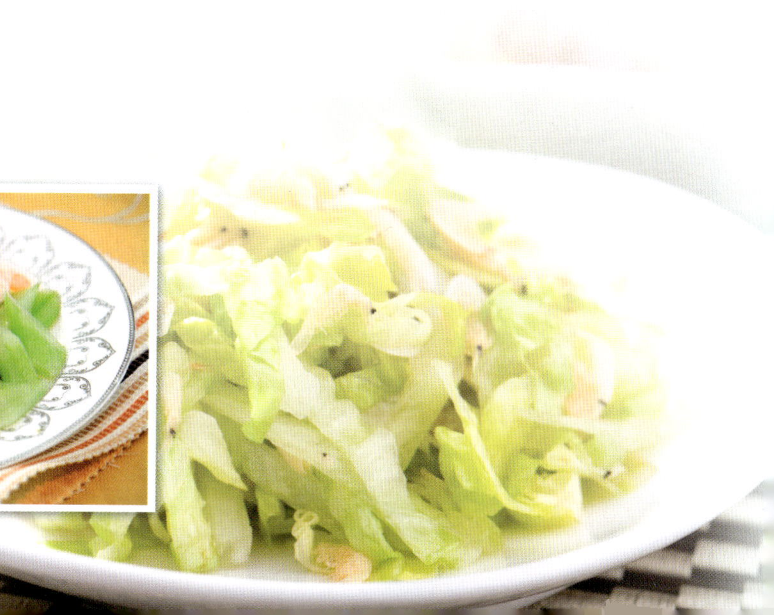

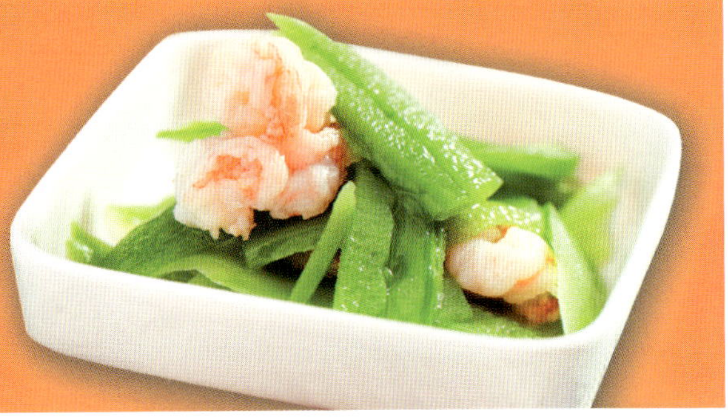

目录

Contents

Part 1 降血压常识

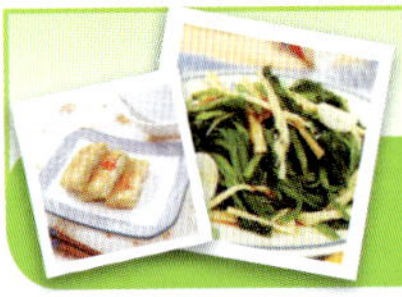

Part 2 蔬菜类

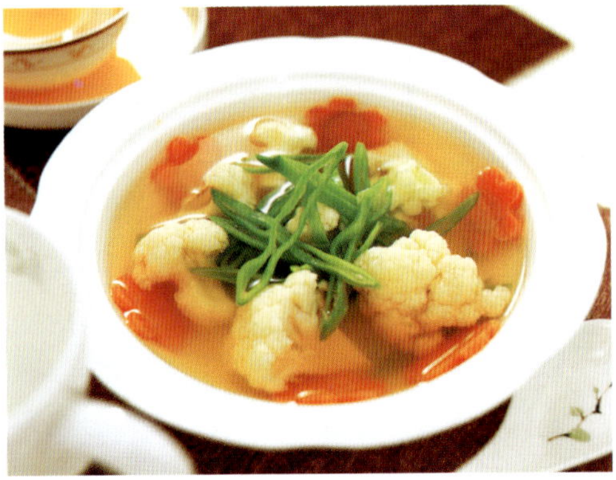

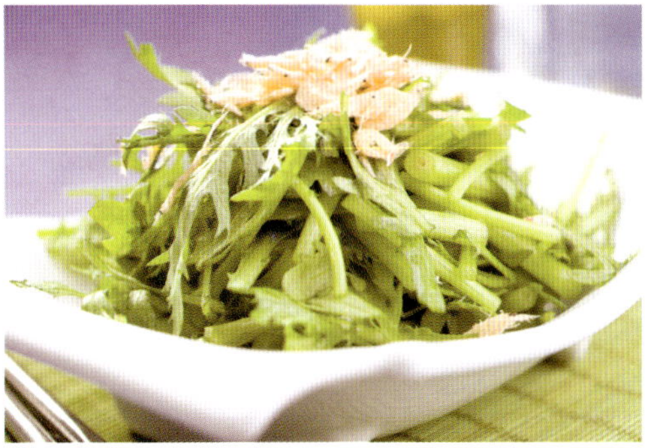

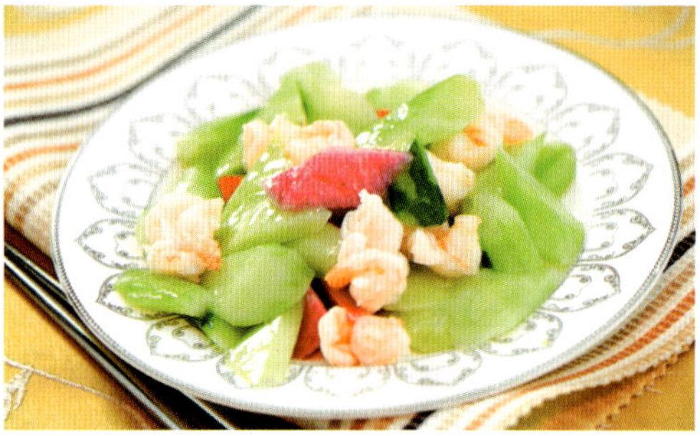

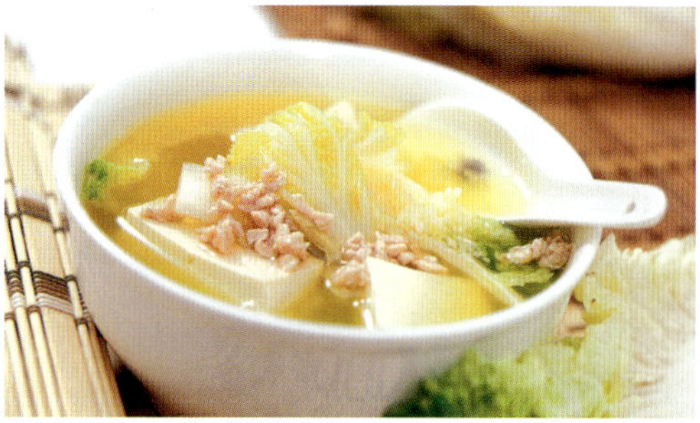

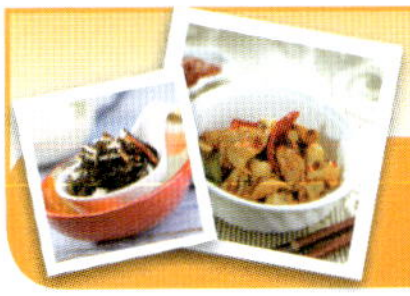

Part 3 菌 类

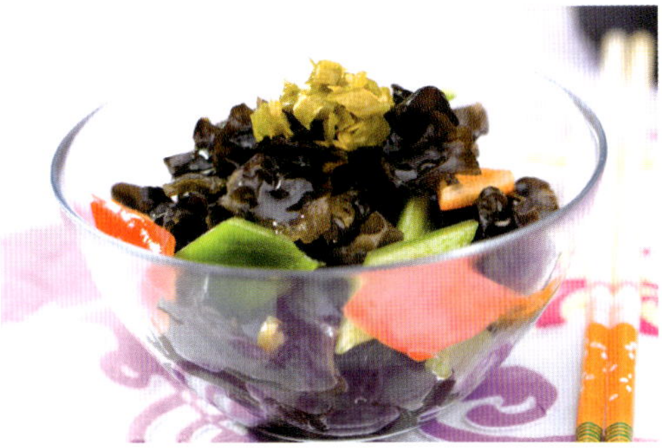

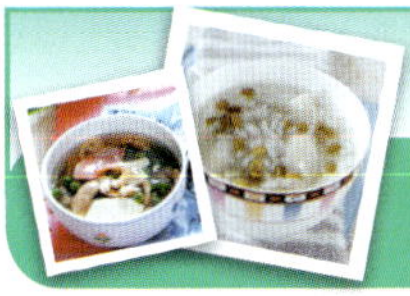

Part 4 豆 类

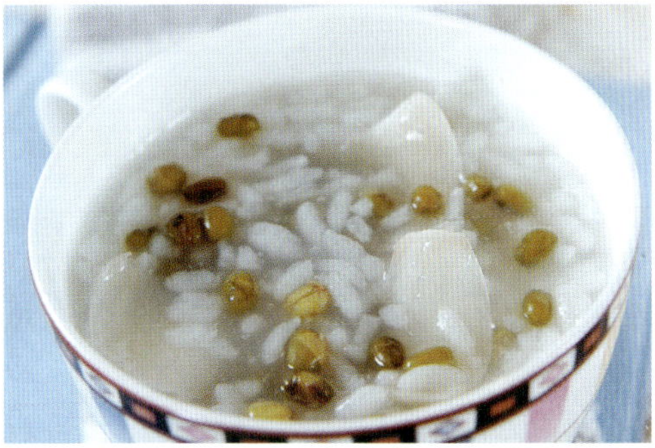

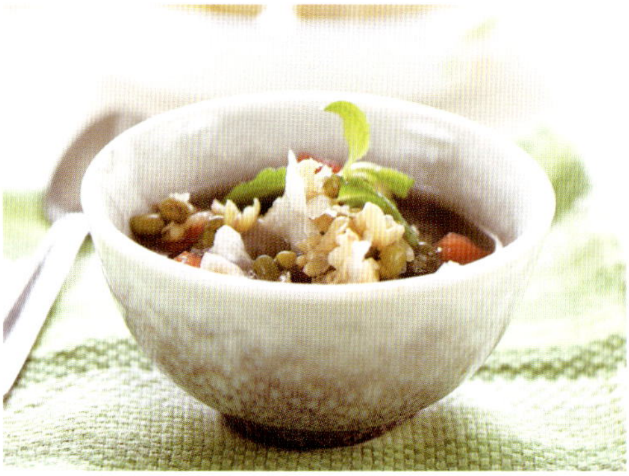

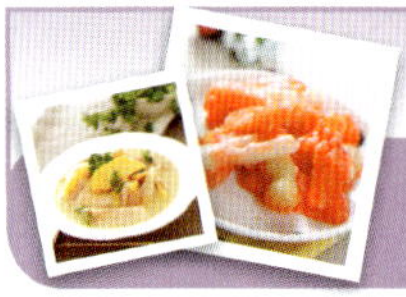

Part 5 谷薯类

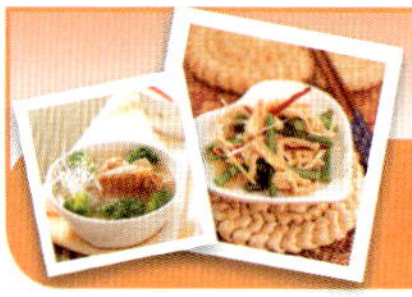

Part 6 畜禽肉类

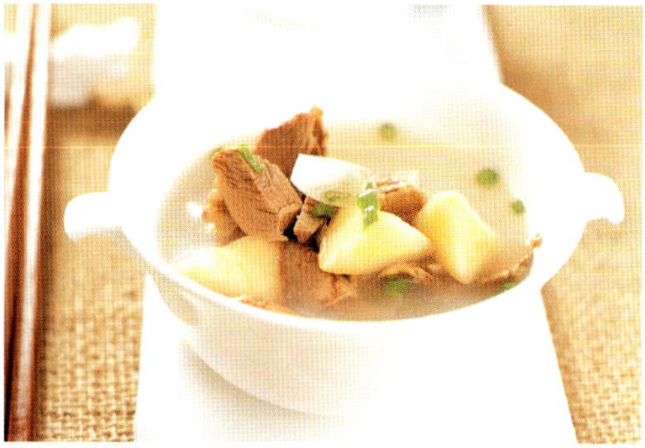

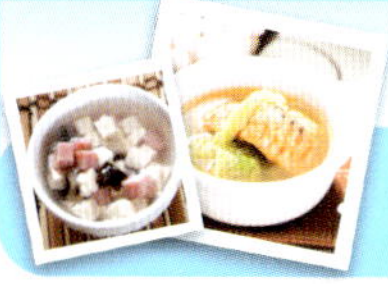

Part 7
水产类

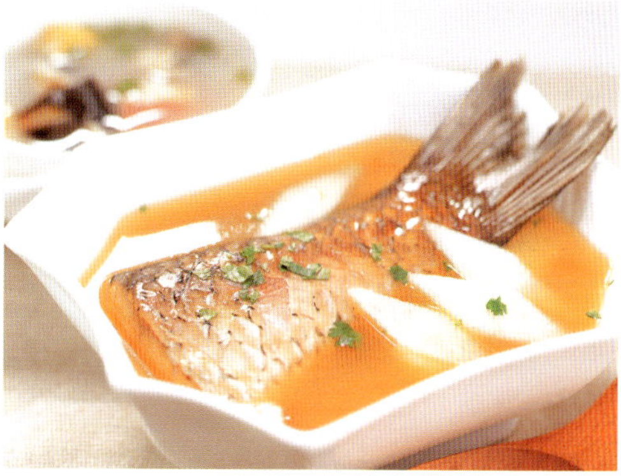

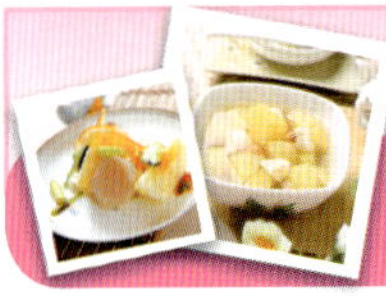

Part 8 水果类

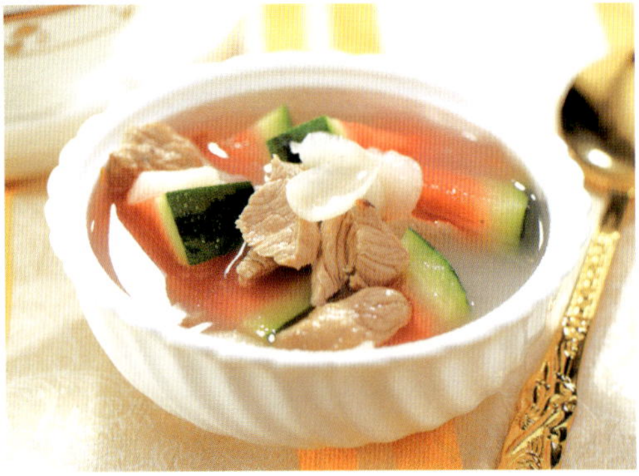

Part 1
降血压常识

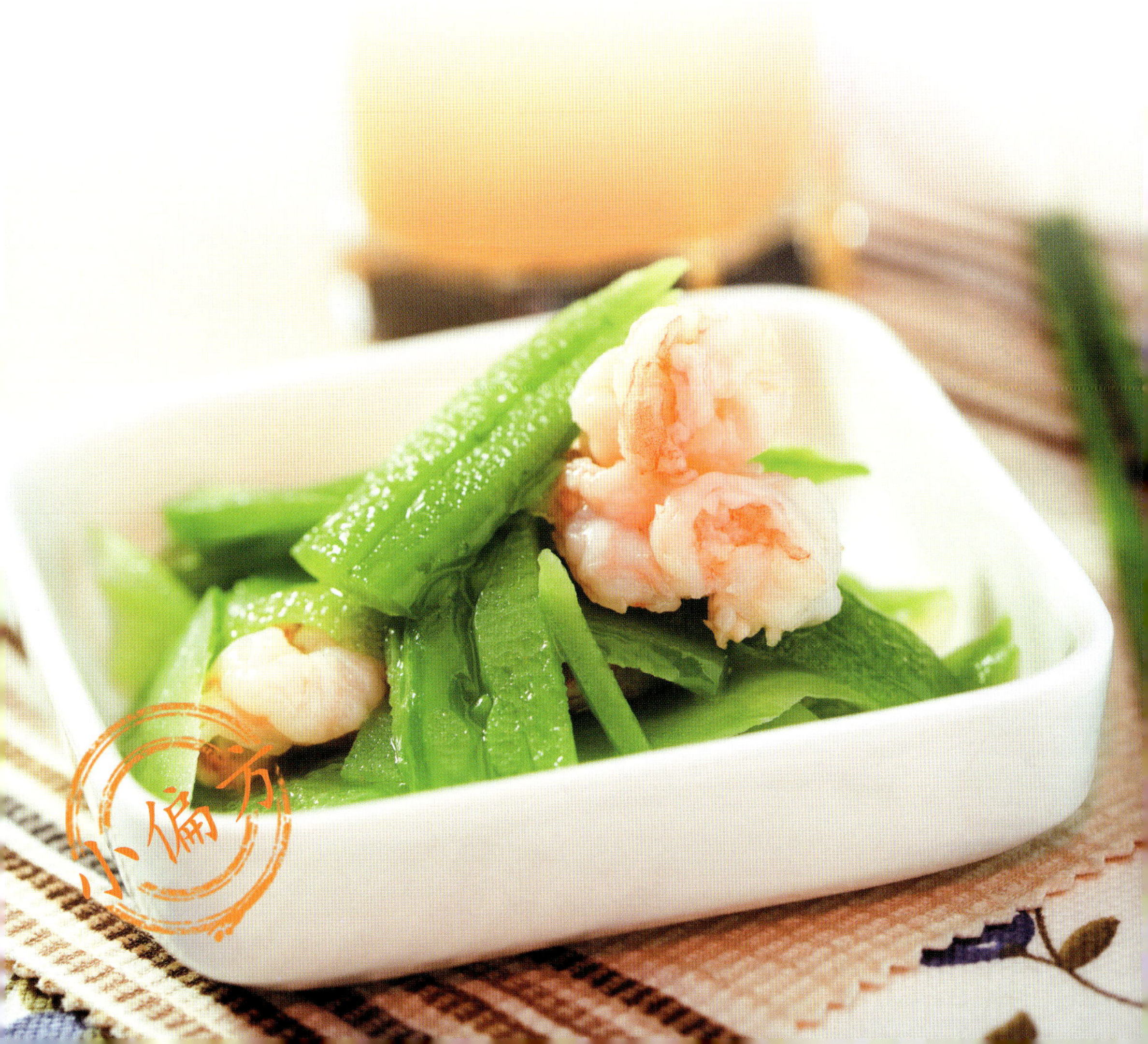

什么是血压

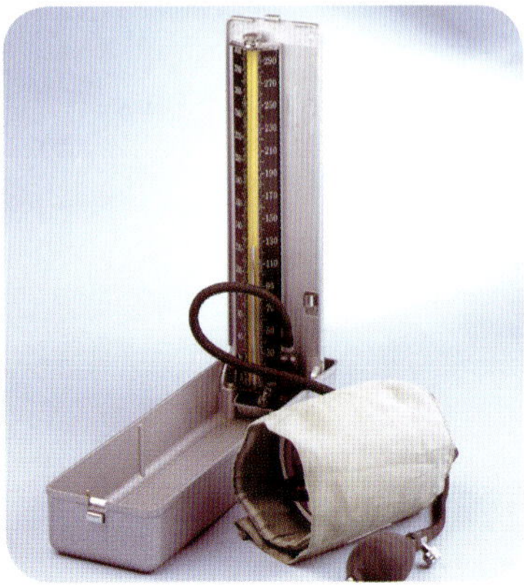

河水流过堤岸，会对两边的河道产生冲击。同样，当血液在血管中流动时，也会对血管的管壁产生一定的压力。通常所说的“血压”就是指血液流动时对血管侧壁产生的压力。

严格地讲，在医学上血压分为三种，它们产生在动脉、静脉和毛细血管，因此被分别称为“动脉血压”“静脉血压”和“毛细血管压”。平常所说的“血压”高低，指的其实是动脉血压。

高血压如何分级

轻度高血压	140～159／90～99毫米汞柱（47～53／30～33千帕）
中度高血压	160～179／100～109毫米汞柱（54～60／34～36千帕）
重度高血压	＞180／110毫米汞柱（61／37千帕）

而按照其发病原因，又可分为原发性高血压和继发性高血压，有90%的患者属于前者，在这其中有少数患者的高血压发展很快。

血压水平很高，舒张压常大于130毫米汞柱（43千帕），且有眼底视神经乳头水肿和出血等病变，临床称为“恶性高血压”。

还有的患者血压在短期内突然急剧升高，高达240／130毫米汞柱（80／43千帕）以上，且常并发高血压脑病和（或）急性左心室衰竭，临床称其为高血压危象。此类患者属于严重性高血压，应该及时住院治疗。

血压是始终不变的吗

血压不是始终不变的，它会随着心脏的活动而变化。心脏是血液流动的源头，因此，心脏的收缩或舒张活动同样也会影响血压的高低。当心脏收缩时，血液从心室内涌出到动脉中，这时动脉中的压力最高，被称为“收缩压”，也就是平时所说的“高压”；当心脏舒张时，血液在动脉的弹性回缩中产生的压力作用下继续流动，这时动脉中的压力低，被称为“舒张压”，也就是“低压”。

收缩压和舒张压一同组成了正常的血压。计量血压的时候，通常使用毫米汞柱（mmHg）作为单位。正常情况下，收缩压比舒张压要高30～40毫米汞柱（10～13千帕）。

血压有高压和低压的变化，并且在一天之内也是波动变化的（如下图）。

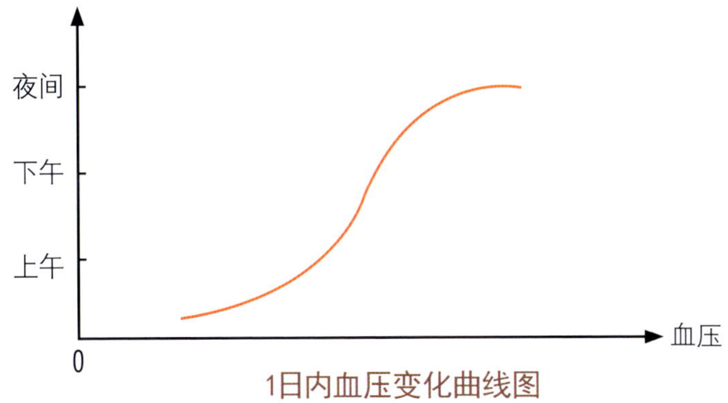

1日内血压变化曲线图

不仅如此，在冬季我们的血压也会比夏季的时候高一些。这些血压的变化是生理性的，主要与体内激素水平的波动和压力感受器的敏感性有关。

此外，血压还会受到一些外在因素的影响。吸烟、饮酒、喝咖啡以及情绪激动的时候，都会引起血压的一些变化。

导致高血压的因素

遗传因素	在与高血压有关的因素中，遗传因素是最主要的。如果父母一方或双方患有高血压，那么孩子成年后患高血压的危险会比较高
体　重	营养因素成为近年来最被看重的一个方面。众所周知，过饱、过咸、过腻的饮食、大量饮酒（特别是烈性酒）都会导致血压的升高，此外，长期进食低钾、低钙、低镁食物与高血压的发病率高也有关
吸　烟	吸烟不仅损害肺脏，还会诱发高血压。经常吸烟会加速动脉粥样硬化，引起血压的升高。医学研究已经证明，吸烟是导致冠心病发病的三大危险因素之一
心理因素	短暂的精神紧张会引起血压的升高，而长期处于精神紧张的状态则容易引发高血压

高血压的“三高”与“三低”

“三高”现象

发病率高

我国高血压患者已达1.6亿之多，调查显示其发病率在所有疾病中是最高的。

致残率高

实际上，血压高并不可怕，可怕的是对其他脏器的损害。长期患有高血压会导致多种疾病的发生，如脑卒中，患有脑卒中的患者75%的人会丧失劳动力，甚至死亡。

死亡率高

主要是因为高血压会导致心肌梗死和脑卒中。以心肌梗死为例，其患病年龄已从45岁降至28岁，且死亡速度非常快，这些都促使高血压患者的死亡率升高。

“三低”现象

知晓率低

由于高血压前期多无症状或症状不明显，所以常被忽视，待发现以后已经不是早期，且已出现了一些器官的损害。

服药率低

有些人知道自己患有高血压，但是因为没什么症状，或者觉得对自己没有影响，所以不服用药物，不注重治疗。

控制率低

有两方面的原因：一方面是患者不按规定用药，没有控制好血压；另一方面，可能与医术有关。

高血压患者的饮食原则

食物是高血压患者康复保健的物质基础，重视高血压患者的饮食，提供合理充足的营养，在高血压的防治中具有重大意义。大量流行病学研究资料证明，许多营养因素如能量、脂肪、胆固醇、蛋白质、钠、钾、锌、维生素及食物中的某些其他成分，与高血压的发病有关，并对高血压的防治具有积极意义。

少量多餐

高血压患者应以易于消化和清淡的食物为主，且以早、中餐为主，每餐八分饱即可；避免晚餐过饱。饱餐后可使高血压患者的血管舒张调节功能降低，引起血压显著波动。

控制能量和体重

肥胖是高血压的危险因素之一，而肥胖的主要原因是体内摄入能量过多。体内多余的能量会转化为脂肪贮存于皮下及身体各组织中，从而导致肥胖。据观察得知：超过正常体重25千克的肥胖者，其收缩压均高于正常人10毫米汞柱，舒张压高7毫米汞柱。因此，高血压患者应当控制能量摄入，保持体重在标准体重范围内，肥胖者应节食减肥。高血压患者每日每千克体重摄入的能量以126～167千焦较合适，肥胖者可适当减少能量摄入。控制能量须控制主食及脂肪的摄入量。日常生活中，尽量少食或不食糖果、点心、饼干、甜饮料、油炸食品等高能量食品。

限制动物性脂肪的摄入

动物性脂肪含饱和脂肪酸高，容易引起血脂、血尿酸、血糖升高，导致和加重动脉粥样硬化，使高血压脑卒中的发病率增加。高血压患者每日摄入的含糖类主食以150～250克为宜，尽量少吃甜食。烹调时宜多用豆油、花生油、葵花籽油等植物油。

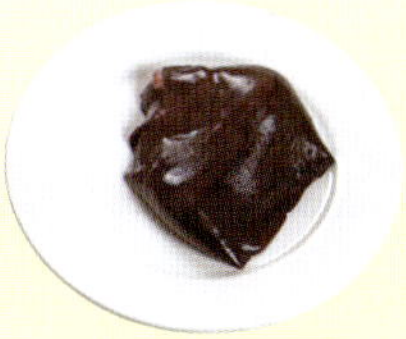

动物内脏 ×

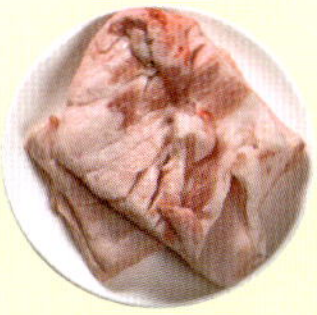

肥肉 ×

小贴士

高血压患者应少吃动物性脂肪和高胆固醇食物，如动物内脏、肥肉、肉皮、鱼子、奶油等，适当增加海带、牛奶、酸奶、虾皮、紫菜、海蜇等食物的摄入量。

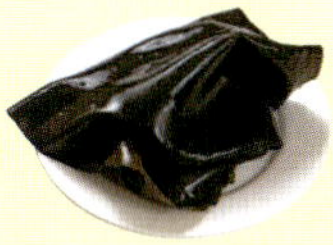

海带 ✓

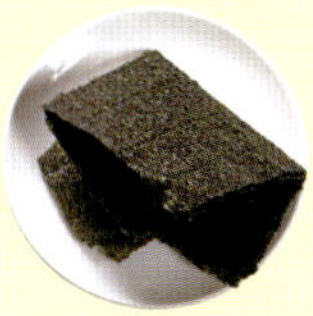

紫菜 ✓

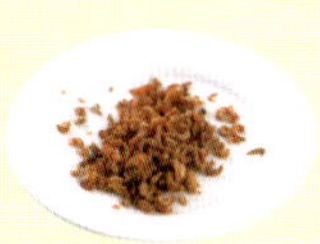

虾皮 ✓

适量摄入蛋白质

为了血管富有弹性，高血压患者需要的优质蛋白质要多一些，应限制动物蛋白。每日蛋白质的摄入量以每千克体重摄取1克蛋白质为宜，动、植物蛋白质各占一半可起互补作用，能提高蛋白质的吸收利用率。例如60千克体重的人，每日可吃60克蛋白质，其中动物蛋白质和植物蛋白质各占50%。适宜的食物有：蛋、奶、豆制品、鸡肉等。如果高血压合并肾功能不全时，则应限制蛋白质的摄入。蛋白质代谢产生的有害物质，可引起血压波动。

保证膳食中钙、镁等矿物质摄入充足

钙与血管的收缩和舒张有关，且有利尿作用和降压效果。研究证明，每日膳食中钙摄入800～1000毫克，有助于防止血压升高。流行病学调查资料也表明：每日平均摄入钙量450～500毫克的人群比摄入钙量1400～1500毫克的人群患高血压的危险性高出2倍；镁缺乏时，血管紧张肽和血管收缩因子增加，可引起血管收缩，导致外周阻力增加，血压升高；增加镁的摄入，能使外周血管扩张，血压下降。尤其是病人使用利尿剂时，尿镁亦增多，更应注意补镁。

富含钙的食物：脱脂牛奶、虾、鱼类、芝麻酱、蛋类。

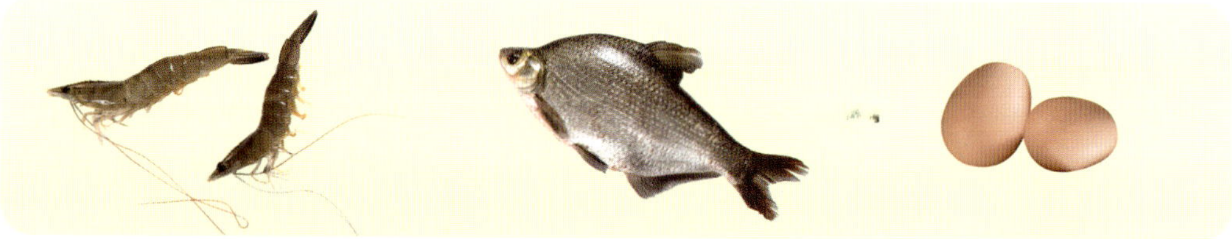

富含镁的食物：香菇、菠菜、牡蛎、豆制品、桂圆等。

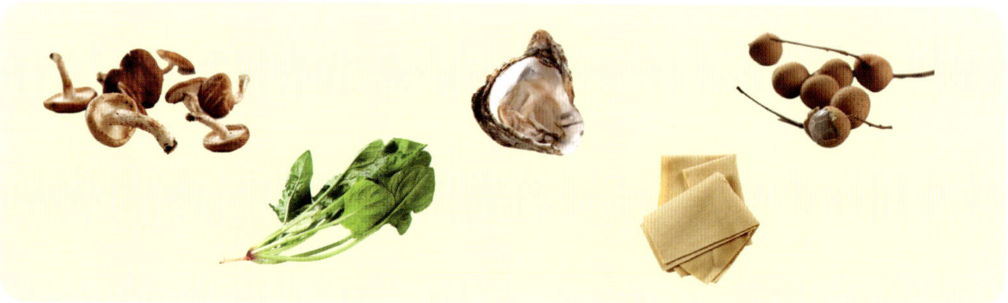

多吃一些富含维生素C的食物

新近的研究发现，在老年高血压患者中，血液中维生素C含量最高者，其血压最低。据其认为，维生素C具有保护动脉血管内皮细胞免遭体内有害物质损害的作用，有利于心肌代谢，可改善心肌功能和血液循环，促进胆固醇的排泄，有助于预防和控制高血压。

限制食盐，适当补钾

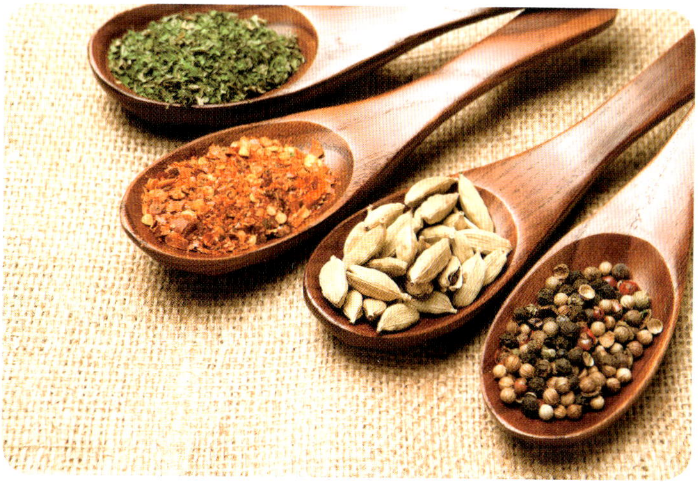

人体摄入含钠量较高的食物会增加钠吸收和钠在体内积蓄，导致血容量增加，同时增加了心脏收缩，做功加强，血管平滑肌细胞反应增强，增加肾脏负荷，需要排出过量的钠和水。当肾脏功能受限时，心脏负荷加强。另外，钠还会增加血管对升压物质的敏感性，引起小动脉痉挛，外周血管阻力增高，而导致高血压乃至并发症的发生和发展。而且，对于高血压患者来说，摄入过多的食盐会影响降压药物的效果和增加药物用量。钾能阻止过高食盐引起的血压升高，对轻型高血压还有降压作用，其机制可能与肾素释放减少有关。增加钾摄入量有利于钠和水的排出，有利于高血压的防治。世界卫生组织建议：正常成年人每人每日食盐的摄入量以不超过6克为宜。血压较高或合并心衰者摄盐量应控制在每日5克以下。

高血压患者如何限钠饮食

饮食是高血压治疗的主要方法。其中，限制饮食中钠离子的摄取量，可以避免体内水分蓄积及血压上升，因此高血压的饮食疗法是不可忽视的一个环节。饮食治疗的内容大致可以分为两个重点：一为限钠饮食，另一为DASH饮食（预防用控制高血压的饮食模式）。

钠离子的功与过

所谓限钠饮食，是指要限制饮食中钠离子的摄取量，以避免体内水分蓄积及血压上升，但这并不代表“钠”是不好的，重点在于摄取要适量。

钠，是维持身体渗透压、酸碱及水分平衡的重要离子，血液中钠离子太高、太低都不行，必须维持在正常的浓度。通常血钠过低会出现在长期食盐摄取不足的鼻、胃管灌食病人、严重腹泻、呕吐或肾脏等方面疾病的病人中，临床症状会有恶心、疲倦、抽筋的情形，严重时更会昏迷；反之，若钠摄取过多，则会造成体内水分滞留、血压上升的问题，因此维持适当的钠量摄取是相当重要的。

高血压患者应限制钠的摄取

高血压患者应摄取正常人一半的钠量，所以JNC（美国国际医疗联盟高血压防治委员会）建议高血压患者每日食盐摄取量需小于6克，或是每日钠摄取需小于2.4克。

如何计算吃进去的钠量

由天然食物中摄取的钠量再加上调味料或其他饮料、零食等额外多的钠量，是每日摄取的总钠量。

钠的来源	每日摄取的钠量
天然食物	0.3～0.5克
调味料或其他饮料、零食等	＜2克
注：通常每日总钠量限制以2.4克来计	

有助降血压的四大营养物质

鱼油、钙、镁及膳食纤维都有助于降血压，是高血压患者必须要摄取的营养素。

鱼 油

鱼油，主要存在于深海鱼类中，尤以头、眼中含量最为丰富。鱼油与鱼肝油的区别就在于二者的萃取来源不同，鱼肝油是萃取自肝脏的油，主要含有维生素A、维生素D、维生素E，而鱼油的萃取范围则较为广泛。

近年来鱼油大部分被运用于调节脂肪、血压，预防血栓形成等方面，除此之外，还被运用在提升学习力、免疫力及减少发炎等研究上。可以这样理解鱼油对高血压的功能机理，鱼油可稳定细胞膜上的钙离子，减缓细胞内钙离子的上升，使红细胞变得柔软、增大其变形力，使其能通过体积小数倍的微血管，以减少血液流动阻力，使血液循环顺畅来降低血压，降低血浆升压素的活性、抑制血管壁弹性蛋白的减少，保持血管的弹性，同时可提高超氧化物歧化酶和过氧化酶等酶的活性，抑制身体内的过氧化酯脂或自由基的蓄积，减缓对血管壁细胞膜的伤害。

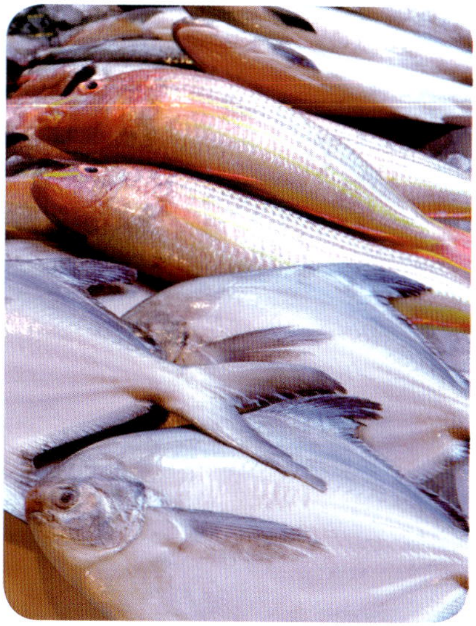

除以上作用外，鱼油还能抑制血小板细胞膜上的植物油烯酸代谢产生血栓素，因此能抑制血小板的凝集反应，减少血栓的形成及心血管疾病的罹患率。

富含鱼油的食物： 青鱼、鱿鱼、鲑鱼、秋刀鱼等深海鱼类。

6 钙

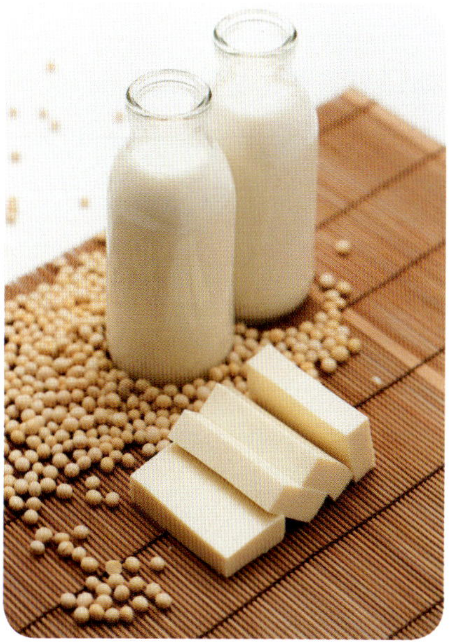

钙和镁是人体需要的常量营养素，99%的钙存在于骨骼及牙齿中，是构成骨骼及牙齿的主要成分，其余存在于细胞内液，对凝血、心脏机能、肌肉收缩、神经传导、细胞膜渗透性、完整性相当重要。许多研究指出钙在调解血压上扮演着重要的角色，钙与高血压呈负相关关系。高血压病人每日补充1克钙质补充剂，也可有降低血压的效果。钙的摄取量不足或是排泄量过多，可能会引起细胞外部的钙含量比细胞内少，使细胞膜食物完整性变得不严密，进而造成血管硬化，当血流遇到的外围阻力增大时，血压便会随之上升。

卫生部建议成年人的每日钙质摄取量为0.8～1.2克，中国人的饮食习惯普遍存在钙质的摄取量不足的问题，应多摄取钙质丰富的食物。牛奶含丰富的钙质，且最易被人体吸收，建议每日至少饮用1～2杯。如果钙质无法达到需要量，钙片也是不错的钙质补充来源。身体对钙质的吸收，在酸性的环境下较佳，维生素D也可以帮助钙质的吸收，但是过多的磷、草酸、植酸、脂肪酸的存在，也会抑制肠道对钙质的吸收。

富含钙的食物： 奶制品、小鱼干、豆制品和深绿色蔬菜等。

镁

镁是牙齿中骨骼的主要成分，约有70%的镁存在于骨骼中，与钙、磷结合在一起。镁的功能是调节肌肉收缩、神经传导、促进蛋白质合成及参与糖类代谢、催化脂肪酸代谢等。

成人每日的需求量是0.4克。镁如同钙一样，是维持细胞膜完整的重要元素，对于保持钾、钠、钙之间的比例适当极为重要，有研究显示，血液中镁含量减低时，肾素会增多，引起血压升高。

身体中镁的代谢与钙类似，因此植酸对镁也有负面的影响，当钙、蛋白质、维生素D或乙醇摄取量过多时，身体内就需要更多的镁。

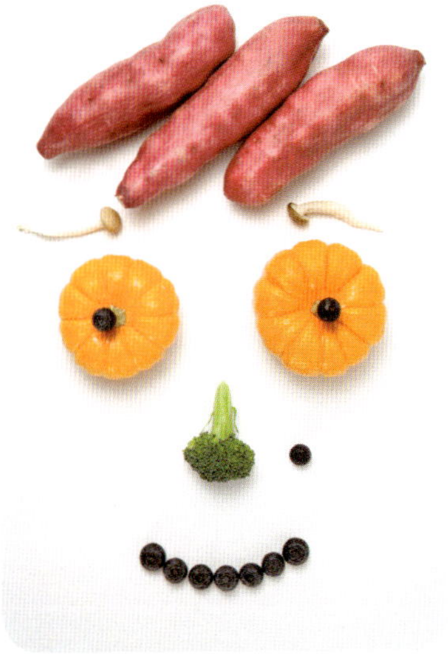

富含镁的食物： 杂粮类、绿叶蔬菜类、坚果类、豆类等。

膳食纤维

膳食纤维是无法被消化酵素分解的多糖类，一般膳食纤维的特性是可以吸收水分、增加粪便实体的体积，使粪便软化方便排出，较少肠内容物与肠道接触时会减少憩室病、息肉、痔疮、便秘发生。

膳食纤维，如：果胶、树胶，会延缓胃的排空，增加饱足感，可以限制能量的摄取，对于血液循环的葡萄糖吸收有缓和的反应，而减少胰岛素的分泌。有研究显示高纤维的摄取，可以减少胰岛素的需要量，增加胰岛素的敏感度，当血液中有较高浓度的胰岛素时，会增加人体肾脏对钠的滞留、对镁的吸收、增加水分在身体的滞留而使血压上升。

有些膳食纤维具有与矿物质如钙、镁、磷等结合的能力，植物中的草酸、植酸成分，也会影响这些营养素的吸收，所以高纤维的饮食也会增加钙、镁的摄取量。

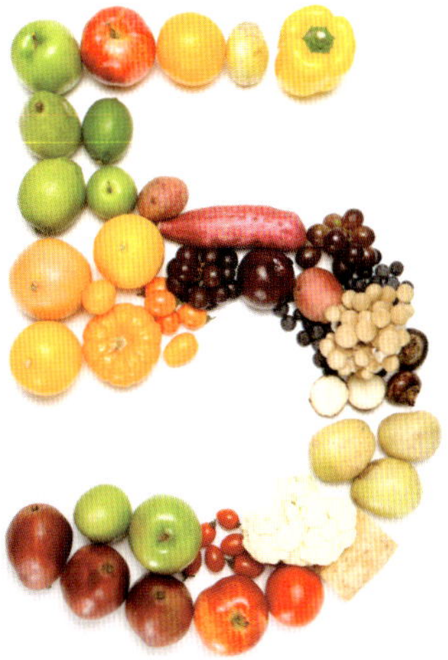

富含膳食纤维的食物：杂粮类、绿叶蔬菜类、坚果类、豆类等。

高血压患者须谨慎食用的食物

高血压患者有诸多的饮食禁忌，如不宜食用动物类油脂及胆固醇含量过高的食品，不宜多食甜味食品。下面我们介绍一些高血压患者应该慎重食用的食物。

味 精

在家用的调料中，味精是极为常见的一种。味精会刺激人的味蕾，能增添食物的鲜味。但味精加热后会产生有碍人体中枢及视觉神经系统的成分。所以，综合考虑，应限量使用味精，做菜时，不宜放过多味精。

酱 油

由于食盐内含钠，高血压患者每日摄取的盐量有严格规定。而每3毫升酱油等同于1克食盐。酱油中同样含有钠，且会影响血压的状况。因此，限盐的同时，也不要忘记减少酱油的摄入。

小贴士

墨 鱼

墨鱼极为美味，营养也非常丰富。高血压患者可以吃少量墨鱼，但千万别多吃！因为墨鱼属于高蛋白质、高脂肪含量的食品，摄入过量有可能引起血液中胆固醇增高，从而提升您的血压。

盐

“限盐”是高血压患者日常生活中特别要注意的。饮食重盐是导致高血压的祸首，而且与脑卒中、心脏病和肾脏功能衰竭都有关系。健康的成人每日生理需求的盐量为5克，因此食入的盐量不应超过6克，尤其是高血压患者。我们每日所吃的食物，本身就含有2～3克的钠盐，因此每日的调味用盐量最好控制在5克以下。

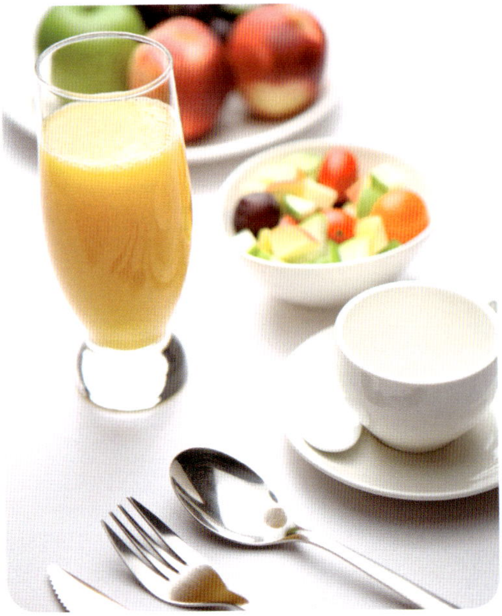

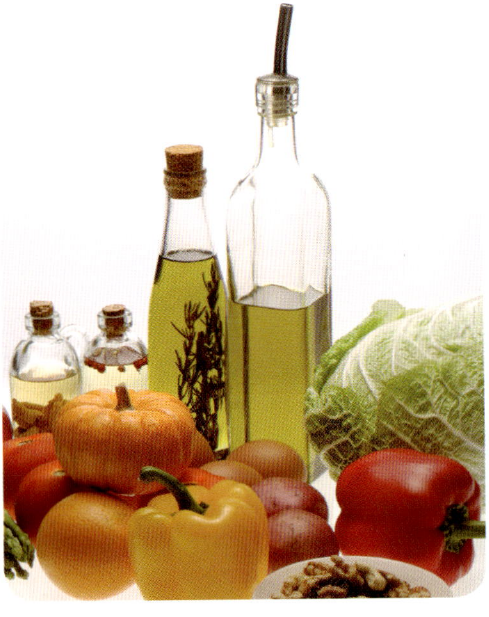

豆腐乳

北方地区的人们每日摄取食盐量很多，相比较之下，南方地区的人们食盐的摄取量就少得多。这都是由于地域、气候及生活习惯造成的。因此，北方人患高血压的比例往往高于南方人。根据北方人的饮食习惯，有人早餐是一碗稀饭、一个馒头加小咸菜少许，以及豆腐乳数块。单是一块豆腐乳就含食盐5克，这份盐量几乎与世界卫生组织规定的每日摄入标准盐量相差无几了。

小贴士

单　糖

一般来说，高血压患者多为中老年人群。在传统的观念中，中老年人应摄入足够的营养，以确保身体的健康。但高血压患者应特别留心能量的摄入，应该吃些玉米、淀粉等复合糖类，少吃些水果糖、蔗糖或葡萄糖等单糖。摄取过量单糖，会导致血液浓度增加，使人精力下降，产生疲劳感。

胡椒

胡椒性燥，辛热，助火气。胡椒入口，会令舌头发麻，引起血压上升。因此，凡是高血压患者、肝火偏旺者均不宜食用胡椒。

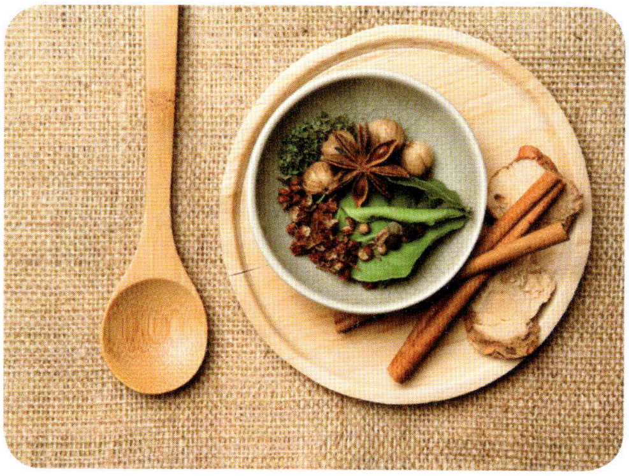

咖啡

虽然日本庆应大学的研究人员通过一项最新的研究表明，每日喝1～2杯咖啡的人不易患上高血压。但是，医生们仍旧认为高血压患者应远离咖啡因，尤其是在情绪紧张的时候。因为来自精神的压力与咖啡因加在一起会把血压升到不利于健康的高度。

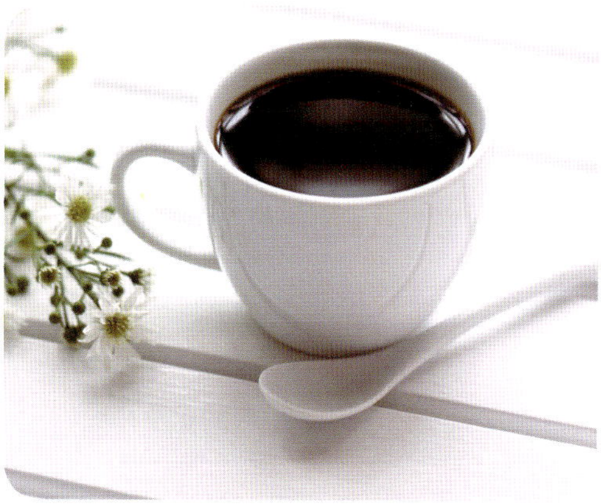

肥肉

在人体中，除胃液外，正常的体液都应为弱碱性。但在吃了过多的肥猪肉后，体质容易转为酸性。现今市场上贩售的肉类，如猪肉、鸡肉、牛肉等，在生长过程中被注射了不少抗生素、激素等药剂，而这些药物也随之残留在肉中。病人们食用这类肉品后，会对身体造成一定伤害。

猪内脏

易患高血压的主要人群为中年男子，这部分人经常有机会喝两杯小酒、吃几碟猪内脏制成的美味下酒菜，因此体重总是得不到控制。其实，猪内脏的胆固醇很高，有的部位甚至比猪肥膘所含的胆固醇更高。所以说，猪内脏是不能多吃的。

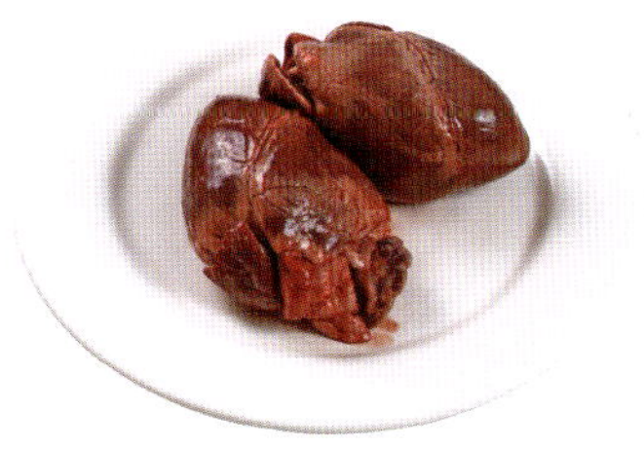

羊髓、牛髓

羊蝎子、牛棒骨等皆是夜市中最受欢迎的大盆菜。其实，羊髓、牛髓皆属高脂肪、高胆固醇的食物，食之则助热动火，对高血压、脑卒中、心脏病、甲亢等病症的患者毫无裨益。因此，羊髓、牛髓是不能多吃的，偶尔吃一次即可。

别名
菘，大白菜

中医食性
性平，味甘

不适用者
气虚胃寒、腹泻者

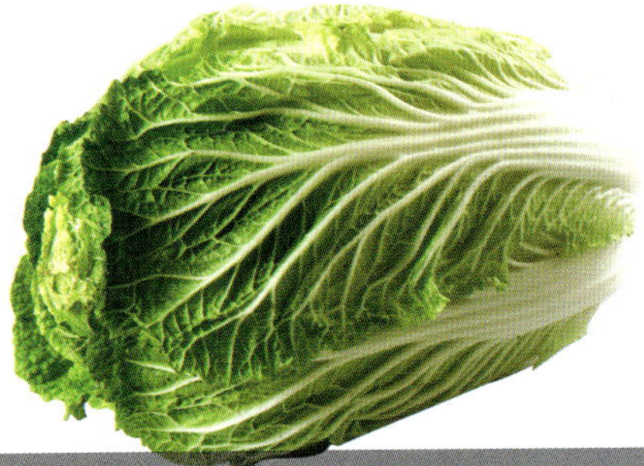

白菜 baicai

食材简介

▸ 白菜是十字花科芸薹属叶用蔬菜，叶浅绿色，有皱，叶球抱合紧密。原产于我国北方，后引种南方，目前南北各地均有栽培。19世纪传入日本、欧美各国。白菜种类很多，有山东胶州大白菜、北京青白、东北大矮白菜等。

营养分析

白菜可食用部分占92%，主要营养成分有蛋白质、脂肪、膳食纤维、碳水化合物、胡萝卜素、维生素A、维生素B_1、维生素B_2、烟酸、维生素C、维生素E、钾、钠、钙、镁、铁、锰、锌、铜、磷、硒、碘等。

营养优势

白菜含有丰富的维生素E和维生素C，可以对抗干燥的空气对皮肤的伤害，可以起到很好的护肤和养颜作用；此外白菜中的粗纤维素能起到润肠、通便、排毒的作用，还能促进人体对动物蛋白质的吸收。

营养吃法

白菜宜熟食。白菜煮汤时，在锅里加醋，可除去白菜苦味，添加鲜味。炒白菜的时，在油里放少许盐，再武火快炒，能保持白菜的鲜嫩。白菜不宜吃太多，每餐建议食用量约100克。

选购储存

❶ **选购**：白菜是整棵的，要买卷叶坚实有重量感的；白菜是切开的，要买切口面水平，无隆起的，这样的白菜新鲜。选购白菜最好是整棵的，白菜切开后会发生褐变使维生素C氧化。

❷ **储存**：白菜储存在温度很低的环境中，用无毒塑料袋从根部套上去，再把上口扎上即可；储存在温度在0℃以上的环境中，用无毒塑料袋从白菜叶套下去，口不扎，根朝下立在地上即可。

搭配宜忌

宜：白菜宜与猪肉搭配，可补充营养，润肠通便。白菜宜与鲤鱼搭配，能改善妊娠水肿。

忌：白菜不宜与兔肉搭配，会导致腹泻呕吐。

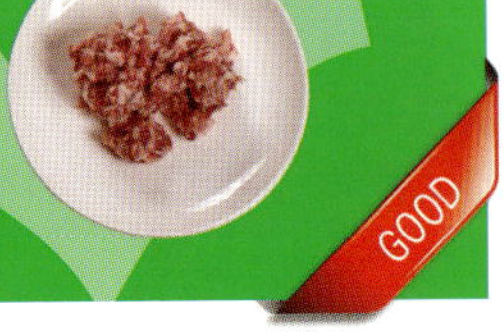

降压食疗偏方①

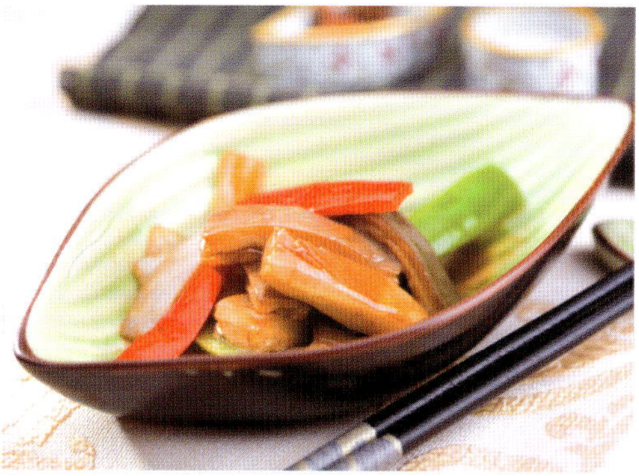

鲜菇烧白菜

原料 鲜平菇300克，大白菜500克。

调料 植物油75克，葱花、蒜片各5克，味精5克，精盐5克，胡椒粉、鸡精各3克，水淀粉10克，鲜汤300克。

制作步骤

❶ 将大白菜去除老叶、洗净，斜刀切成大片；鲜平菇洗净，撕成大片备用。

❷ 锅点火，加油烧热，先下葱花、蒜片炒香，再添鲜汤，放平菇、白菜、精盐、鸡精，用武火烧约8分钟，然后加味精调味，用水淀粉勾芡，即可出锅装盘。

降压食疗偏方②

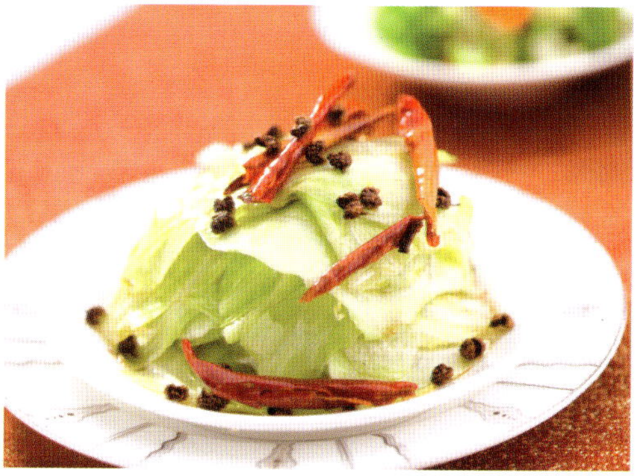

手撕圆白菜

原料 白菜400克，树椒20克，红麻椒15克。

调料 酱油15克，精盐、白糖各3克，醋10克，葱、姜末各5克，植物油100克。

制作步骤

❶ 将白菜先择成片，洗净后用手撕成块。

❷ 锅中加油，待油烧至七成热时，放入白菜，用铲子翻动，约半分钟后，捞出沥油；锅再次上火，加入油，下葱末、姜末、树椒，炒出香味再装入盘中，将红麻椒加油炒香，淋在炒好的白菜上即可。

白汁扒白菜胆

原料 矮脚白菜750克，蛋清50克，蟹肉100克，香菜叶20克。

调料 姜块（拍裂）10克，精盐、酱油、味精、料酒、胡椒粉、水淀粉、清汤、植物油各适量，上汤150克。

制作步骤

❶ 将白菜去根、叶梢及老叶，取菜胆(大的切开两边)，洗净；蟹肉剁成蓉；蛋清中加入少许上汤搅匀备用；香菜切碎。

❷ 锅中加油烧热，先下入姜块爆香，再添入清汤，放入菜胆，淋入酱油，滚熟后捞出菜胆，摆入盘中。

❸ 锅中加入上汤、料酒、蟹肉蓉煮至微沸，再加入精盐、味精、胡椒粉调匀，勾芡，然后加入蛋清推匀，浇在白菜胆上，撒上香菜即可。

降压食疗偏方③

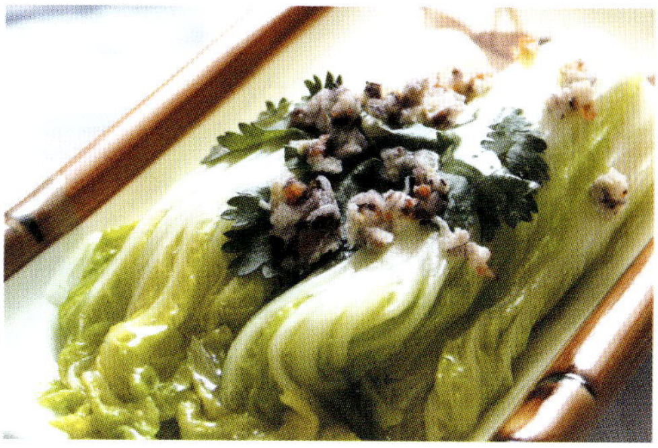

降压食疗偏方④

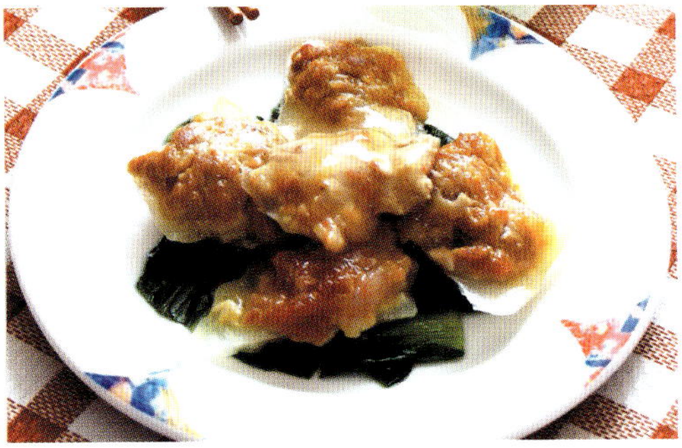

佛手白菜

原料 白菜梗500克，肉末、鲜虾蓉各150克，青菜叶适量。

调料 精盐、味精、清汤各少许，水淀粉适量。

制作步骤

❶ 将白菜梗洗净，改刀，入沸水锅中焯水，捞出；肉末、虾蓉加入精盐、味精、清汤拌匀成馅备用。

❷ 将调好味的馅放在白菜当中呈佛手形，入笼蒸熟，取出待用。

❸ 盘中用青菜叶垫底，再放入佛手白菜，用水淀粉勾薄芡，浇在白菜上即可。

降压食疗偏方⑤

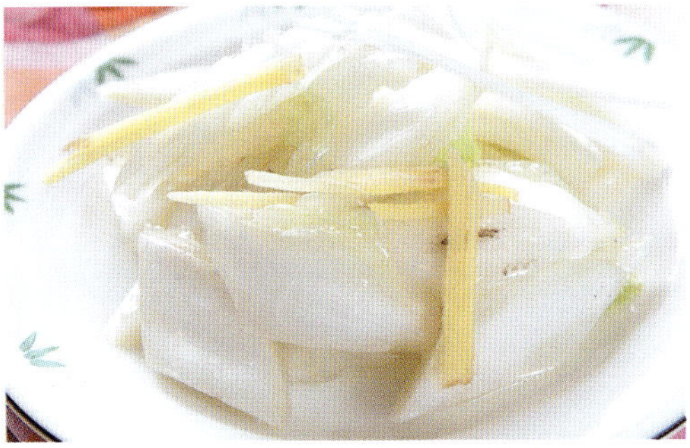

醋熘白菜

原料 嫩白菜帮400克。

调料 葱丝10克，姜丝5克，花椒少许，精盐、味精各3克，酱油、白糖、水淀粉各10克，白醋30克，植物油15克。

制作步骤

❶ 将白菜帮洗净，切成菱形块备用。

❷ 坐锅点火，加入植物油烧至五成热，放入花椒炸香，捞出花椒不用，再放入葱丝、姜丝炝锅，烹入白醋，加入白菜略炒，然后加入酱油、精盐、白糖炒至白菜断生，调入味精，用水淀粉勾芡，翻匀装盘即可。

降压食疗偏方⑥

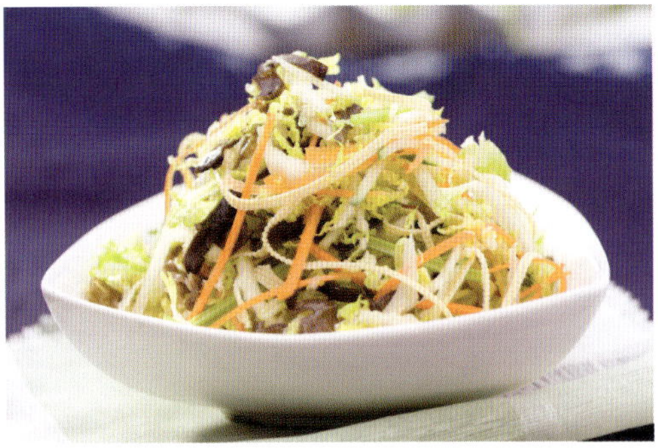

什锦白菜丝

原料 白菜心150克，胡萝卜、水发木耳、干豆腐、黄瓜各50克。

调料 蒜末20克，香油10克，白糖、味精、精盐各适量。

制作步骤

❶ 把白菜心掰开，洗净，沥去水，横切成细丝；胡萝卜洗净，削去外皮；黄瓜洗净，木耳去根、洗净，与干豆腐均切成丝。

❷ 锅里放入清水烧开，下入胡萝卜丝、木耳丝，加入精盐少许，用武火烧开，焯约半分钟，捞出，放入冷水中浸泡1分钟捞出，沥去水。

❸ 把白菜丝放入容器内，加入少许精盐，用手抓匀，腌渍约5分钟，沥水。

❹ 把白菜丝、木耳丝、胡萝卜丝、黄瓜丝、干豆腐丝均放入容器内，加入调料拌匀即可。

降压食疗偏方⑦

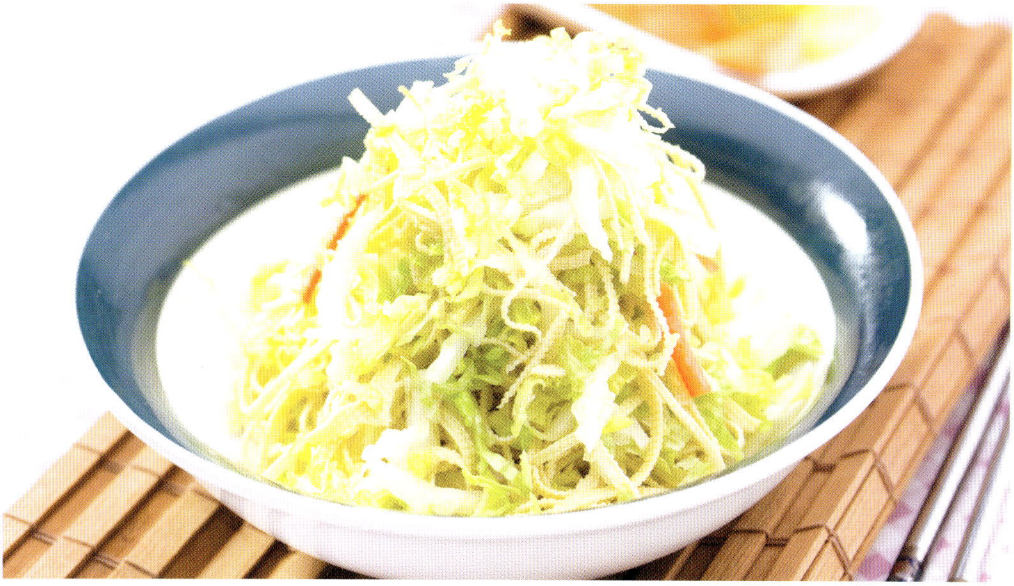

干豆腐拌白菜心

原料 大白菜心250克，干豆腐100克。

调料 大葱25克，香菜15克，花椒10克，大豆酱50克，植物油30克，味精10克。

制作步骤

❶ 把大白菜心切成细丝，干豆腐切成细丝，大葱切成细丝，香菜切成3厘米长的段，花椒粒洗净；白菜丝加干豆腐丝、大葱丝、香菜段拌匀。

❷ 锅里放入植物油，烧至温热，下入花椒粒，用文火炸至出浓香味，捞出花椒不用，下入大豆酱煸炒至出酱香味，出锅，倒在碗内白菜心丝上，加入味精，拌匀即可。

白菜瑶柱炖鲜虾

降压食疗偏方⑧

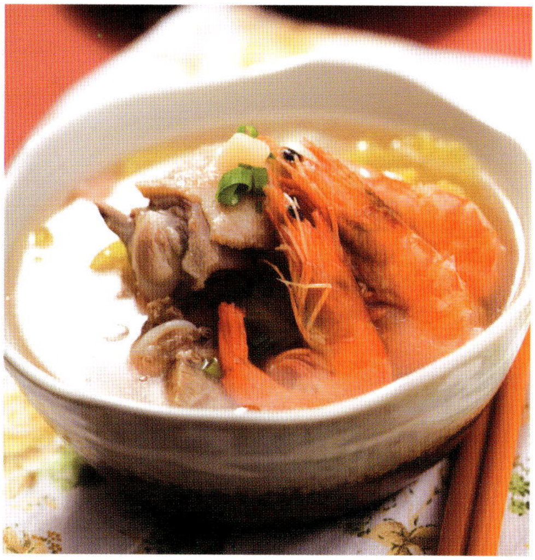

原料 白菜心1个，瑶柱5粒，鲜虾100克，笨鸡500克，火腿粒少许。

调料 精盐、鸡粉各5克，上汤240克。

制作步骤

❶ 白菜心洗净，放入沸水中焯烫，捞出。

❷ 将瑶柱放入清水中发透；鲜虾去沙线，洗净；笨鸡洗涤整理干净，剁成大块，放入沸水锅中煮熟；火腿洗净，焯水待用。

❸ 将瑶柱、鲜虾、鸡肉、火腿放入炖锅中，加入上汤，放入蒸锅蒸炖20分钟，再用精盐、鸡粉调味即可。

别名
微型大白菜

中医食性
性微寒，味甘

不适用者
气虚胃寒者、腹泻

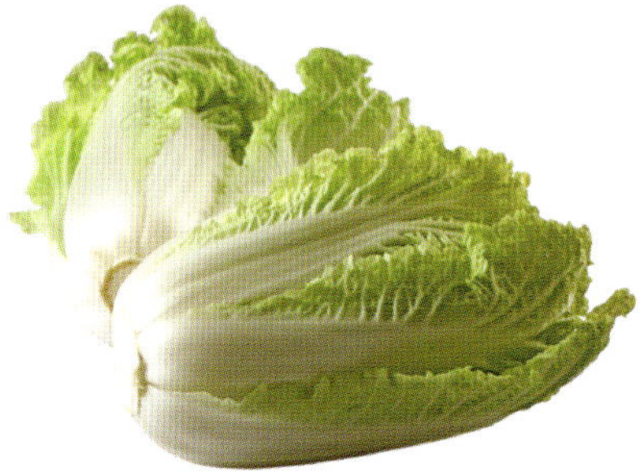

娃娃菜 wawacai

食材简介

娃娃菜的外形与大白菜相同，但外形尺寸仅相当于大白菜的1/4左右，价格却高很多。娃娃菜属十字花科芸薹属白菜亚种，为半耐寒性蔬菜，有肥大的肉质直根和发达的侧根。

营养分析

娃娃菜的营养价值和大白菜的基本相同，但钾含量却比白菜高很多。此外，娃娃菜富含胡萝卜素、B族维生素、维生素C、钙、磷、铁等，其微量元素锌的含量不但在蔬菜中名列前茅，就连肉蛋也比不过它。

营养优势

娃娃菜的钾含量较高，钾是维持神经肌肉应激性和正常功能的重要元素，经常有倦怠感的人多吃点娃娃菜可有不错的调节作用。经常食用具有养胃生津、除烦解渴、利尿通便、清热解毒之功效。

营养吃法

娃娃菜最适合做成上汤菜肴，将其与高汤、皮蛋、大枣和枸杞子一同烹煮，可衬托出娃娃菜的清甜之味。娃娃菜还可与虾仁同煮，制成虾仁娃娃菜，味道鲜美，口感鲜嫩，营养十分丰富。

选购储存

❶ **选购**：需从两方面鉴别娃娃菜的真假。外形：娃娃菜颜色微黄，帮薄，细褶。口感：娃娃菜微甜，味道无生性味。

❷ **储存**：常温下应该拆开包装，用报纸包起来放在通风的地方，也可以将娃娃菜切块，用水烫一下，再用凉水凉过后捞出来撒上盐，放在阴凉处保存。

搭配宜忌

宜：娃娃菜宜与蒜搭配，因为蒜能激发娃娃菜特有的香味，使娃娃菜味道更佳。

忌：无。

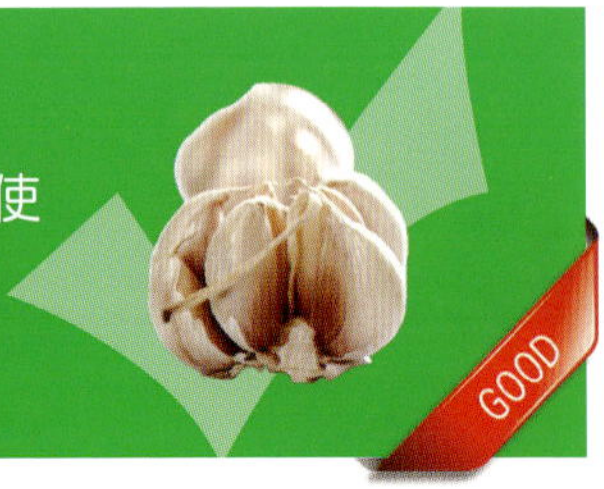

降压食疗偏方①

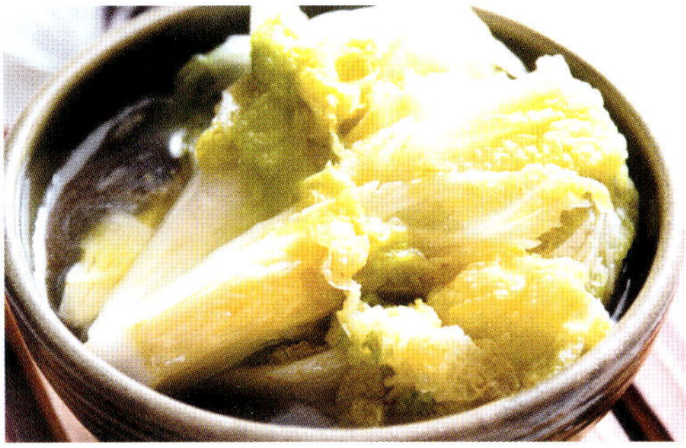

米汤煮娃娃菜

原料 娃娃菜、米汤各500克。

调料 精盐5克，味精、胡椒粉各少许，植物油75克。

制作步骤

❶ 将娃娃菜择洗干净，捞出沥干备用。

❷ 坐锅点火，加油烧至七成热，先下入娃娃菜略炒，再加入精盐、味精、米汤烧沸拌匀，出锅装碗，撒上胡椒粉即可。

降压食疗偏方②

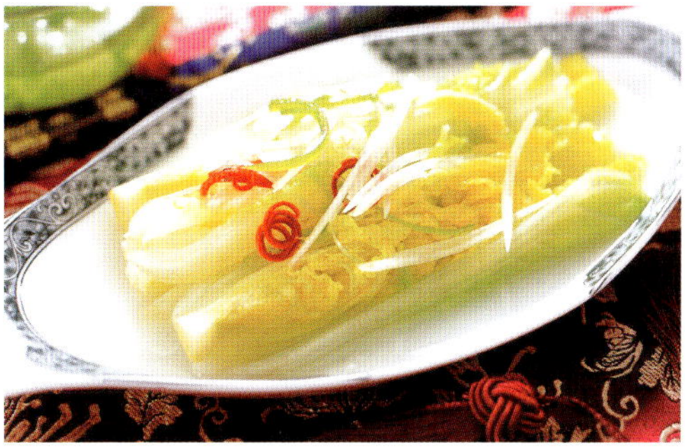

湘味上汤娃娃菜

原料 娃娃菜300克，猪肉75克，洋葱丝、青椒丝各50克。

调料 姜丝、蒜片各少许，辣椒丝5克，精盐、酱油各5克，料酒15克，白糖、胡椒粉各3克，上汤1000克，植物油30克。

制作步骤

❶ 娃娃菜洗净，切成长条；猪肉切成丝，加入料酒、酱油、胡椒粉、姜丝拌匀。

❷ 锅中放入植物油烧热，下入辣椒丝、洋葱丝爆香，放入肉丝炒变色，再加入娃娃菜炒匀。

❸ 加入上汤烧煮至沸，放入蒜片、青椒丝、精盐、白糖和胡椒粉调味，出锅装碗即可。

绿茶娃娃菜

原料 娃娃菜500克，鲜海带丝25克，绿茶、枸杞子各5克。

调料 葱段6克，姜片4克，精盐5克，胡椒粉3克，味精2克，高汤100克，植物油45克。

制作步骤

❶ 将娃娃菜洗净，根部剞十字花刀，用沸水略焯，捞出过凉；绿茶用沸水冲洗一遍，取第二遍泡好的茶水留用；枸杞子用温水泡软。

❷ 海带丝洗净，用沸水略焯，捞入盘中垫底。

❸ 锅中加油烧至四成热，用葱、姜炒香，下入娃娃菜炒匀，再加入高汤、精盐、胡椒粉调味，出锅放入装有海带丝的盘中。

❹ 原汤撇净杂质，倒入茶水，加入精盐、味精调味，放入枸杞子，浇淋在盘中菜上即可。

降压食疗偏方③

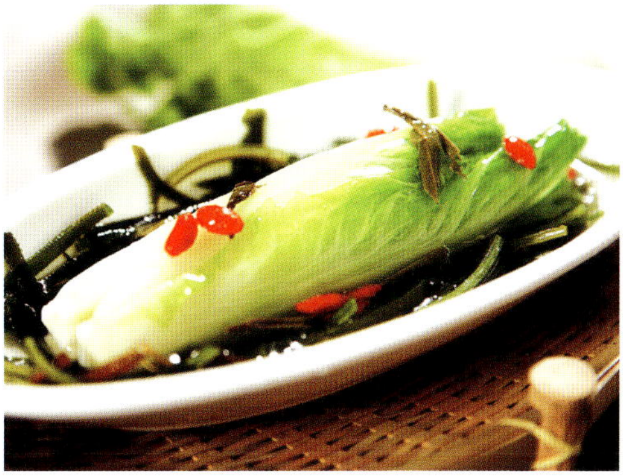

降压食疗偏方④

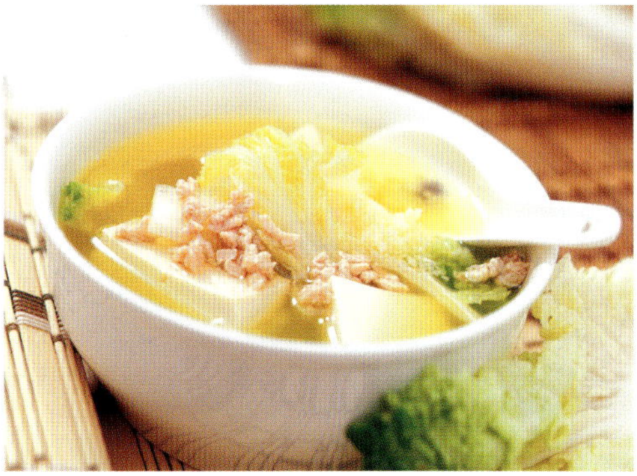

娃娃菜豆腐汤

原料 娃娃菜200克，豆腐150克。

调料 葱花、姜片各3克，精盐5克，味精、胡椒粉、香油各少许，鲜汤500克，植物油25克。

制作步骤

❶ 将娃娃菜择洗干净，切成条；豆腐洗净，沥去水分，切成小方块。坐锅点火，加入植物油烧热，先下入葱花、姜片炒香，再放入娃娃菜条炒软，滗出锅中的水分。

❷ 然后添入鲜汤烧沸，放入豆腐块，用武火炖约8分钟，最后加入精盐续炖2分钟，调入味精、胡椒粉、香油煮至入味，即可出锅装碗。

降压食疗偏方⑤

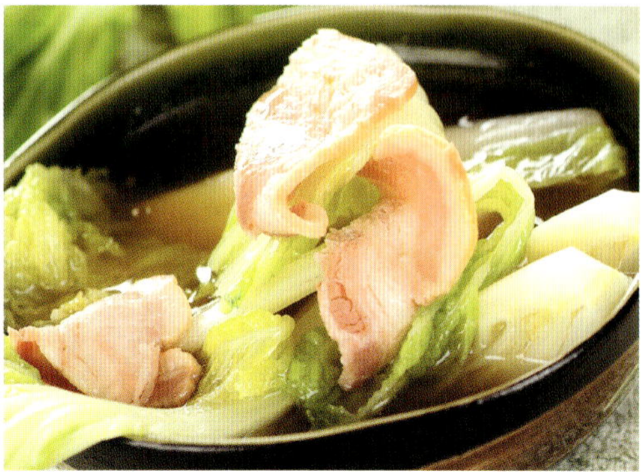

鸡汁娃娃菜

原料 娃娃菜600克，培根腌肉75克。

调料 姜片5克，精盐、味精各3克，鸡汤500克，浓缩鸡汁、植物油各15克。

制作步骤

❶ 将娃娃菜洗净，切成4瓣；培根腌肉洗净，切成2厘米宽的片；分别放入沸水中焯透，捞出沥干。

❷ 坐锅点火，加油烧至四成热，先下入姜片炒香，再添入鸡汤，放入娃娃菜、腌肉煮沸。然后加入精盐、味精、浓缩鸡汁调匀，即可出锅装盘。

降压食疗偏方⑥

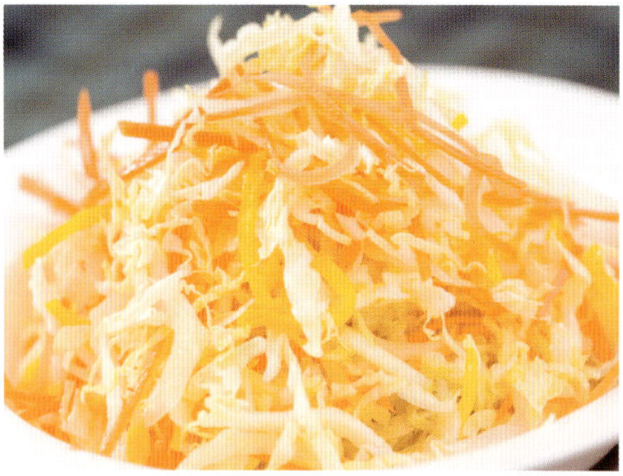

黄金三丝

原料 娃娃菜200克，海带100克，胡萝卜50克，鸡蛋1个。

调料 姜末、蒜末、料酒、味精、精盐各5克，香油20克，水淀粉、醋各3克，白糖10克。

制作步骤

❶ 娃娃菜洗净，切丝；海带洗净，切丝；胡萝卜洗净，削去皮，切丝。

❷ 鸡蛋液打入碗中，加入料酒、水淀粉，用筷子充分搅散成鸡蛋液，倒入烧热并抹有薄薄一层油的锅中，端起锅晃动，使鸡蛋液在锅中摊成圆形的薄皮，文火煎透取出，切丝。

❸ 娃娃菜丝放入大瓷碗中，加入精盐拌匀，腌渍5分钟左右，沥去水，加入海带丝、胡萝卜丝、蛋皮丝及各种调料拌匀即可。

降压食疗偏方⑦

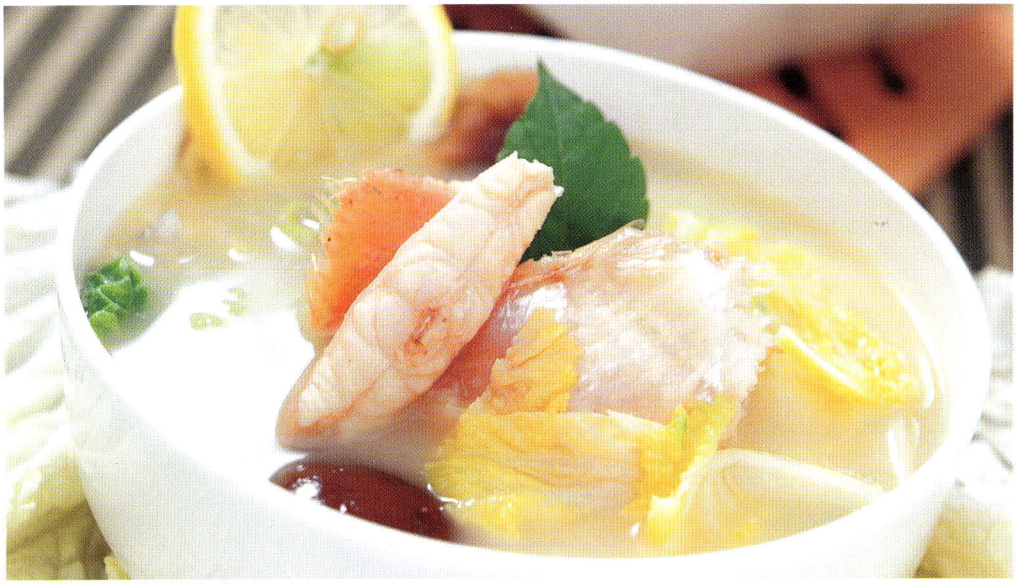

娃娃菜鲜鱼汤

原料 加吉鱼1尾，娃娃菜150克，柠檬片少许，香菇2朵，碎芹少许。

调料 料酒15克，鸡精3克，葱花、姜末各少许，高汤1000克，植物油20克。

制作步骤

❶ 将加吉鱼肉去鳞、鳃和内脏，洗净切块；娃娃菜洗净，纵向切刀，切成四瓣入沸水中汆烫，捞出冲凉；香菇去蒂洗净切半。

❷ 锅中加植物油烧热，下入葱花、姜末炒香，再下入娃娃菜翻炒，烹入料酒，倒入高汤，下入加吉鱼块、香菇、柠檬片，加调料煮至入味，撒入碎芹即可。

虾米粉丝娃娃菜

降压食疗偏方⑧

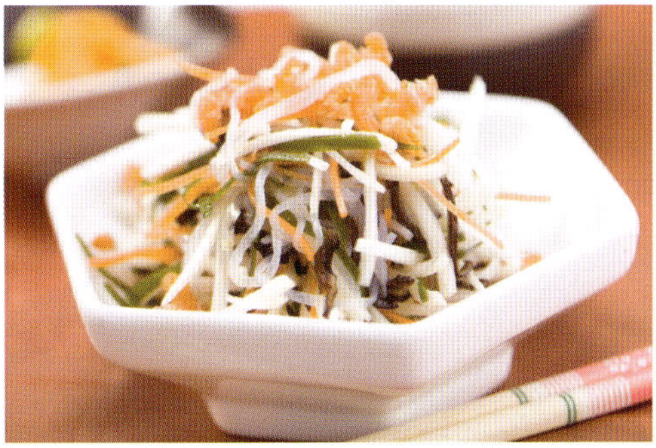

原料 娃娃菜350克，胡萝卜、木耳、粉丝各25克，虾米30克。

调料 蚝油、花椒油各15克，白醋20克，白糖、味精、精盐各5克。

制作步骤

❶ 娃娃菜洗净，沥水，先横切成3厘米长的段，再顺切成细丝；胡萝卜处理干净，切成丝；木耳处理干净，切成细丝；粉丝泡软沥干。

❷ 娃娃菜放入大瓷碗内，加入精盐拌匀，腌渍约5分钟，沥去水。

❸ 锅里放入清水烧开，下入胡萝卜丝、木耳丝，用武火烧开，捞出，沥去水，放入盛有冷水的容器内浸泡1分钟，至凉透捞出，沥去水。

❹ 在娃娃菜丝内加入胡萝卜丝、粉丝、木耳丝拌匀，再加入调料拌匀，撒上虾米即可。

别名
圆白菜、结球甘蓝、洋白菜

中医食性
性平，味苦

不适用者
脾胃发炎者

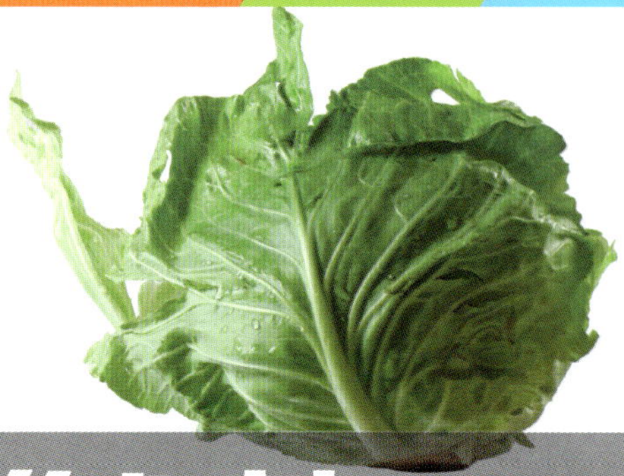

卷心菜 juanxincai

食材简介

▶ 卷心菜起源于地中海沿岸，16世纪开始传入中国。卷心菜具有耐寒、抗病、适应性强、易贮耐运、产量高、品质好等特点，属十字花科芸薹属，是中国东北、西北、华北等地区春、夏、秋季主要的食用蔬菜之一，叶多质多营养丰富。

营养分析

卷心菜含有丰富的水分、蛋白质、脂肪、膳食纤维、碳水化合物、胡萝卜素、维生素A、维生素B_1、维生素B_2、烟酸、维生家C、维生素E、维生素K_1、氯、碘、钾、钠、钙、镁、铁、锰、锌、钢、磷、硒等营养物质，营养非常丰富。

营养优势

卷心菜含有丰富的维生素、糖等成分，其中以维生素A最多，并含有少量维生素K_1、氯、碘等成分，常食用卷心菜能益心肾，健脾胃，对轻微溃疡或十二指肠溃疡有止痛、促进愈合的作用。卷心菜中还含有铬元素，对血糖、血脂有调节作用。

营养吃法

炒菜时，火力要大，待油温升高后再放入蔬菜，迅速成菜，这样可以减少卷心菜中营养系的流失。卷心菜配以葱或韭菜可去除卷心菜中的异味，使食用时清香可口。

选购储存

❶ **选购**：要选颜色发绿、层次间较紧密的卷心菜为佳。

❷ **储存**：卷心菜富含维生素C，如果存放时间较长，维生素C会被大量破坏，所以最好现吃现买。

搭配宜忌

宜：卷心菜宜与肉类搭配，具有润肠通便的作用。

忌：卷心菜不宜与黄瓜搭配，会降低人体对维生素C的吸收。卷心菜不宜与蜂蜜搭配，易导致腹泻、腹痛。

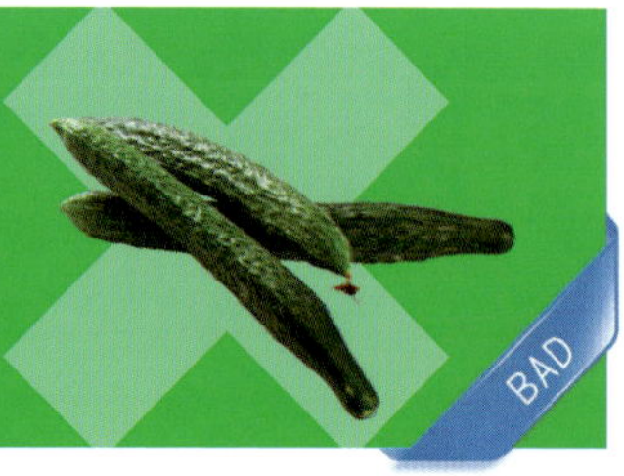

降压食疗偏方①

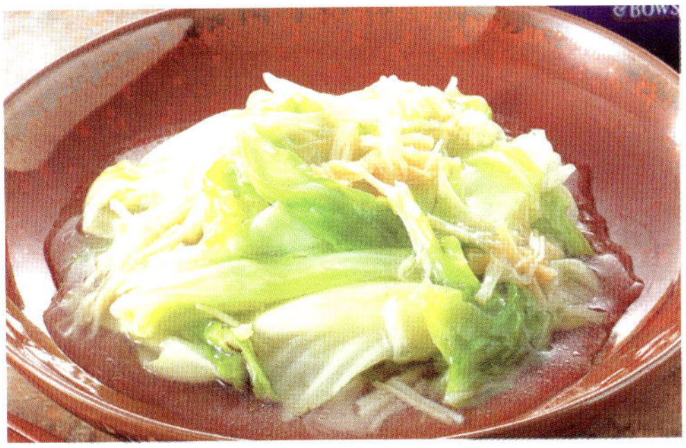

干贝卷心菜

原料 卷心菜300克，干贝10克。

调料 葱段、姜片各少许，淀粉5克，精盐2克，植物油15克。

制作步骤

❶ 将干贝泡软，放入盘中，加入葱段、姜片，入蒸锅蒸至熟烂，捞出后撕成丝备用。

❷ 卷心菜洗净，撕成5厘米片状待用。

❸ 锅中加油烧热，先放入干贝丝用武火翻炒一下，再加入卷心菜片及泡干贝的汤汁翻炒至卷心菜熟透，然后再加入精盐、淀粉调匀，出锅装盘即可。

降压食疗偏方②

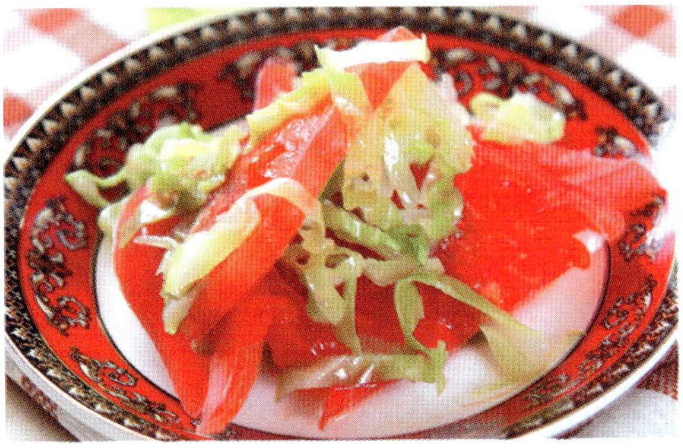

番茄炒卷心菜

原料 番茄150克，卷心菜300克。

调料 葱末、姜末共5克，精盐、味精、香油各少许，植物油15克。

制作步骤

❶ 将番茄洗净，切成厚片；卷心菜洗净，切成细丝备用。

❷ 炒锅置武火上，加入植物油烧至五成热，先下入葱末、姜末炝锅，再放入卷心菜煸至八成熟待用。

❸ 另起锅加油烧热，放入番茄煸炒出汁，再放入卷心菜、精盐、味精炒匀，淋入香油，出锅装盘即可。

葱油菜卷

原料 卷心菜250克，红辣椒100克。

调料 葱丝5克，精盐、味精各少许，香油、白糖、白醋各30克，植物油15克。

制作步骤

❶ 将卷心菜去掉老叶，再将菜叶逐片掰下，用清水洗净，放入沸水锅中焯烫一下，捞出冲凉，沥干水分，加入味精和少许精盐拌匀；红辣椒去蒂及籽，洗净，切成细丝备用。

❷ 取1片菜叶，放入少许红椒丝在菜叶的一端，卷起成长筒形，待全部卷好，整齐地码入盘中待用。

降压食疗偏方③

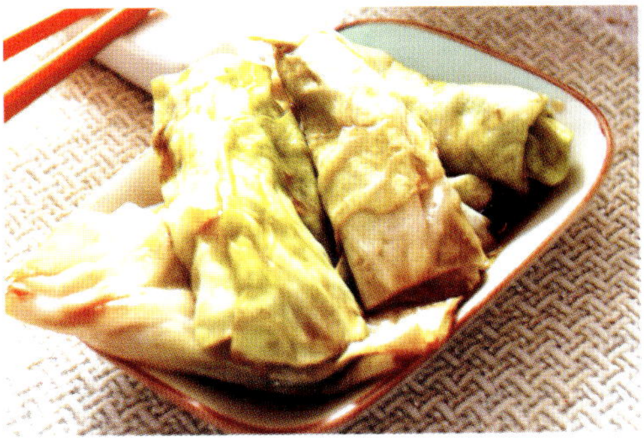

❸ 坐锅点火，加入植物油及香油烧至七成热，先放入葱丝炒香，再加入白糖、白醋及少许精盐、味精调匀成葱油味汁，出锅淋在菜卷上即可。

降压食疗偏方④

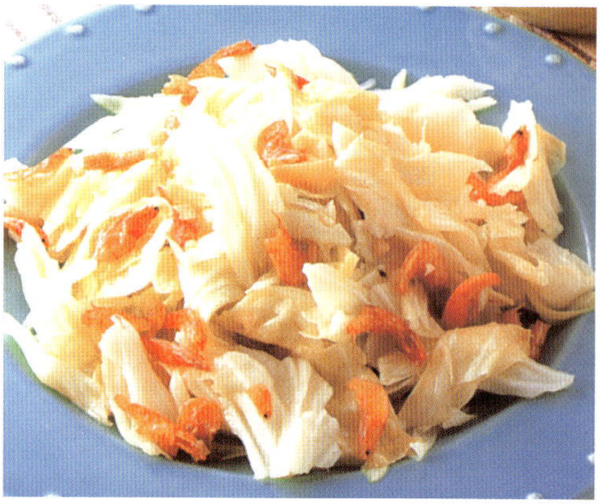

卷心菜炒虾干

原料 卷心菜400克，虾干50克。

调料 蒜末、姜末各少许，精盐5克，植物油15克。

制作步骤

❶ 将卷心菜剥下叶片、洗净，用手撕成小片；虾干洗净，沥干水分备用。

❷ 锅中加油烧热，先爆香姜末、蒜末和虾干，再放入卷心菜炒软，然后加入精盐和适量清水续煮3分钟，即可出锅装盘。

降压食疗偏方⑤

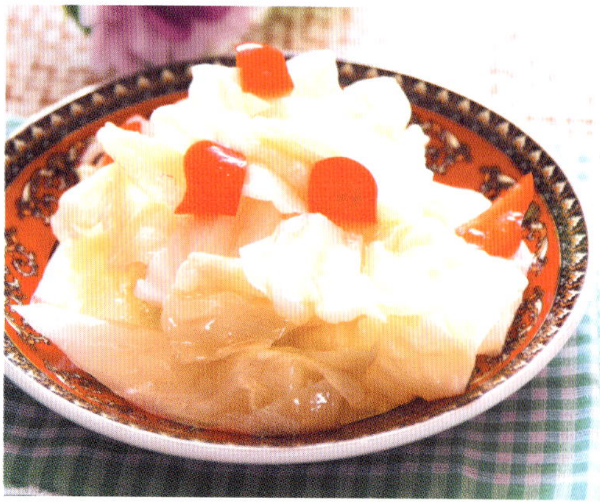

醋熘莲花白

原料 卷心菜500克，红辣椒1根。

调料 姜末、精盐、味精、香醋、白糖、水淀粉、植物油各适量。

制作步骤

❶ 将卷心菜撕成小块，洗净；红辣椒去蒂，洗净，切成末。

❷ 坐锅点火，加入植物油烧热，先下入红辣椒末、姜末炒出香辣味，再放入卷心菜炒匀。

❸ 然后加入香醋、白糖、精盐、味精调好口味，用水淀粉勾芡，出锅装盘即可。

卷心素番茄

原料 卷心菜450克，番茄2个，红辣椒1根，香菇3朵。

调料 葱段15克，精盐5克，植物油30克。

制作步骤

❶ 将卷心菜剥开叶片、洗净，切成大片；番茄洗净、去蒂，切成半月形块状；香菇泡软、去蒂，切成1厘米粗丝；红辣椒洗净，切斜段备用。

❷ 锅中加油烧热，先爆香葱段，再放入香菇翻炒数下，然后加入卷心菜、番茄炒至熟软，再放入红辣椒、精盐炒匀即可。

降压食疗偏方⑥

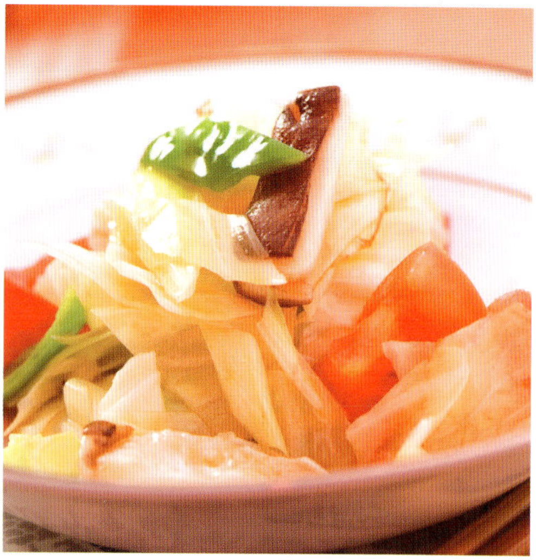

降压食疗偏方⑦

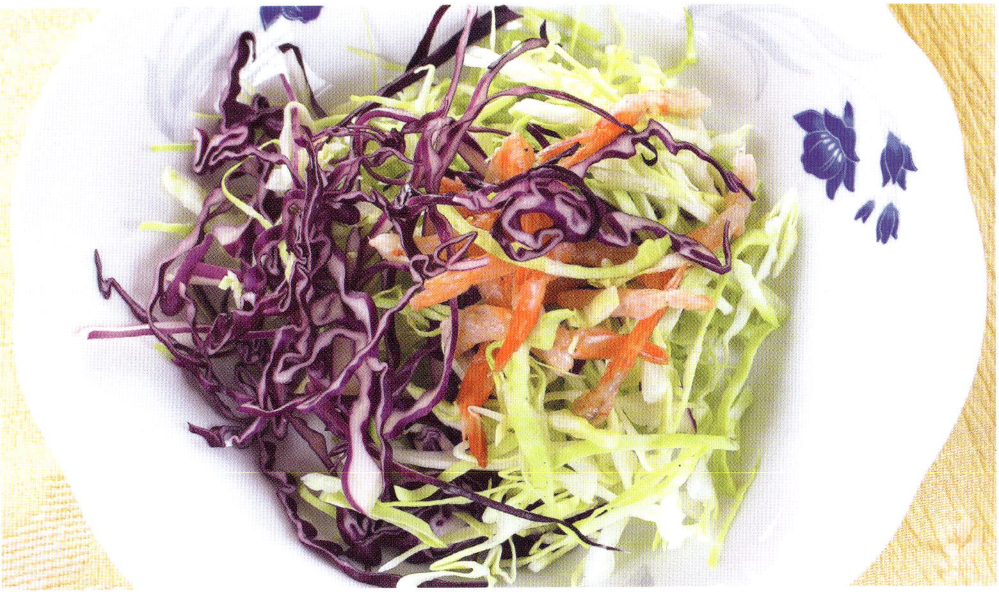

虾干双色莲白

原料 卷心菜、紫甘蓝各150克，虾干100克。

调料 蒜泥5克，辣椒油3克，味精、白糖各少许。

制作步骤

❶ 将虾干放入温水中泡软，再下入沸水中略煮，然后捞出晾凉，沥干备用。

❷ 将卷心菜、紫甘蓝取叶、洗净，下入沸水中焯熟，捞出冲凉，沥干待用。

❸ 将虾干放入菜叶中，卷成小卷，斜刀切成细丝，盛入盘中，再将蒜泥、辣椒油、味精、白糖调匀，装碟上桌蘸食即可。

卷心菜花蛤汤

降压食疗偏方⑧

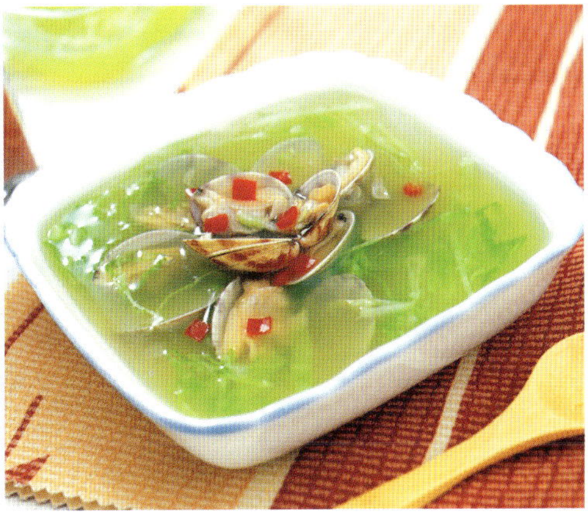

原料 卷心菜300克，花蛤100克，红椒粒少许。

调料 葱花少许，精盐适量，味精3克，柠檬汁15克，牛奶240克。

制作步骤

❶ 将花蛤用清水洗净外壳，放入沸水锅中煮至壳张开，捞出，用流水洗去泥沙备用。

❷ 将卷心菜洗净，切成丝，取一半卷心菜丝放入果汁机中，加入牛奶、柠檬汁搅打成汁待用。

❸ 锅中加入菜汁、适量清水及剩余的卷心菜丝煮沸，再放入花蛤，加入精盐、味精、葱花、红椒粒煮片刻即可。

别名
药芹、香芹、蒲芹

中医食性
性凉，味甘

不适用者
脾胃虚寒、血压偏低者

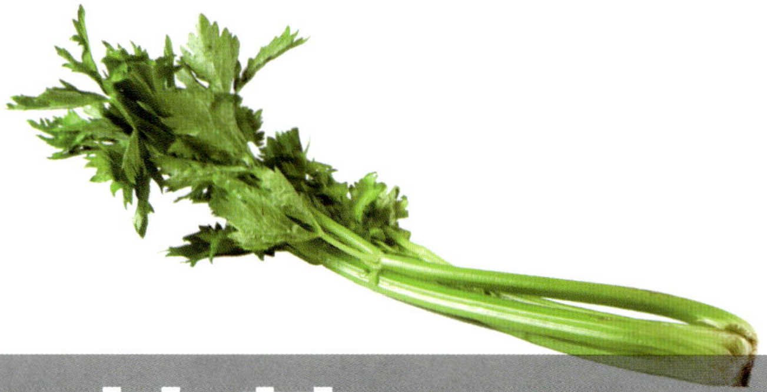

芹菜 qincai

食材简介

芹菜分为水芹、旱芹两种，功能相近，药用以旱芹为佳。芹菜原产于地中海沿岸的沼泽地带，早在《齐民要术》中便有关于芹菜栽培技术的记载直至李时珍著《本草纲目》，才有旱芹和水芹之分，在中国南北各地广泛种植。

营养分析

芹菜富含蛋白质、碳水化合物、胡萝卜素、B族维生素、维生素C、维生素P及钙、磷、铁、钠等矿物质，叶茎中还含有药效成分的芹菜苷、佛手苷内酯和挥发油，此外还有甘露醇和食物纤维等成分。

营养优势

芹菜中含有甘露醇、挥发油等物质，有促进消化的作用，还可治疗高血压、血管硬化、神经衰弱、小儿软骨病等病症。芹菜中含有大量的纤维素，经常食用还可预防大肠癌。此外，芹菜还可养血补虚、清热解毒。

营养吃法

芹菜叶中的维生素C含量比茎部高出7～15倍。如果加工芹菜时只保留茎部，就会大大减少维生素C的摄入，因此在食用芹菜时最好连叶带茎一起吃更有利。芹菜最适宜水焯后拌食，能较好保留芹菜中的营养成分。

选购储存

①选购：色泽要鲜绿，叶柄应是厚的，茎部稍呈圆形，内侧微向内凹。

②储存：芹菜最好竖着存放，垂直放的芹菜所保存的叶绿素含量比水平放的芹菜要多，且经过存放的时间越长差异越大，因为存放芹菜应用报纸或塑料袋将芹菜根茎包住并竖着靠放在阴凉干燥处。

搭配宜忌

宜：芹菜宜与牛肉搭配，既营养又瘦身。芹菜宜与核桃搭配，可润发明目。

忌：芹菜不宜与螃蟹搭配，会影响蛋白质的吸收。芹菜不宜与甲鱼搭配，会引起中毒现象。

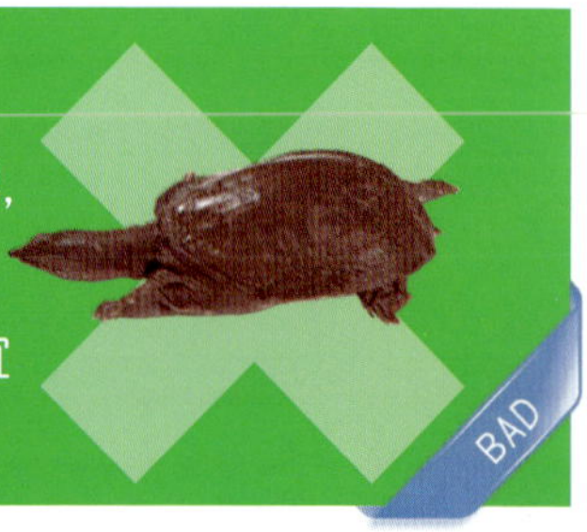

降压食疗偏方①

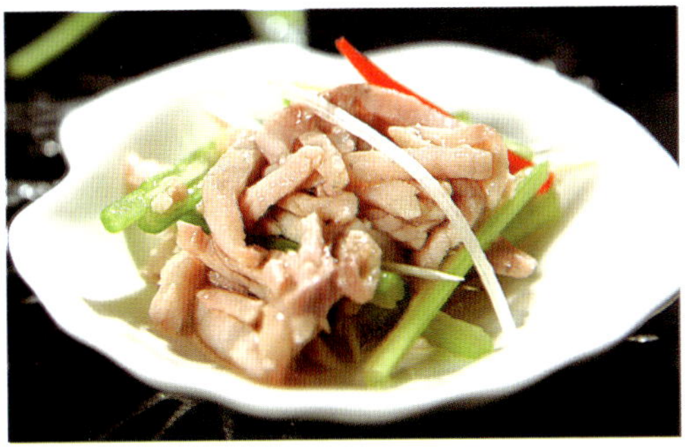

芹菜鱼丝

原料 草鱼肉、芹菜各150克，鸡蛋清2个。

调料 姜丝、葱丝、精盐、鸡精、料酒、水淀粉、香油、高汤各适量，植物油500克（实耗35克）。

制作步骤

❶ 将芹菜择洗干净，切成小段；草鱼肉洗净，切丝，加入鸡蛋清、精盐、水淀粉拌匀上浆。

❷ 锅中加油烧热，下入鱼丝滑散，捞出沥油。

❸ 锅中留底油烧热，放入葱丝、姜丝炒香，再放入芹菜略炒。

❹ 然后加入精盐、鸡精、高汤调味，再放入鱼丝，加入料酒，用水淀粉勾芡，淋入香油即可。

降压食疗偏方②

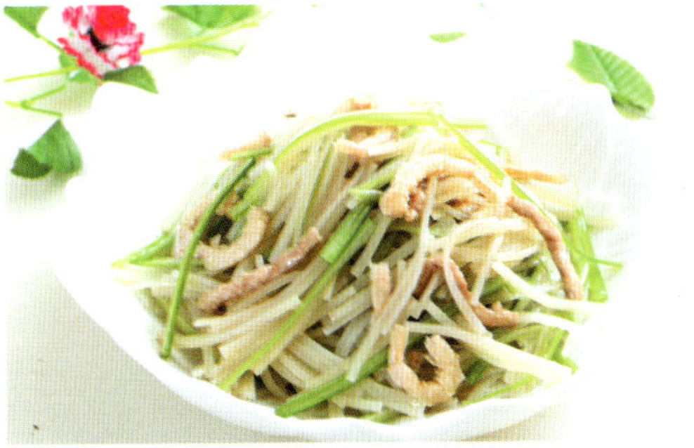

海米芹菜土豆丝

原料 土豆300克，芹菜100克，海米25克，肉丝50克。

调料 葱段、姜片、蒜末、精盐、味精、鸡粉、胡椒粉、白糖、米醋、植物油各适量。

制作步骤

❶ 将土豆去皮，洗净，切成细丝；芹菜择洗干净，切段，入沸水锅中焯烫一下，捞出沥干。

❷ 锅中加底油烧热，放入葱段、姜片炒香，再放入海米、肉丝炒熟，然后放入土豆丝、芹菜炒匀。

❸ 再烹入米醋，加入精盐、味精、鸡粉、胡椒粉、白糖调味，撒上蒜末，淋入明油即可。

芹菜炒鱼丝

原料 净青鱼肉250克，芹菜心150克，鸡蛋清1个，水淀粉15克。

调料 葱、姜丝各10克，精盐5克，料酒15克，味精3克，牛肉汤30克，植物油适量。

制作步骤

❶ 芹菜心洗净，切成小段；青鱼肉切成丝，加精盐、鸡蛋清拌匀上浆，入油锅内滑油，捞出。

❷ 锅留少许底油，放入葱丝、姜丝略煸，倒入芹菜段翻炒，加入精盐、味精、牛肉汤调味。

降压食疗偏方③

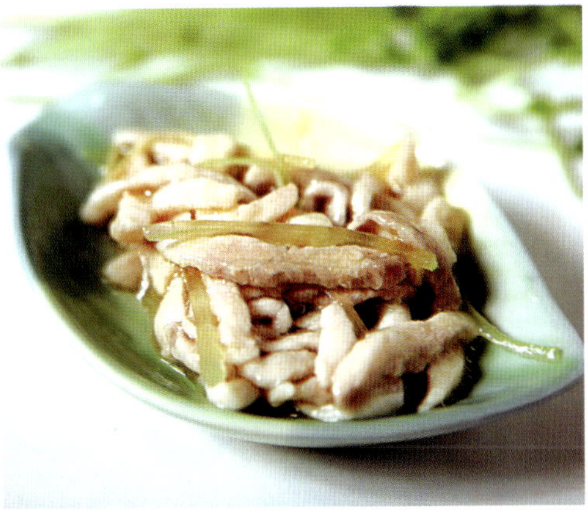

❸ 再放入滑好的鱼肉丝略炒，烹入料酒，淋入少许明油颠翻炒匀，出锅装盘即可。

降压食疗偏方④

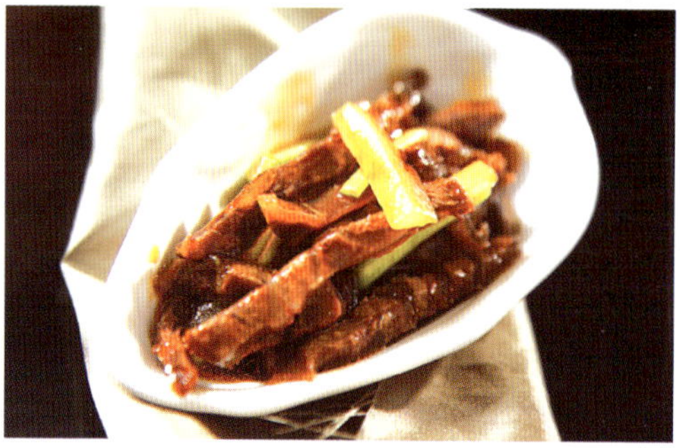

芹菜牛肉丝

原料 牛肉300克，芹菜150克，蒜苗50克。

调料 姜丝10克，精盐5克，味精3克，花椒粉少许，酱油10克，水淀粉15克，豆瓣、鲜汤各30克，植物油适量。

制作步骤

❶ 碗中放味精、酱油、鲜汤、水淀粉调成味汁。

❷ 牛肉洗净，改刀切成丝；蒜苗洗净，斜切成小段；芹菜择洗干净，切成小段。

❸ 锅中加油烧热，放入牛肉丝炒至断生，加入姜丝、豆瓣炒香，加入蒜苗、芹菜翻炒片刻，倒入味汁炒匀，盛盘，撒上花椒粉即可。

降压食疗偏方⑤

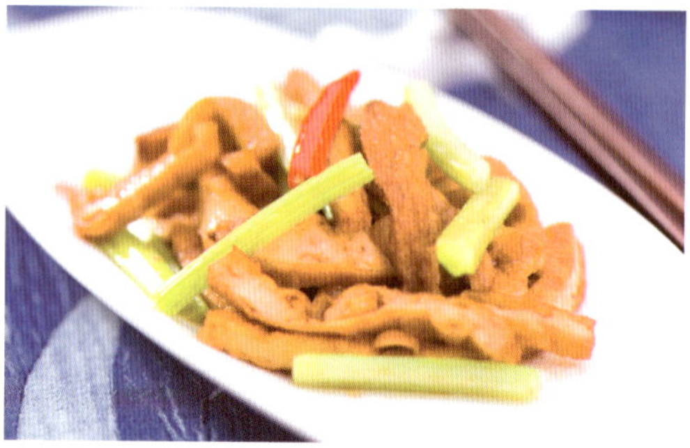

芹菜炒豆干

原料 豆干300克，芹菜100克，红椒条适量。

调料 葱末、姜末、胡椒粉、水淀粉、香油各适量，酱油5克，味精、料酒各3克，鲜汤50克，植物油适量。

制作步骤

❶ 将豆干洗净、切条，下入沸水中焯烫一下，捞出沥干，再放入热油中冲炸，捞出沥油；芹菜择洗干净，切段备用。

❷ 锅中加适量底油烧热，先下入葱末、姜末、芹菜段炒香，再烹入料酒，加入豆干略炒，然后添入鲜汤，放入酱油、味精、胡椒粉翻炒均匀，再用水淀粉勾芡，淋香油即可。

降压食疗偏方⑥

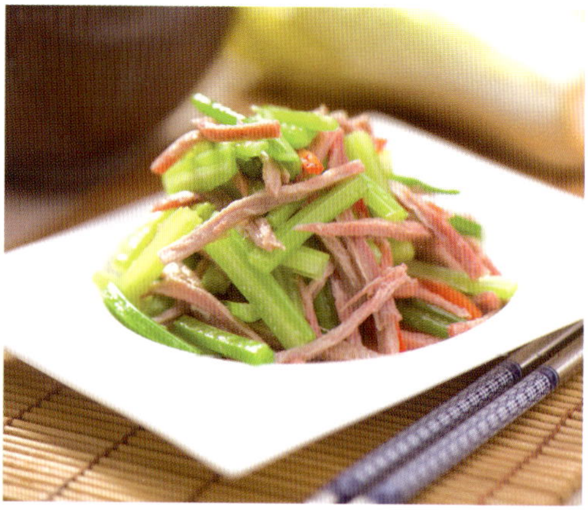

牛肉丝拌芹菜

原料 芹菜350克，牛肉200克。

调料 精盐、香油、辣椒油各5克，白糖、米醋、味精各适量，水淀粉15克，料酒5克。

制作步骤

❶ 芹菜择洗干净，下入沸水锅中焯熟，捞出，切成3厘米长的段，放入大碗内；牛肉洗净，切丝。

❷ 牛肉丝放入碗中，加入料酒、精盐拌匀，再加入水淀粉上浆，入沸水锅中焯熟，捞入芹菜碗中。

❸ 香油、辣椒油放入小碗中，加入精盐、米醋、味精、白糖，调成味汁，浇在牛肉丝上，拌匀即可。

降压食疗偏方⑦

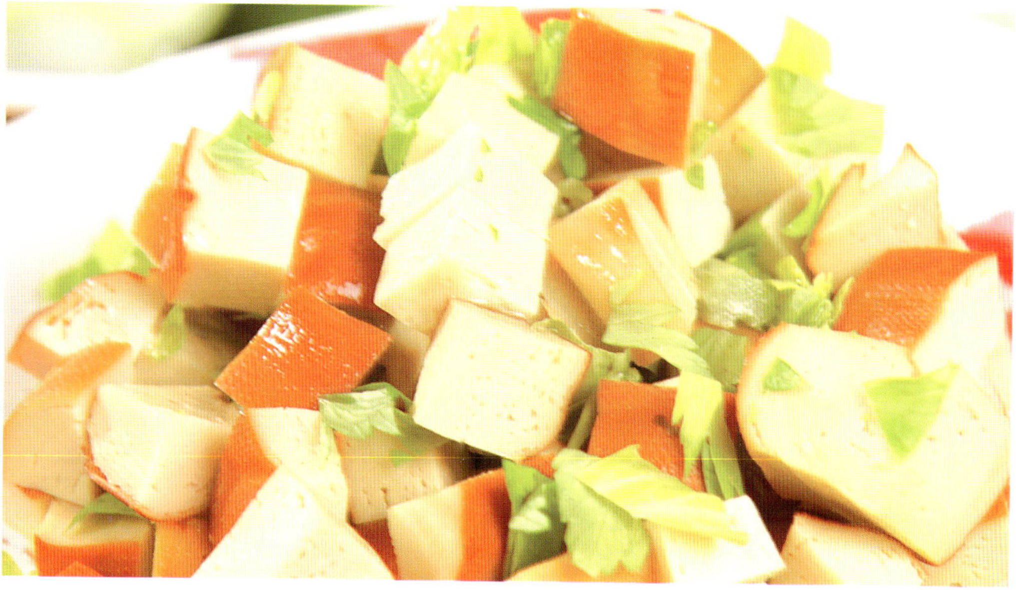

香干拌芹菜叶

原料 芹菜叶100克，豆腐干50克。

调料 精盐2克，白糖5克，香油5克，味精少许。

制作步骤

❶ 将新鲜的芹菜叶洗净。

❷ 取锅，锅内放适量水，置火上烧开，将洗净的芹菜叶放沸水中焯一下即捞出，投凉。

❸ 将凉透的芹菜叶挤干水分，然后切成碎末，放入盘内。

❹ 豆腐干放沸水中烫一下，捞出，切成小丁，放芹菜叶盘内，然后加入精盐、白糖、香油、味精，拌匀即可。

芹菜豆腐蛤蜊汤

降压食疗偏方⑧

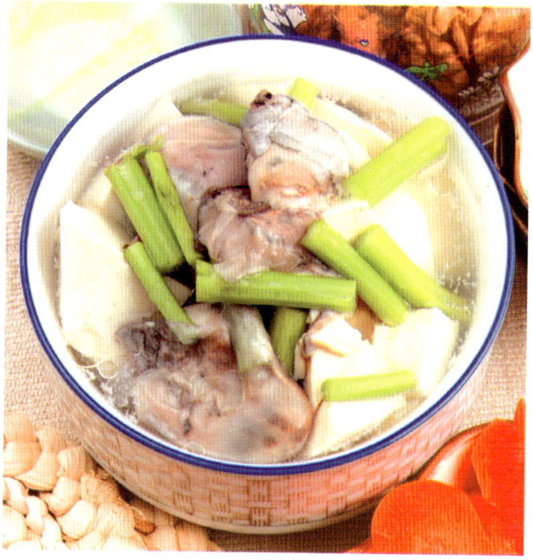

原料 蛤蜊肉30克，芹菜200克，豆腐1块。

调料 精盐3克。

制作步骤

❶ 将蛤蜊肉用清水冲洗干净备用。

❷ 将芹菜去根、叶，洗净，切成段；豆腐切成小块待用。

❸ 将蛤蜊肉放入锅中，加入适量清水煮沸半小时，再放入芹菜、豆腐同煮10分钟，加入精盐调味即可。

别名 花冠菊、蒿子秆儿

中医食性 性温，味甘

不适用者 胃虚泄泻者

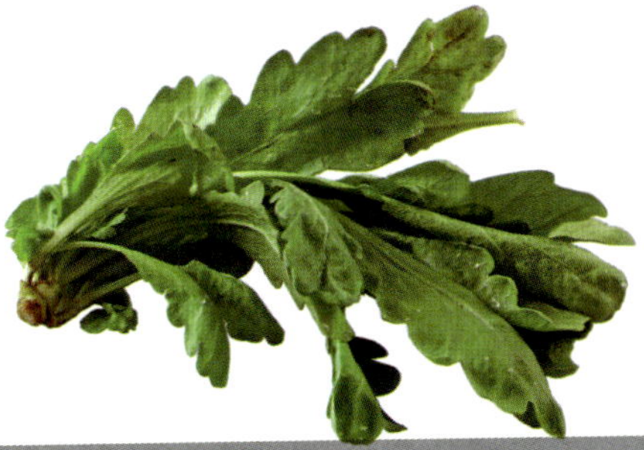

茼蒿 tonghao

食材简介

茼蒿的茎和叶可以同食，有蒿之清气、菊之甘香，根、茎、叶、花都可作药材使用，有清血、养心、降压、润肺、清痰的功效。茼蒿一般营养成分无所不备，尤其胡萝卜素的含量超过一般蔬菜，非常适合减肥人士食用。

营养分析

茼蒿的根、茎、叶都可食用，营养丰富，含有多种氨、粗纤维酸、蛋白质及较多的钠、钾等矿物质，还含有丰富的维生素、胡萝卜素等，尤其胡萝卜素的含量超过一般蔬菜，为黄瓜含量的15倍。

营养优势

茼蒿含有多种氨基酸及钠、钾等矿物质，能调节体内代谢，通利小便，消除水肿，还能养心安神，防止记忆力减退。茼蒿含有一种特殊香味的挥发性的精油以及胆碱等物质，具有调中理气、消食开胃等作用。

营养吃法

茼蒿较好的烹饪方法就是汆汤或凉拌。

茼蒿中的芳香精油遇热易挥发，烹调时应以武火快炒。烹饪时与肉、蛋等荤菜共炒可提高其维生素A的利用率。

选购储存

❶**选购**：以叶片无斑点、鲜亮翠绿、根部挺直为佳品。

❷**储存**：用纸把茼蒿包起来，然后将根部朝下直立摆放在冰箱中，这样既可保湿，又可避免过于潮湿而腐烂。

搭配宜忌

宜：茼蒿宜与蜂蜜搭配，可预防便秘。茼蒿宜与鸡蛋搭配，可有利于维生素A的吸收。茼蒿宜与鸡肉搭配，可促进维生素A的吸收。

忌：茼蒿不宜与柿子搭配，容易伤胃。

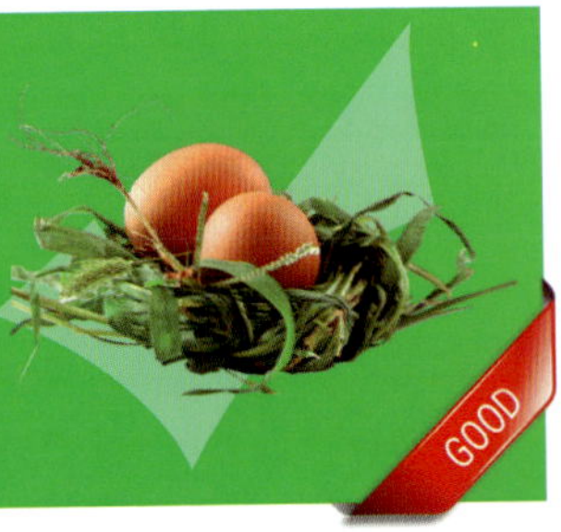

降压食疗偏方①

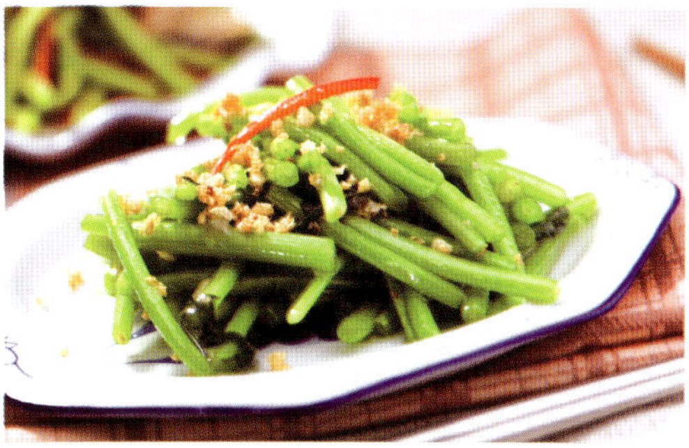

蒜蓉炒茼蒿

原料 茼蒿750克，大蒜50克。

调料 精盐5克，味精、鸡粉各3克，植物油30克。

制作步骤

❶ 将茼蒿择洗干净，切成长段，再放入加有少许精盐和植物油的沸水中焯烫一下，捞出冲凉，沥干水分。

❷ 大蒜去皮、洗净，捣成蒜蓉。

❸ 坐锅点火，加油烧热，先下入蒜蓉炒出香味，再放入茼蒿段，加入精盐、鸡粉、味精翻炒至入味，即可出锅装盘。

降压食疗偏方②

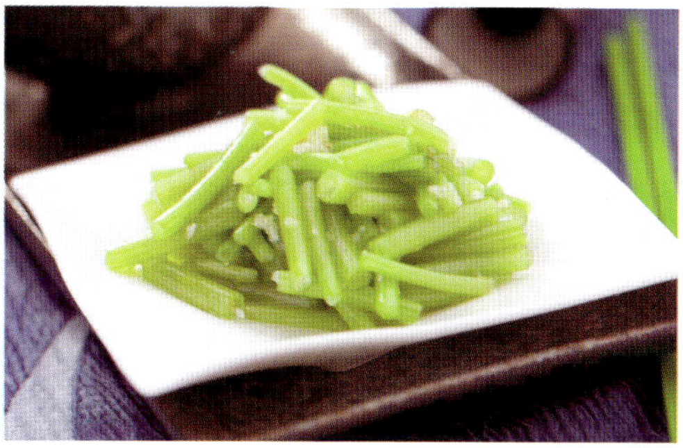

蒜香茼蒿梗

原料 茼蒿500克。

调料 蒜15克，香油2克，味精10克，精盐3克。

制作步骤

❶ 把茼蒿择去根，洗净，沥去水，下入加有精盐的沸水锅中，迅速用筷子轻轻不停地翻动，用武火烧开，迅速捞出，沥去水。

❷ 容器内放入冷水，下入焯透的茼蒿浸泡2分钟，至凉透捞出，沥去水，切成3厘米长的段；蒜切成细末。

❸ 把茼蒿段放入大瓷碗中，加入蒜末，放入精盐、味精，淋入香油，拌匀即可。

鸡丝茼蒿秆

原料 茼蒿300克，鸡胸肉200克，红椒15克，鸡蛋清1个。

调料 蒜末15克，精盐、味精各5克，水淀粉15克，植物油600克（实耗50克）。

制作步骤

❶ 茼蒿去根和老叶，用清水洗净，沥净水分；将茼蒿放在案板上，切成3厘米长的小段。

❷ 红椒处理干净后切丝；鸡胸肉洗净，擦净表面水分，剔除筋膜；把鸡胸肉改刀切成细丝，放入小碗内，加入少许精盐、淀粉、植物油和鸡蛋清拌匀，腌渍10分钟；锅中放油烧至

降压食疗偏方③

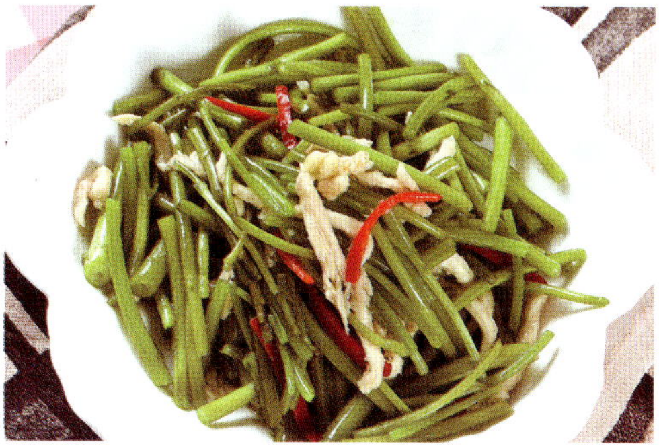

四成热，下入鸡肉丝滑散、滑透，捞出沥油。

❸ 锅内留少许底油烧热，下入红椒丝、蒜末炒香；放入茼蒿秆翻炒均匀，再放入鸡肉丝略炒，精盐、味精调味，勾芡，淋明油即可。

降压食疗偏方④

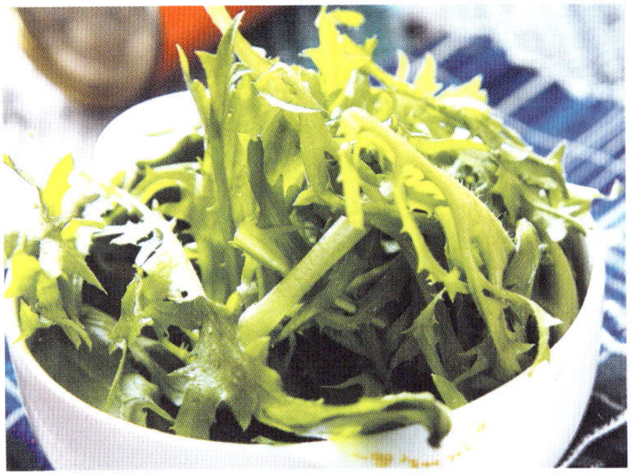

生焯茼蒿

原料 茼蒿750克。

调料 姜块10克，酱油15克，精盐、植物油各适量。

制作步骤

❶ 将茼蒿去除老叶，洗净备用。

❷ 炒锅中加油烧热，先下入姜块爆香，再添入适量清水烧沸，加入精盐、茼蒿，用武火焯熟，捞出冲凉，再放入锅中回热，取出沥干，放入盘中，跟酱油一同上桌，拌匀即可。

降压食疗偏方⑤

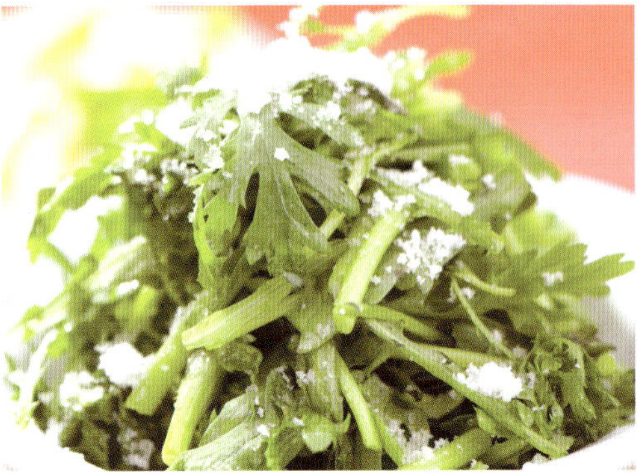

凉拌茼蒿

原料 茼蒿400克。

调料 精盐、味精各3克，白糖30克，香醋15克，香油5克。

制作步骤

❶ 将茼蒿择洗干净，放入沸水中焯透，捞出沥干水分，切成小段，盛入盘中备用。

❷ 将白糖均匀地撒在茼蒿上，再加入香醋、香油、精盐、味精调拌均匀，即可上桌。

炝海米茼蒿

原料 茼蒿400克。

调料 海米15克，花椒15克，香油5克，味精、精盐各3克，白糖4克，植物油15克。

制作步骤

❶ 把海米洗净，放入小碗中，加入温水至没过海米1厘米左右，浸泡30分钟，至变软捞出，沥去水；花椒洗净，沥去水。

❷ 把茼蒿择去根，洗净，下入加有精盐的沸水锅中，用武火烧开，捞出，沥去水，放冷水中浸泡2分钟，至凉透捞出，沥去水，切成3厘米长的段。

❸ 把茼蒿段放入大瓷碗中，加入精盐、味精、白糖，淋入香油，拌匀，尝好咸淡，装入盘内，再把海米放在茼蒿段的上面。

❹ 锅里放入植物油烧热（油温不要过高，约100℃即可），下入花椒粒，用文火炸至花椒粒变黑、锅中溢出浓郁的椒香味，捞出花椒不用，花椒油浇在盘内海米上，即可。

降压食疗偏方⑥

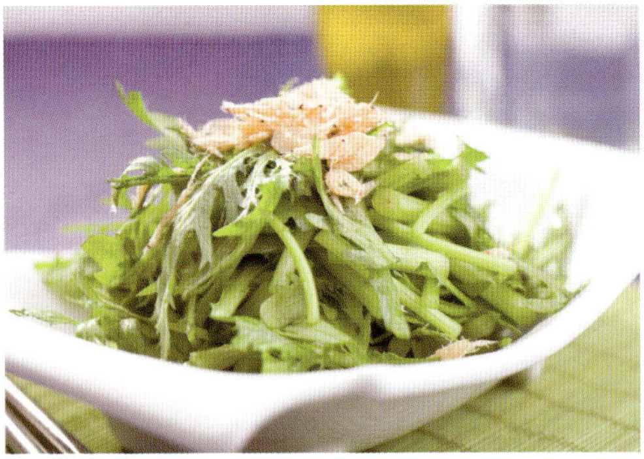

降压食疗偏方⑦

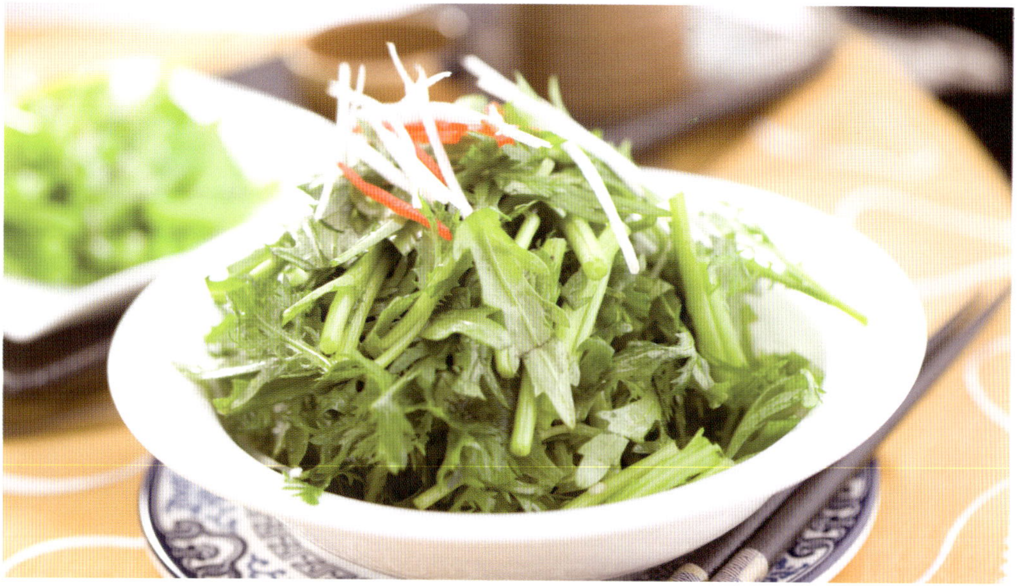

麻酱拌茼蒿

原料 茼蒿400克，红椒丝15克。

调料 葱丝15克，精盐、味精、白糖、米醋、酱油、芝麻酱、芥末油、香油各适量。

制作步骤

❶ 茼蒿去根，洗净，下入加有精盐的沸水锅中焯烫一下，捞出放入冷水中浸凉，取出，切成小段。

❷ 芝麻酱放入小碗内，加入米醋、酱油、精盐、味精、白糖，淋入芥末油、香油，用筷子充分搅匀成稀糊状的味汁。

❸ 茼蒿段放入盘中，均匀地撒上红椒丝和葱丝，浇上调好的味汁，食用时拌匀即可。

蒜蓉拌茼蒿

降压食疗偏方⑧

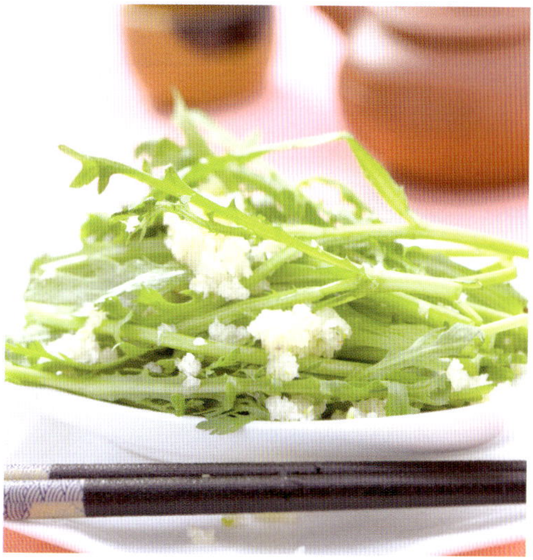

原料 鲜茼蒿300克。

调料 精盐3克，味精2克，蒜泥20克，冷鲜汤30克，香油4克。

制作步骤

❶ 将新鲜茼蒿择洗干净，沥干水分，放入沸水锅中焯至断生，捞起再放入冷鲜汤中保色。

❷ 将茼蒿改刀整齐后，摆放入盘中。

❸ 盆中放入精盐、味精、蒜泥、香油、冷鲜汤，充分调匀后，淋入盘中茼蒿上即可。

别名	中医食性	不适用者
波斯草、赤根菜	性凉，味甘	肾炎、肾结石患者

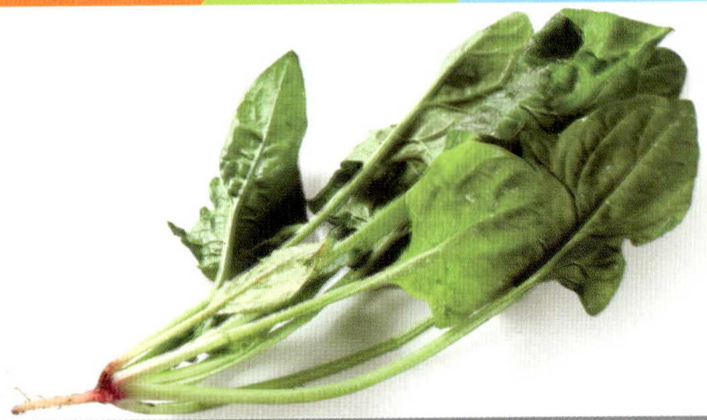

菠菜 bocai

食材简介

▸ 菠菜属藜科，原产于波斯，唐朝时期传入中国，现各地均有栽培，是一种可常年供应市场的绿叶蔬菜。全株光滑，口感鲜嫩，水分多，幼根带红色。非常适合糖尿病、高血压、贫血、坏血病患者食用。

营养分析

菠菜含有丰富的水分、蛋白质、脂肪、膳食纤维、碳水化合物、胡萝卜素、维生素C、维生素E、钾、钠、钙、镁、铁、锌等，此外还含有维生素A、维生素B_1、维生素B_2、烟酸、锰、磷、铜、硒等多种维生素及矿物质。

营养优势

菠菜含有丰富的维生素，可防治口角炎、夜盲症等。菠菜还具有抗衰老、清除肠胃内的有害毒素，促进肠道的蠕动和胰腺的分泌。尤为适合糖尿病、高血压、便秘、贫血、坏血病患者及皮肤粗糙者、过敏者食用。

营养吃法

菠菜中含一种草酸物质，草酸使菠菜有涩味，不宜单独榨汁饮用，也不能与含钙多的物质（如豆腐）混食，否则易形成结石。在食用时需将菠菜用开水烫一下，即可除去80%的草酸。菠菜适合炒食、煮食。

选购储存

1. **选购**：挑选菠菜以菜梗红短，叶子新鲜、有弹性、且叶面要宽，叶柄则要短的为佳。
2. **储存**：将菠菜用纸包好，放进有小孔的塑料袋里，放入冰箱保鲜层，可保存5天左右。

搭配宜忌

宜：菠菜宜与猪肝、猪血搭配，可促进营养成分的吸收，还防治贫血。

忌：菠菜不宜与豆腐搭配，易生肾结食。

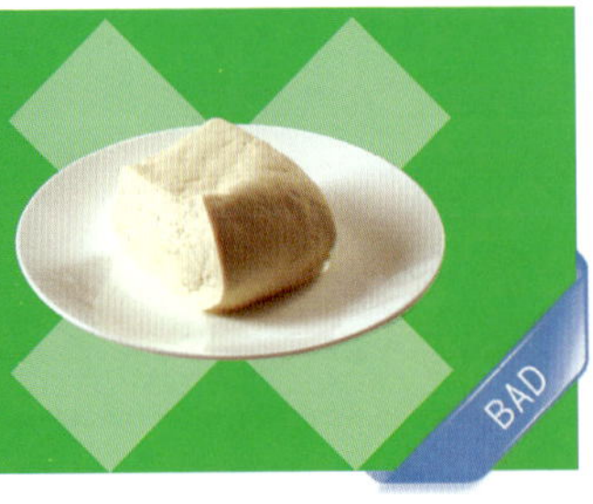

降压食疗偏方①

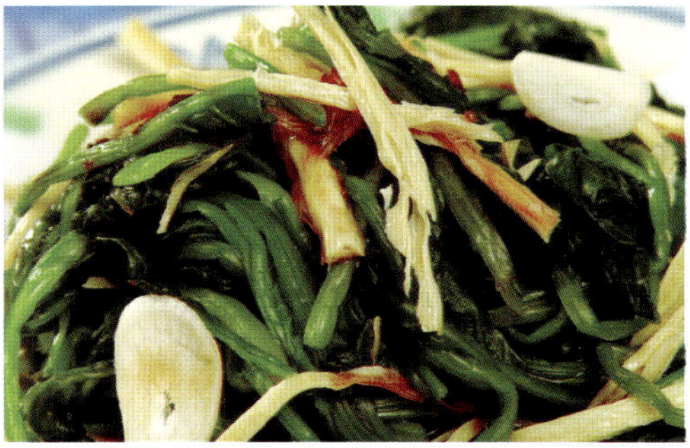

菠菜拌豆腐皮

原料 腐竹200克，菠菜300克。

调料 姜末5克，精盐5克，味精、胡椒粉各3克，植物油30克。

制作步骤

❶ 菠菜择洗干净，切成4厘米长的段；腐竹用温水泡软，切成小条。

❷ 锅中加入适量清水烧沸，放入菠菜焯烫一下，捞出过凉，沥干水分，装入盘中。

❸ 锅中加油烧热，放入姜末炒香，再放入腐竹略炒，然后加入精盐、味精炒匀，出锅装入菠菜盘中，再加入少许精盐、味精、胡椒粉拌匀，即可上桌。

降压食疗偏方②

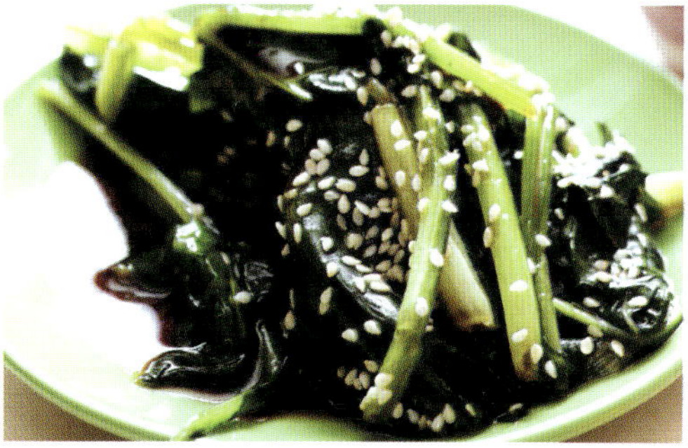

芝麻菠菜

原料 菠菜400克，芝麻25克。

调料 蒜末5克，精盐、香醋、香油各3克，酱油10克，味精少许。

制作步骤

❶ 将菠菜择洗干净，切成5厘米长的段，放入沸水中略烫，捞入凉水中过凉，捞出沥干水分。

❷ 炒锅置文火上，先放入芝麻炒成金黄色，取出，再将菠菜放入盘中，加入精盐、味精、香醋、酱油、香油、蒜末拌匀，上桌前撒上熟芝麻即可。

糖醋菠菜

降压食疗偏方③

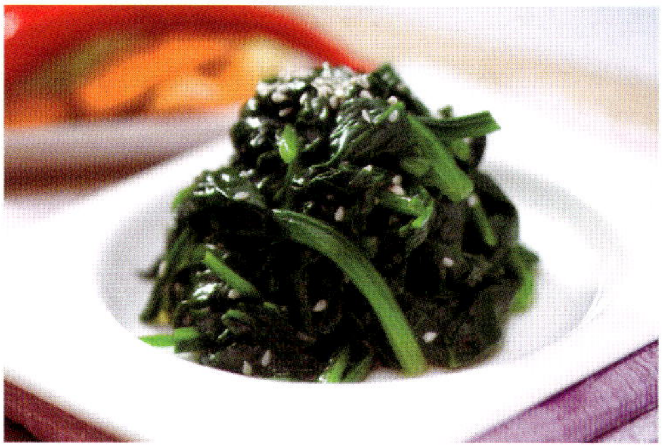

原料 菠菜450克，黑芝麻、白芝麻各10克。

调料 蒜末10克，精盐5克，白糖、白醋各15克。

制作步骤

❶ 把锅烧热，下入黑芝麻、白芝麻，用文火煸炒至熟，铲出放入盘里，晾凉。

❷ 把菠菜择洗干净，沥去水，下入加有精盐的沸水锅中，用武火烧开，焯2～3分钟捞出，沥去水。

❸ 把焯熟的菠菜放入盛有冷水的容器内（冷水要没过菠菜约2厘米），浸泡3分钟左右，至凉透捞出，沥去水，切成3厘米长的段。

❹ 把菠菜段放入容器，加入黑芝麻、白芝麻，再加白糖、白醋、蒜末，拌匀即可。

降压食疗偏方④

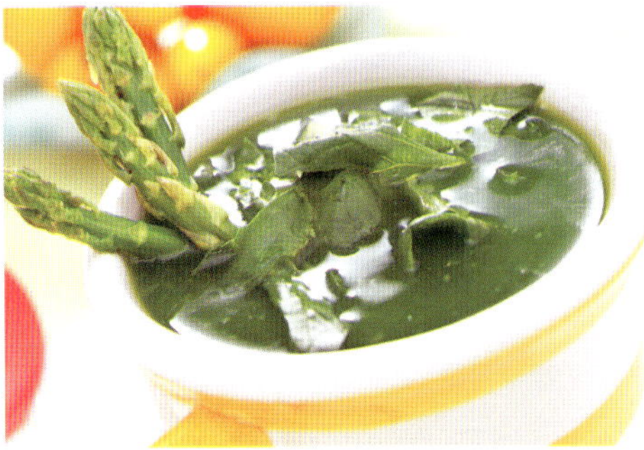

芦笋菠菜汤

原料 芦笋300克，菠菜200克，土豆50克。

调料 精盐适量，黄油15克，牛奶45克。

制作步骤

❶ 将芦笋去根、尖，洗净，切成薄片，入沸水锅中烫一下，捞出冲凉备用。

❷ 菠菜洗净，叶择下留用，茎入打汁机内，加入适量清水搅打成汁；土豆去皮、洗净，切成块，入锅蒸熟，取出捣碎待用。

❸ 锅内加入黄油熔化，放入土豆泥、牛奶搅匀，再倒入菠菜汁煮沸，然后放入芦笋、菠菜叶、精盐煮至入味即可。

降压食疗偏方⑤

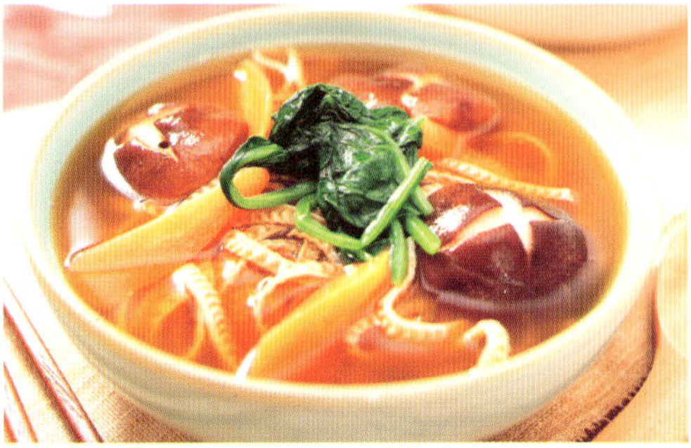

丝豆腐菠菜汤

原料 菠菜100克，干豆腐丝80克，胡萝卜1根，鲜香菇3朵。

调料 葱花少许，精盐、酱油各5克，鸡精3克，料酒15克，鸡汤1200克。

制作步骤

❶ 干豆腐丝洗净沥干；香菇去蒂、洗净，剞上十字花刀；胡萝卜去皮、洗净，切滚刀块；菠菜去根、洗净，用沸水略焯，捞出挤干，切段。

❷ 锅中加入鸡汤烧沸，先下入香菇、胡萝卜、菠菜略煮，再加入精盐、酱油、鸡精、料酒煮至入味，然后放入干豆腐丝续煮5分钟，即可出锅。

多宝菠菜

原料 菠菜200克，玉米粒、火腿丁、胡萝卜丁、红腰豆、松仁各50克。

调料 姜末5克，精盐5克，味精15克，水淀粉10克，植物油30克。

制作步骤

❶ 将菠菜去根和老叶，洗净，放入沸水锅中焯烫一下，捞出沥干；红腰豆洗净，放入清水锅中煮至熟嫩，捞入沥水。

❷ 锅中加入植物油烧热，先下入姜末煸香，再放入火腿丁、胡萝卜丁、玉米粒、松仁、红腰豆略炒。

降压食疗偏方⑥

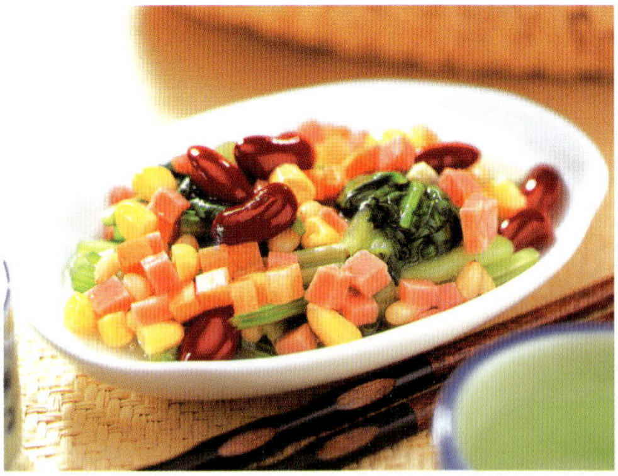

❸ 然后摆上菠菜，加入精盐、味精调味，用水淀粉勾芡，大翻勺，出锅放盘内，上桌即可。

降压食疗偏方⑦

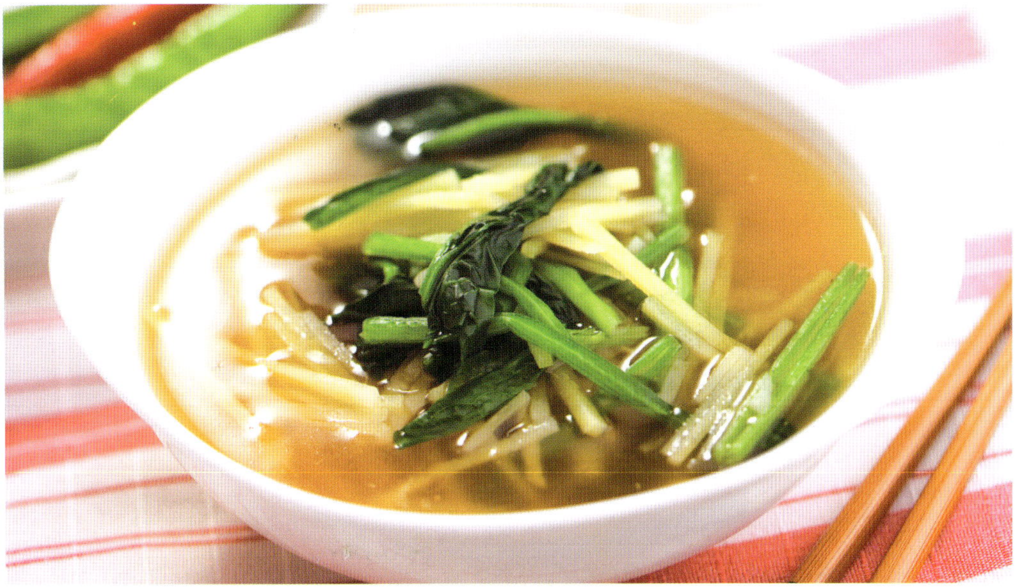

土豆菠菜汤

原料 土豆1个，菠菜50克。

调料 葱花、姜块各10克，精盐、味精各3克，植物油45克，鲜汤适量。

制作步骤

❶ 将土豆去皮、洗净，切成丝；菠菜择洗干净，放入开水锅中焯一下，捞出，切成段；姜块拍破。

❷ 净锅置火上，加入鲜汤，放入土豆丝、姜块、植物油稍煮。

❸ 再放入菠菜段，加入味精、精盐煮至入味，撒入葱花，出锅装碗即可。

菠菜拌干豆腐

降压食疗偏方⑧

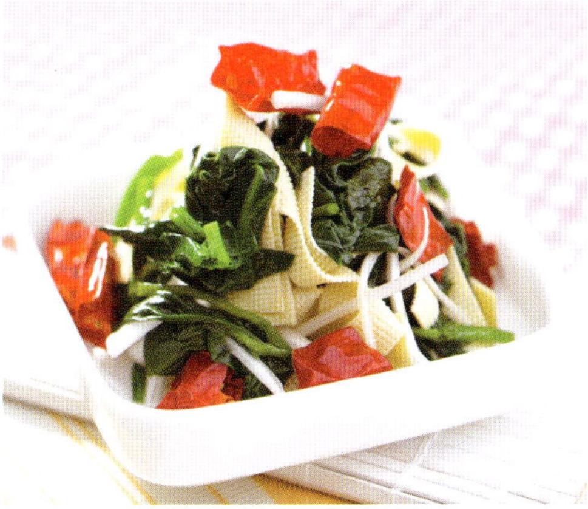

原料 菠菜250克，干豆腐125克。

调料 红干椒、葱白各15克，花椒15粒，精盐、白糖、香醋各10克，植物油5克。

制作步骤

❶ 菠菜择洗干净，下入沸水锅中，加入少许精盐焯烫2分钟，捞出沥水，切成小段。

❷ 干豆腐切成4厘米长，1厘米宽的条；葱白切成丝；红干椒洗净，斜切成段；花椒洗净。

❸ 将菠菜段放入盘中，加入干豆腐条、葱丝、香醋、白糖、精盐调拌均匀。

❹ 锅中加油烧热，下入花椒，用文火炸出椒香味，捞出花椒不用，离火后放入红干椒段煸炒至酥脆，浇在菠菜、干豆腐上即可。

别名
银苗、豆芽菜、银芽

中医食性
性寒，味甘

不适用者
脾胃虚寒者

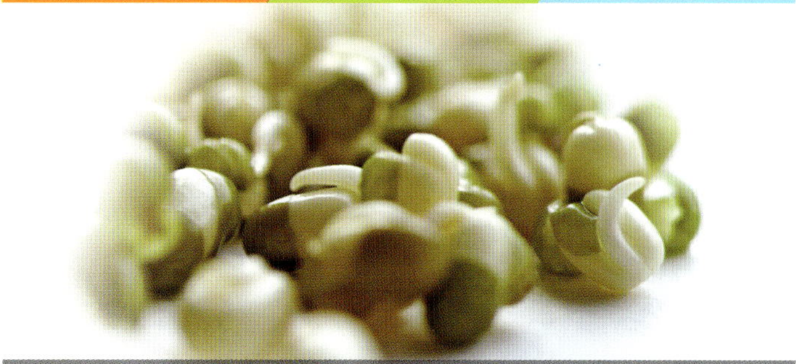

绿豆芽 lüdouya

食材简介

绿豆芽是由绿豆培育出的可以食用的“芽菜”，也称“活体蔬菜”。绿豆芽略呈黄色，不太粗，水分适中，无异味。全国各省区多有栽培。

营养分析

绿豆芽营养丰富，含有蛋白质、维生素A、膳食纤维、维生素C、维生素E、维生素B_1、维生素B_2、烟酸、胡萝卜素、，以及镁、钙、铁、锌、铜、锰、钾、磷、钠等矿物质，其中蛋白质含量是大豆的10倍。

营养优势

豆芽中含有丰富的维生素C，可治疗坏血病；它还有清除血管壁中胆固醇和脂肪的堆积、防止心血管病变的作用；富含膳食纤维，是便秘患者的健康蔬菜，有预防消化道癌症(食道癌、胃癌、直肠癌）的功效。

营养吃法

绿豆芽下锅后要武火快炒并适当加些醋，这样有利于防止绿豆芽中的维生素B_2 及维生素C在烹饪中的流失；如不喜欢绿豆芽中的腥味，还可在绿豆芽中先加些黄油再放盐，有利于去除腥味。

选购储存

❶ **选购**：3.5厘米左右的绿豆芽营养价值最高。采用“一看二闻”的方法，看看绿豆芽的颜色是否特别白，闻闻有没有一些刺鼻的气味，特别白和有刺激味道的绿豆芽建议不要购买。消费者最好选购顶芽大、茎长、有须根的绿豆芽比较安全。

❷ **储存**：绿豆芽最好现买现吃，如果需要保存，可以将购买的绿豆芽装入塑料袋密封好，放入冰箱冷藏可保存1天。

搭配宜忌

宜：绿豆芽宜与鲫鱼搭配，能通乳汁。

忌：绿豆芽不宜与猪肝搭配，会破坏营养素的吸收。

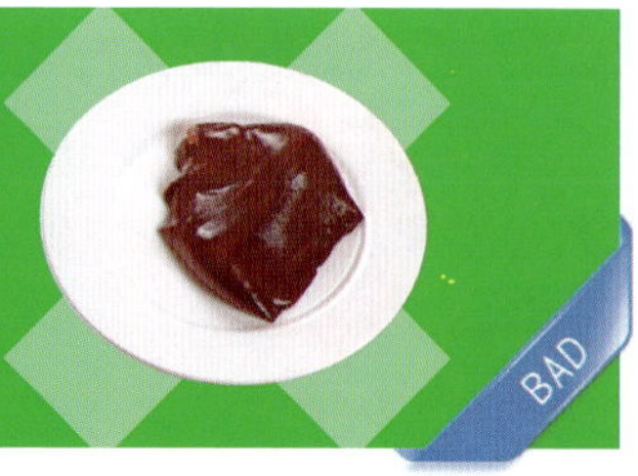

降压食疗偏方①

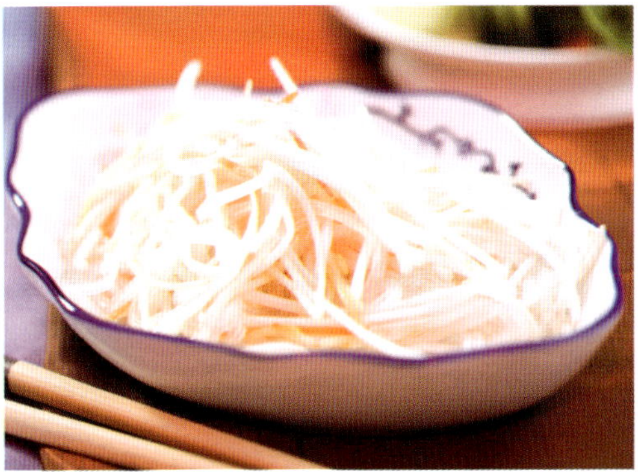

绿豆芽炒粉

原料 绿豆芽400克，粉条15克。

调料 葱、姜丝共10克，精盐4克，味精3克，料酒5克，植物油25克。

制作步骤

❶ 将绿豆芽择去两头洗净，粉条用水泡好备用。

❷ 取干净炒锅烧热，倒入植物油烧至油温八成热时，将葱丝、姜丝炸出香味，将绿豆芽倒入略煸炒，放入粉条及精盐、味精、料酒、醋，翻炒均匀入味，出锅装盘即可。

降压食疗偏方②

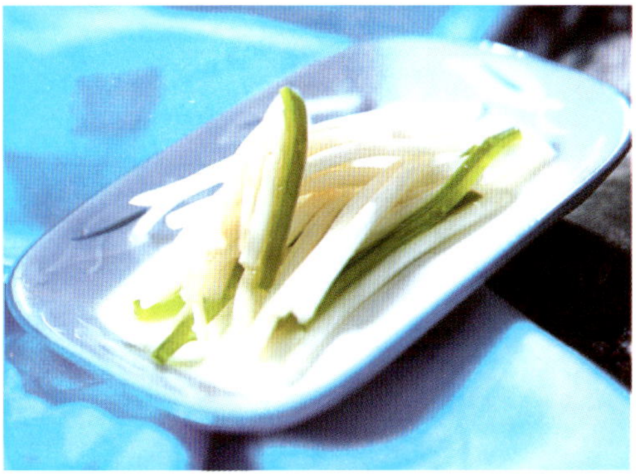

醋熘绿豆芽

原料 绿豆芽400克，青椒10克。

调料 葱丝、姜丝各5克，花椒少许，精盐5克，味精3克，白醋、植物油各15克。

制作步骤

❶ 将绿豆芽掐去尾端，洗净、沥水；青椒去蒂、去籽，洗净，切成细丝。

❷ 锅中加入植物油烧至五成热，放入花椒炸香，捞出不用，再放入葱丝、姜丝炒出香味，下入绿豆芽、青椒丝，用武火快速翻炒片刻。

❸ 然后烹入白醋，加入精盐、味精翻炒至均匀入味，出锅装盘即可。

绿豆芽炒土芹

原料 绿豆芽400克，土芹150克。

调料 葱末、姜末、香油各少许，精盐5克，味精、米醋各3克，葱油30克。

制作步骤

❶ 将绿豆芽择洗干净，沥干水分；土芹去叶、洗净，切段备用。

❷ 坐锅点火，加入葱油烧热，先下入葱末、姜末炒香，再放入绿豆芽、土芹段略炒，然后烹入米醋，加入精盐、味精翻炒均匀，淋入香油，即可出锅装盘。

降压食疗偏方③

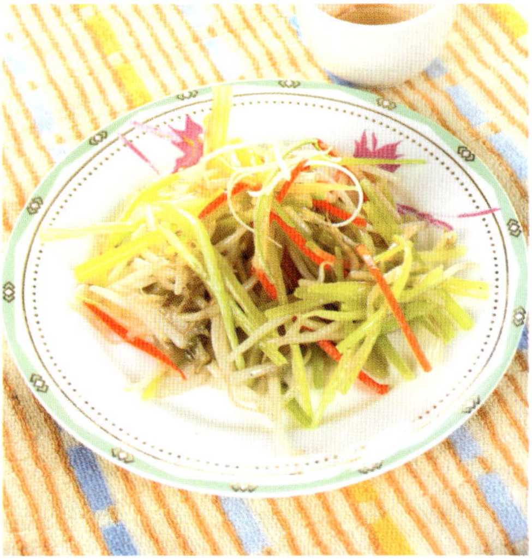

降压食疗偏方④

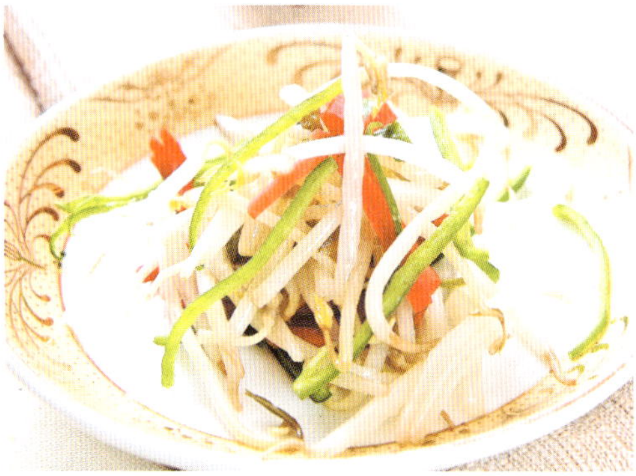

醋烹绿豆芽

原料 绿豆芽400克，熟火腿、净青柿子椒各25克。

调料 葱丝10克，姜丝5克，精盐、味精、白糖各少许，白醋15克，植物油30克。

制作步骤

❶ 将绿豆芽择洗干净，沥去水分；熟火腿、青柿子椒分别切成细丝。

❷ 锅置武火上，加入植物油烧至五成热，先下入葱丝、姜丝、火腿丝、青柿子椒丝炒香。

❸ 放入绿豆芽，加入精盐、白糖、白醋、味精炒匀入味，出锅装盘即可。

降压食疗偏方⑤

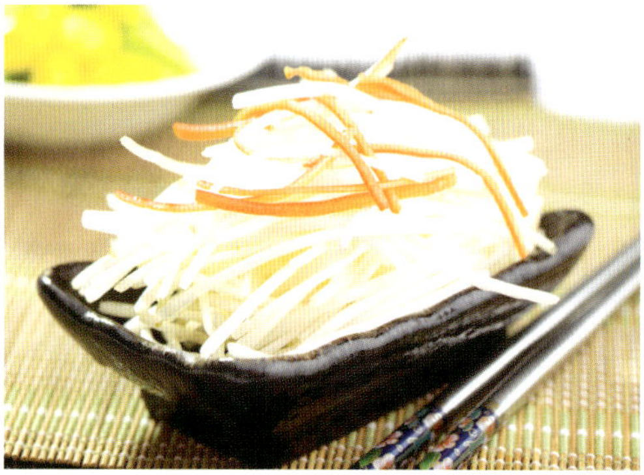

凉拌绿豆芽

原料 绿豆芽300克。

调料 精盐10克，味精、香醋各5克，香油15克。

制作步骤

❶ 将绿豆芽掐去两头，洗净，沥去水分。

❷ 锅中加入精盐及适量清水烧开，下入绿豆芽焯烫约3分钟至熟透，捞出过凉，沥干水分。

❸ 将绿豆芽放入容器内，加入香醋、味精、精盐拌匀，淋入香油，即可装盘上桌。

银芽海带丝

原料 绿豆芽、海带各100克，红辣椒2根。

调料 蒜末10克，白醋、白糖、精盐、香油各5克。

制作步骤

❶ 将海带洗净后切丝，放入滚水中煮熟，捞出，浸入凉开水中，待凉切段；红辣椒洗净，切丝备用。

❷ 将绿豆芽洗净，放入滚水中焯烫一下，捞出后浸入凉开水中，待凉加入白醋腌拌，5分钟后沥干待用。

❸ 待海带丝、绿豆芽放凉，装入碗中，加入红辣椒丝、白糖、精盐、香油拌匀即可。

降压食疗偏方⑥

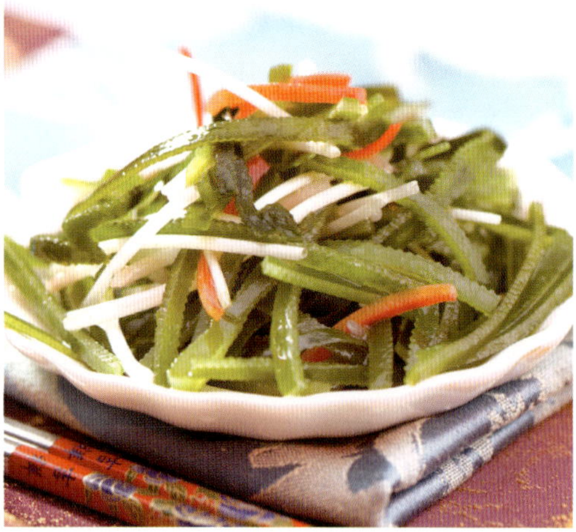

降压食疗偏方⑦

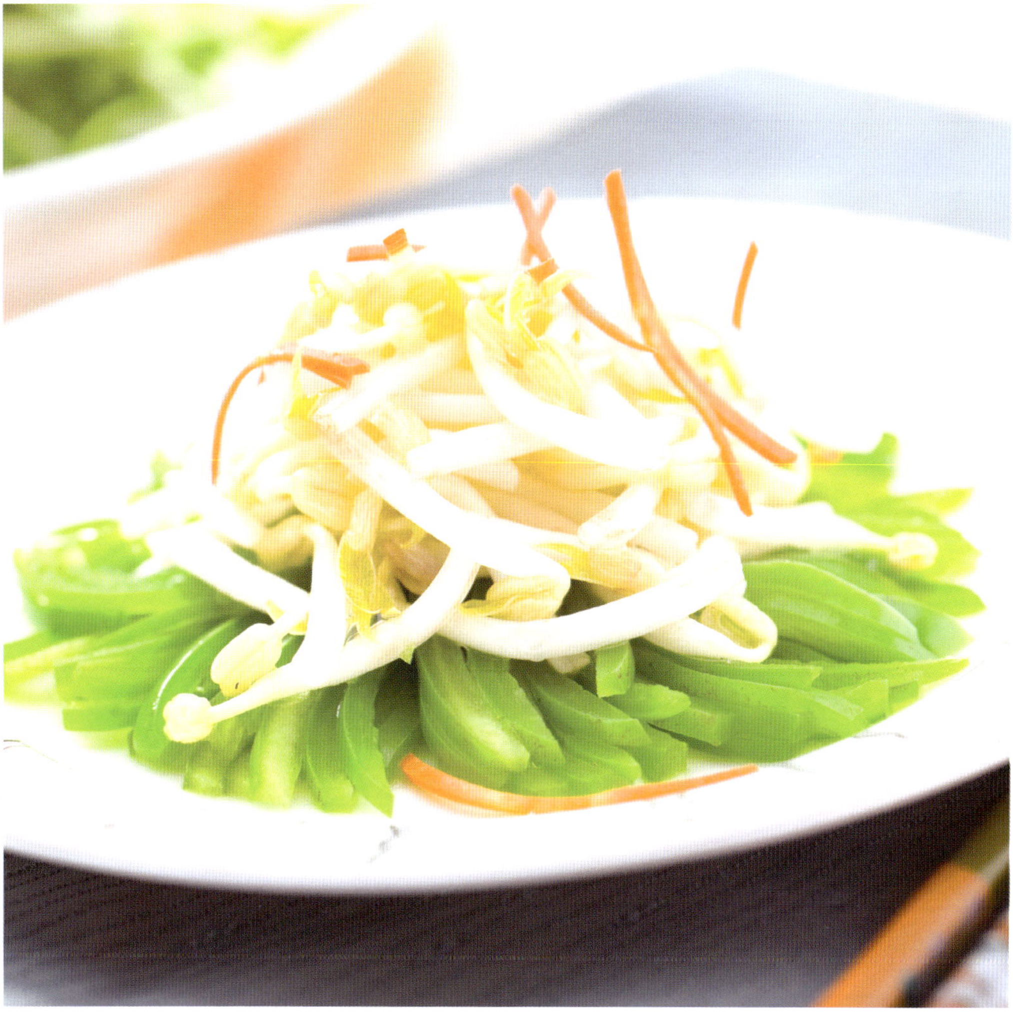

绿豆芽拌椒丝

原料 青椒250克，绿豆芽125克，胡萝卜50克。

调料 姜15克，红油、香油各5克，米醋、白糖、酱油各10克，精盐2克。

制作步骤

❶ 把姜削去外皮，切成均匀的细丝，放入小碗中，加入米醋、白糖、酱油，淋入红油、香油，调拌均匀成味汁。

❷ 把青椒去蒂、籽，洗净；绿豆芽掐去两头，洗净；胡萝卜洗净，削去外皮，切成丝。

❸ 锅里放入清水烧开，加入精盐，下入绿豆芽、胡萝卜丝，用武火烧开，焯约1分钟，至熟透捞出，沥去水，放入冷水中浸泡1分钟，凉透捞出，沥去水。

❹ 把青椒下入焯绿豆芽的沸水锅中，用武火烧开，焯约1分钟，至焯透捞出，放入冷水中浸泡2分钟，至凉透捞出，沥去水，切成均匀的丝。

❺ 把青椒丝放入盘中摊平，再把绿豆芽丝放在青椒丝上，胡萝卜丝放在绿豆芽上，浇上味汁，即可。

别名	中医食性	不适用者
花菜、球花甘蓝、花椰菜	性凉，味甘	尿路结石者

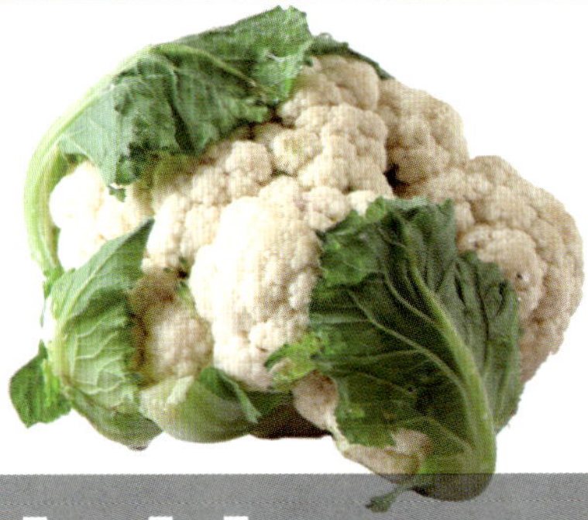

菜花 caihua

食材简介

▶ 菜花属十字花科植物，原产于地中海东部海岸，约在19世纪初清光绪年间引进中国。根上生叶，叶上长主茎及支茎，茎上长满小颗粒组成花状，整体很像一个大花朵，色白美观。

营养分析

菜花营养丰富，含有蛋白质、脂肪、磷、铁、胡萝卜素、维生素B_1、维生素B_2和维生素C、维生素A等，尤以维生素C丰富，每100克菜花中含88毫克维生素C，含量仅次于辣椒，是蔬菜中维生素C含量较多的蔬菜之一。

营养优势

菜花营养丰富，能提高肝脏解毒能力，增强人体免疫能力，预防感冒和坏血病的发生。菜花富含类黄酮，能够阻止胆固醇氧化，减少心脏病和脑卒中的危险。菜花还具有抗癌的作用。

营养吃法

清洁菜花有妙招：先准备一盆淡盐水，将菜花掰成小朵，放进盐水中浸泡10分钟左右，这样，藏在菜花缝隙中的菜虫就自己跑出来了，而且还有助于去除残留的农药。

选购储存

❶**选购：**质量好的菜花干净、坚实，叶子新鲜、呈绿色。

❷**储存：**家庭储存菜花的方法，一般是用保鲜袋或保险盒储存，放在冰箱中冷藏，一般可保存1周左右。

搭配宜忌

宜：菜花宜与牛肉搭配，能帮助吸收维生素B_1与维生素B_2。

忌：菜花不宜与猪肝搭配，会影响人体对微量元素的吸收。

菜花不宜与笋瓜搭配，会破坏维生素C的吸收。

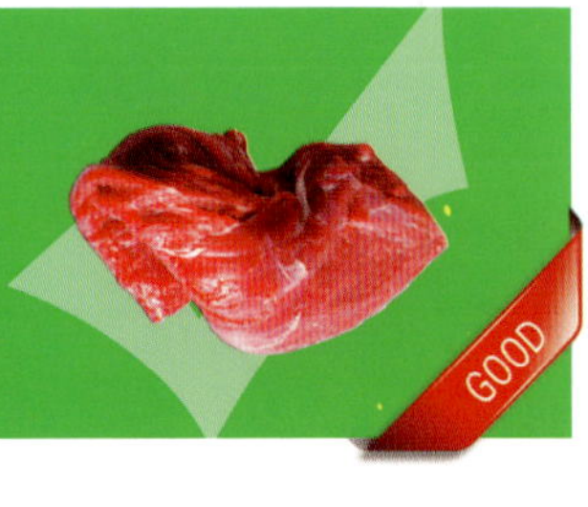

降压食疗偏方①

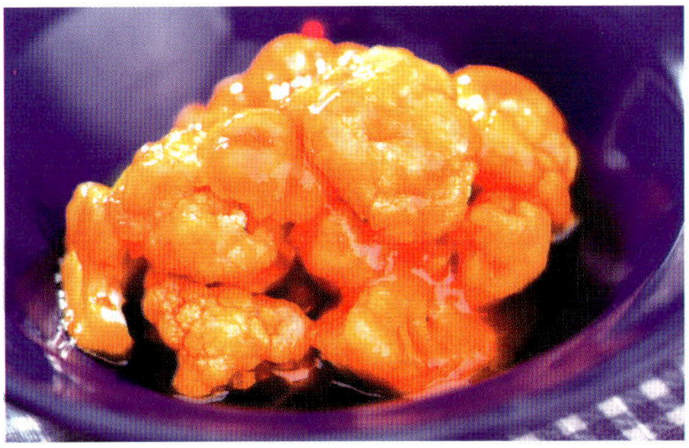

番茄酱菜花

原料 菜花600克。

调料 葱花、姜片各5克，味精5克，番茄酱、白糖各45克，米醋30克，水淀粉10克，鲜汤100克，植物油75克。

制作步骤

❶ 将菜花洗净，切成小块，再放入沸水中焯至五分熟，捞出沥干备用。

❷ 坐锅点火，加油烧热，先下入番茄酱、葱花、姜片炒香，再添入鲜汤，放入菜花、白糖、米醋、味精，用武火烧约10分钟，然后以水淀粉勾芡，即可出锅装盘。

降压食疗偏方②

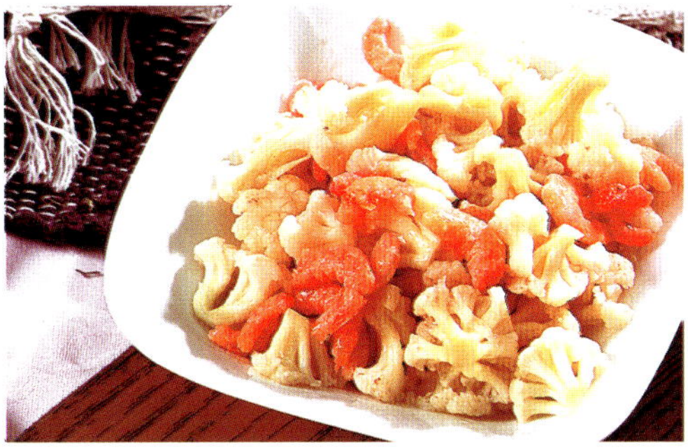

海米烧菜花

原料 菜花250克，海米20克。

调料 葱末15克，姜片10克，精盐、白糖、香油各5克，味精3克，水淀粉少许，料酒30克，清汤150克，植物油750克（实耗30克）。

制作步骤

❶ 海米洗净，加入葱末、姜片、少量料酒、清水，上屉蒸5分钟；菜花洗净后去根，掰成小朵；锅置火上，加油烧热，放入菜花滑透，捞出沥油。

❷ 锅中留底油烧热，下入葱末、姜片炝锅，再放入海米炒香，然后烹入料酒、清汤，放入菜花、精盐、味精、白糖，勾芡，淋香油即可。

双色菜花沙拉

原料 西蓝花80克，菜花80克，彩椒1/2个，洋葱1/2个。

调料 黄姜粉、精盐、鸡粉、胡椒粉、植物油各适量。

制作步骤

❶ 将两种菜花分别洗净，切成小朵备用。

❷ 将西蓝花放入沸水中焯熟，再放入冰水中冷却，捞出沥干待用。

❸ 将菜花放入沸水锅中，加入黄姜粉、精盐煮熟，捞出沥干待用。

❹ 将彩椒、洋葱分别洗净，切成小丁备用。

降压食疗偏方③

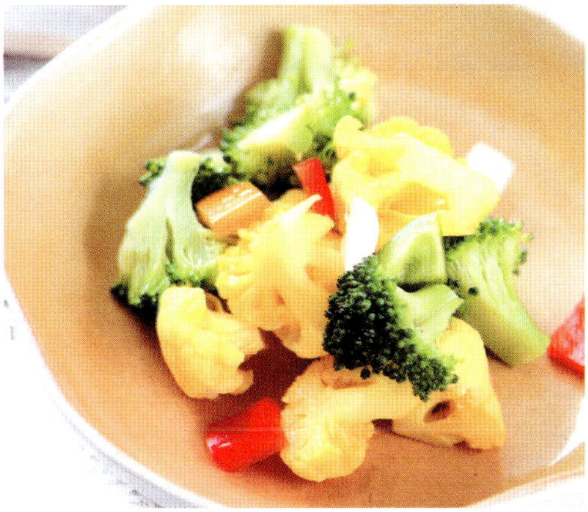

❺ 将菜花和其他配料一同放入容器中搅拌均匀，即可装盘上桌。

降压食疗偏方④

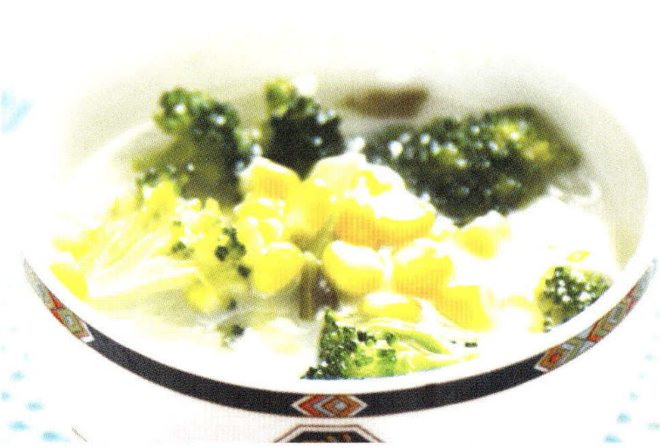

粟米菜花汤

原料 菜花400克，玉米粒（罐头）100克。

调料 精盐、鸡精各3克，水淀粉、香油、植物油各适量。

制作步骤

❶ 将菜花洗净，掰成小朵，放入沸水锅中汆透，捞出冲凉，沥干水分。

❷ 锅置火上，加入植物油烧至六成热，先下入菜花煸炒片刻，再放入玉米粒炒匀。

❸ 然后加入精盐、鸡精和适量清水烧沸，用水淀粉勾芡，淋入香油推匀，出锅装碗即可。

降压食疗偏方⑤

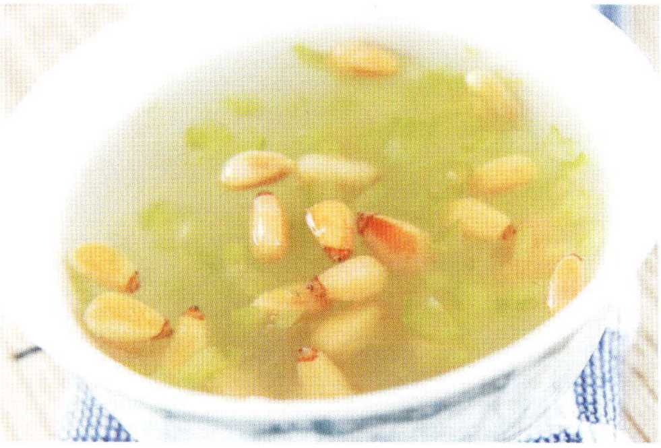

翡翠松子羹

原料 菜花600克，松子仁75克，芹菜50克。

调料 精盐2克，白糖7克，高汤120克，水淀粉45克。

制作步骤

❶ 将松子仁洗净、沥干，放入锅中，用文火炒至金黄色，盛出晾凉。

❷ 菜花洗净，切成小块，放入打汁机中，加入适量清水打碎取汁；芹菜洗净后切末。

❸ 锅中加入高汤和菜花汁，用文火慢慢煮匀，再加入精盐、白糖调味，用水淀粉勾芡，然后撒入松子仁和芹菜末稍煮即可。

红烩菜花

原料 菜花500克，胡萝卜、番茄各150克，洋葱75克，芹菜50克。

调料 蒜25克，胡椒粒10粒，香叶1片，干辣椒20克，精盐5克，白糖45克，番茄酱125克，醋精10克，鸡汤、植物油各适量。

制作步骤

❶ 将菜花撕成小朵，洗净，用盐水浸泡10分钟，然后用沸水煮烫5分钟，捞出沥水；胡萝卜洗净，切片；芹菜洗净，切段；洋葱洗净，切丝。

❷ 锅置火上，放入植物油烧热，下入洋葱丝炒至微黄色，再放入香叶、胡椒粒、干辣椒、胡萝卜片、番茄酱炒至油呈红色时，加入鸡汤调匀，然后放入煮烫过的菜花和芹菜段烧沸，再加入精盐、白糖、醋精、蒜调味，转文火煮沸10分钟即可。

降压食疗偏方⑥

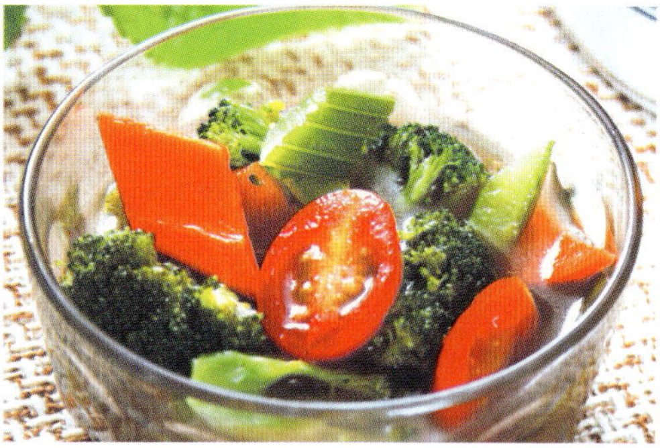

降压食疗偏方⑦

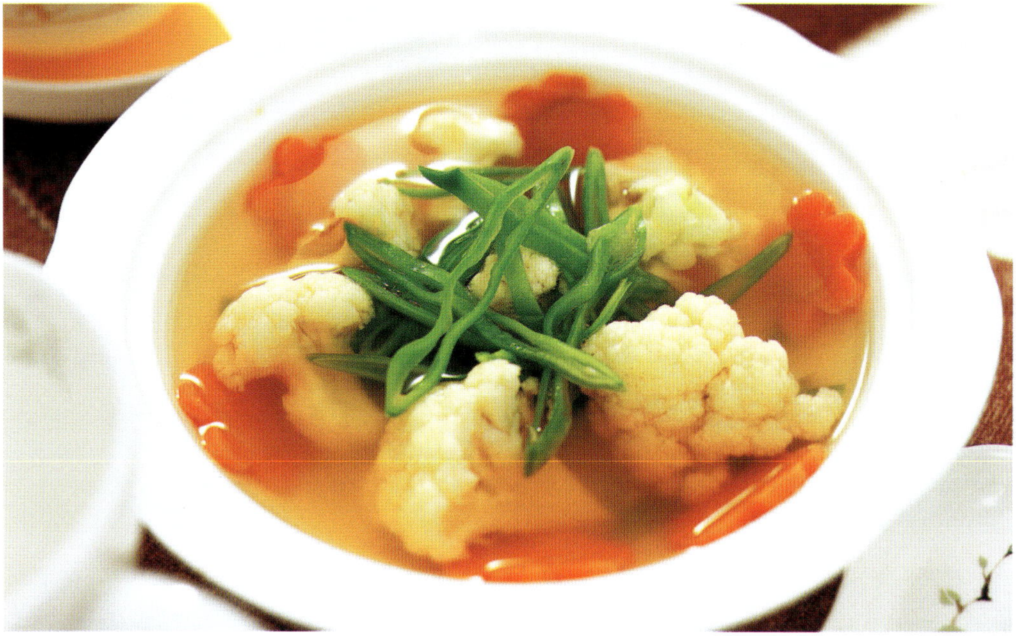

豆角菜花汤

原料 菜花200克，豆角100克，胡萝卜80克。

调料 精盐、胡椒粉各适量，味精少许，清汤1500克，植物油30克。

制作步骤

❶ 将胡萝卜去皮、洗净，切片；菜花洗净，切小朵；豆角去老筋、洗净，斜切细丝备用。

❷ 净锅置火上，加入植物油烧热，下入胡萝卜片、豆角丝、菜花煸炒至断生，再倒入清汤，加入精盐、胡椒粉、味精煮至入味即可。

滑炒素虾仁

原料 菜花250克，熟胡萝卜丁25克，豌豆15克，鸡蛋清3个。

调料 精盐、味精各3克，料酒10克，鲜汤80克，淀粉50克，植物油500克（实耗40克）。

制作步骤

❶ 菜花掰成朵，烫至断生，冲凉；鸡蛋清放入碗内，入味精、精盐、淀粉和鲜汤，调成蛋糊，入菜花拌匀，挂糊，即成虾仁坯。

❷ 炒锅烧热，倒植物油，四成热时，将挂糊虾仁坯料下入浸炸，用手勺翻动，炸1分多钟，虾仁浮出油面、呈玉色时，捞出沥油。

降压食疗偏方⑧

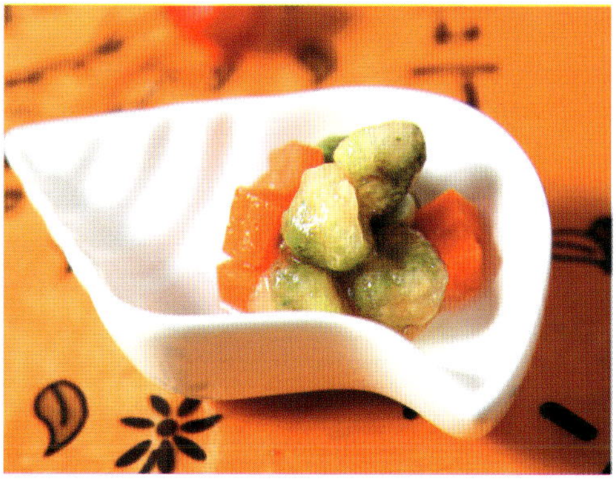

❸ 锅内留少量油，放入豌豆、胡萝卜丁煸炒，见豌豆成翠绿色时，加入料酒、精盐和鲜汤，烧开，放入炸好的虾仁和味精，勾芡即可。

别名	中医食性	不适用者
葱头、玉葱、洋葱头	性温，味辛	胃病患者

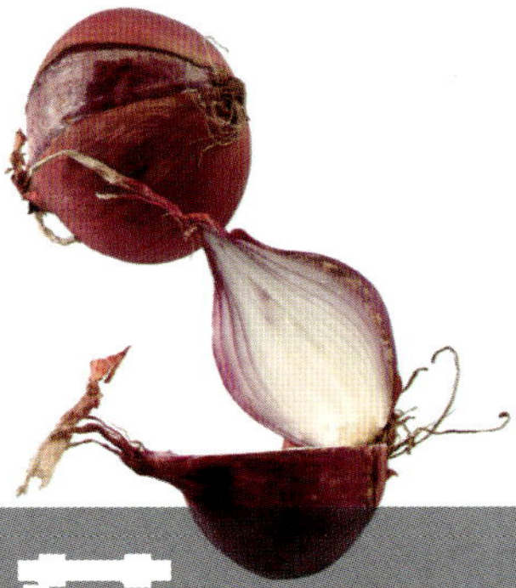

洋葱 yangcong

食材简介

▸ 洋葱，属百合科葱属，为两年生草本植物。葱的起源已有五千多年历史，20世纪初传入我国。洋葱在我国分布很广，南北各地均有栽培，而且种植面积还在不断扩大，是目前我国主栽蔬菜之一。

营养分析

洋葱中含有蛋白质、膳食纤维、维生素A、胡萝卜素、维生素C、维生素E、维生素B_1、维生素B_2、烟酸，以及镁、钙、铁、锌、铜、锰、钾、磷、钠、硒等矿物质，营养非常丰富。

营养优势

洋葱味辛，可杀菌祛寒；洋葱含有前列腺素，可减少血流阻力，降低血压；洋葱含有大量防止细胞癌变的抗氧化剂，有效防癌抗癌；洋葱含有抗糖尿病的化合物，能促进胰岛素分泌。

营养吃法

洋葱适合与肉类搭配食用，在增添美味的同时，能吸走肉中多余的脂肪，具有降血压的作用。炒洋葱有窍门：洋葱切好，沾少许面粉，然后入锅煸炒，会色泽金黄、松香可口。

选购储存

❶**选购**：选购洋葱的时候，表皮越干越好，包卷度越紧越好，最好可以看出透明表皮中带有茶色的纹理。洋葱有橘黄色皮和紫皮两种，最好选购橘黄色皮的这种洋葱每层比较厚，水分比较多，口感比较脆。紫皮的水分少，每层比较薄易老。

❷**储存**：将洋葱放入网袋中，然后悬挂在室内阴凉通风处或者放在有透气孔的专用陶瓷罐中储存。

搭配宜忌

宜：洋葱宜与鸡蛋搭配，可提高对维生素的吸收率。洋葱宜与大蒜搭配，可防癌抗癌。

忌：洋葱不宜与蜂蜜搭配，会伤眼睛。

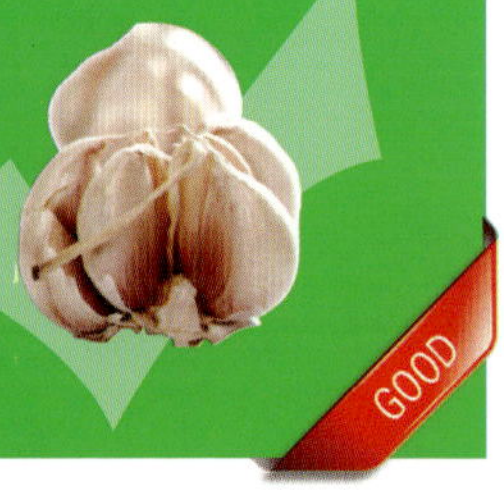

降压食疗偏方①

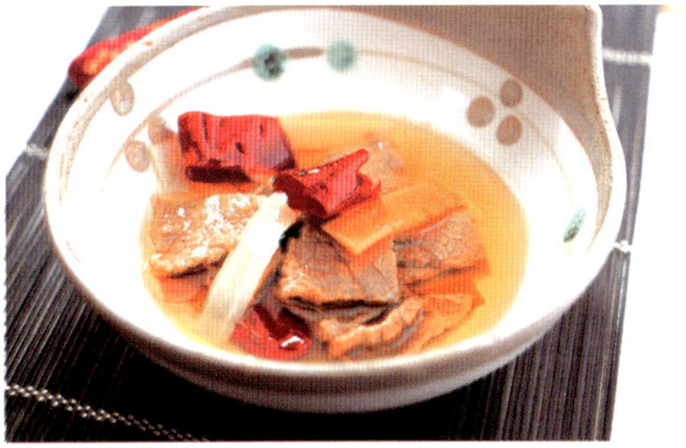

桑拿牛肉

原料 洋葱30克，胡萝卜30克，牛肉500克。

调料 香菜段、姜、精盐、鸡精、白糖、苏打水、水淀粉、干辣椒各少许，植物油200克（实耗30克）。

制作步骤

❶ 将牛肉放入器皿中，加精盐、鸡精、白糖、水淀粉、苏打水腌制片刻备用。

❷ 将胡萝卜、洋葱切成片后过水焯一下放入碗中，干辣椒、姜片炸一下也放入碗中，放入香菜段，牛肉入油锅炸熟后连油一起浇在碗里即可。

降压食疗偏方②

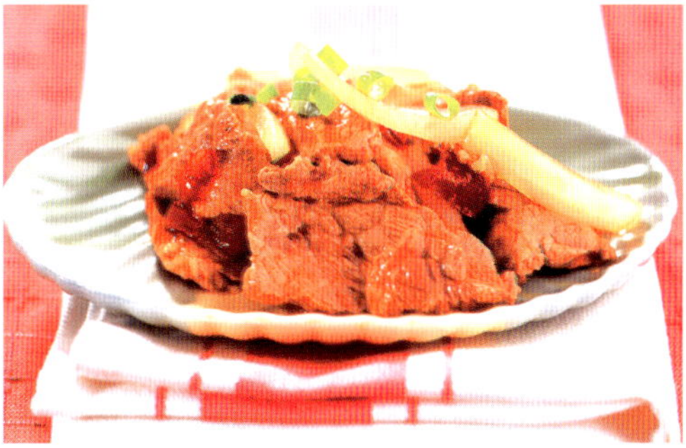

洋葱烩牛肉

原料 牛里脊肉300克，洋葱条100克，番茄丁50克，香菇条30克。

调料 蒜瓣30克，精盐、酱油、淀粉、红酒、面粉各5克，香叶5克，白糖、胡椒粉各3克，植物油45克。

制作步骤

❶ 牛里脊肉洗净，切片，用刀背捶松，加入精盐、洋葱条、胡椒粉腌10分钟，再拍上面粉。

❷ 锅中加油烧热，下入蒜瓣炒香，放入牛肉片煎透，取出，再放入番茄丁、香菇条炒出汁，然后加入牛肉片、调料烧烩5分钟，即可出锅装盘。

洋葱牛肉丝

原料 洋葱200克，牛里脊肉150克，香菜15克，鸡蛋清1个。

调料 精盐、味精、白糖、料酒、淀粉各3克，胡椒粉少许，鸡精、酱油、香油各5克，水淀粉适量，植物油45克。

制作步骤

❶ 洋葱处理干净，切丝；香菜去根和老叶，用清水洗净，沥去水分，切段。

❷ 牛里脊肉去除筋膜，洗净、沥水，切丝；放入碗中，加入鸡蛋清、胡椒粉、精盐、淀粉码味上浆。

降压食疗偏方③

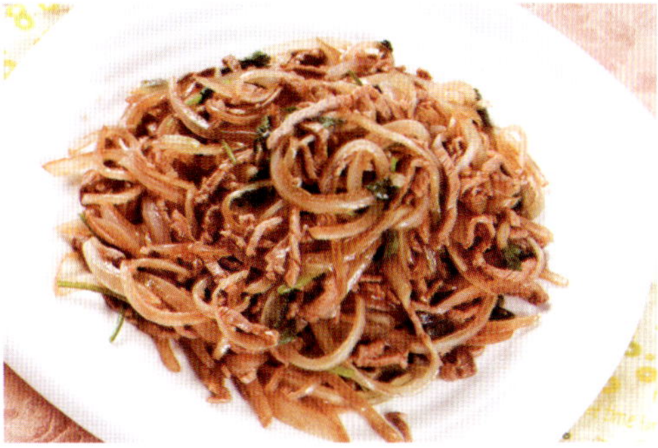

❸ 锅中加入植物油烧至四成热，下入牛肉丝炒至变色，放入洋葱丝炒至变色，再烹入料酒，加入精盐、白糖、酱油、味精和鸡精调味，撒上胡椒粉，勾芡，淋香油，撒上香菜段即可。

降压食疗偏方④

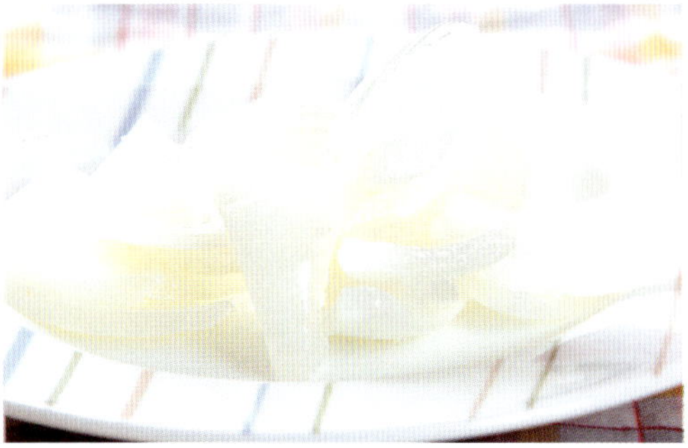

蚝油洋葱

原料 洋葱500克。

调料 葱末5克，精盐、味精、白糖各少许，香油、料酒各3克，水淀粉5克，蚝油、植物油各15克。

制作步骤

❶ 将洋葱剥皮，切成三角块，放入沸水中略烫，捞出沥干备用。

❷ 炒锅置武火上，加入植物油烧至五成热，下入葱末、料酒、蚝油炒香，再放入洋葱、精盐、白糖、味精炒匀，然后用水淀粉勾芡，淋入香油，出锅装盘即可。

降压食疗偏方⑤

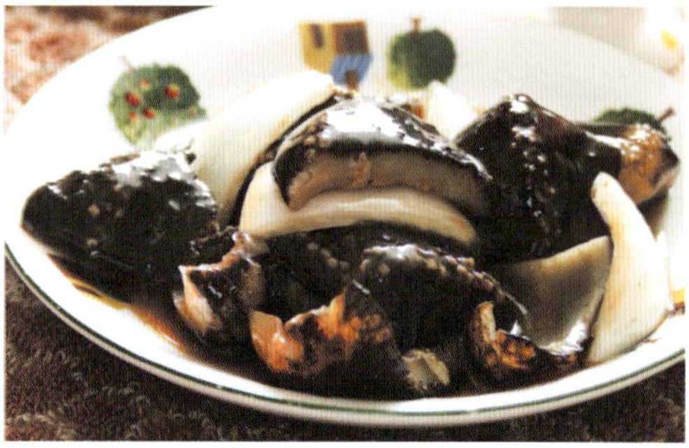

洋葱烧海参

原料 水发海参500克，洋葱片50克。

调料 姜末3克，精盐、味精、老抽各5克，蚝油、白糖各10克，料酒、水淀粉各15克，上汤200克，胡椒粉、香油各少许，植物油100克。

制作步骤

❶ 将海参洗涤整理干净，切成条，下入沸水中焯烫一下，捞出沥干备用。

❷ 坐锅点火，加油烧热，先放入洋葱煸炒至呈金黄色，再添入上汤，烧沸后放入海参、姜末，加入料酒、白糖、精盐、味精、蚝油、老抽调匀，待汤汁浓稠时，用水淀粉勾芡，撒上胡椒粉，淋入香油，即可出锅装盘。

降压食疗偏方⑥

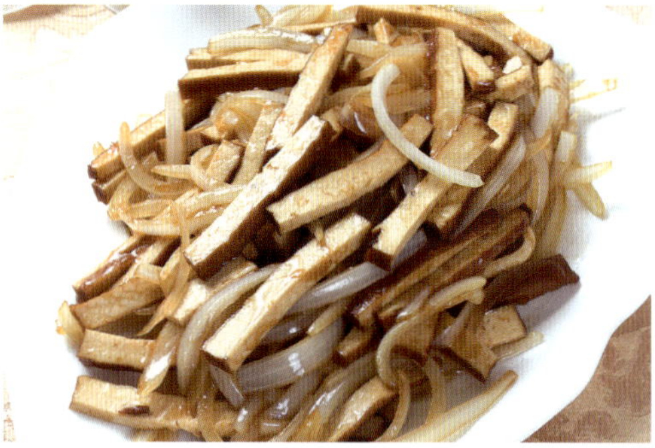

洋葱炒豆干

原料 洋葱200克，豆腐干150克。

调料 白糖、味精各3克，酱油、料酒各15克，香油少许，植物油30克。

制作步骤

❶ 白糖、味精、酱油、料酒放入小碗中调匀成味汁；洋葱剥去外层老皮，用清水洗净，沥净水分，切成细条；豆腐干洗净，切成小条，再用清水稍洗一下。

❷ 锅中加入清水烧沸，放入豆腐干条焯烫一下，捞出沥干。

❸ 净锅置火上，放入植物油烧至六成热，下入洋葱条，用文火煸炒至变色，再放入豆腐干条用武火翻炒均匀。

❹ 烹入调好的味汁，淋入香油炒匀，出锅装盘即可。

降压食疗偏方⑦

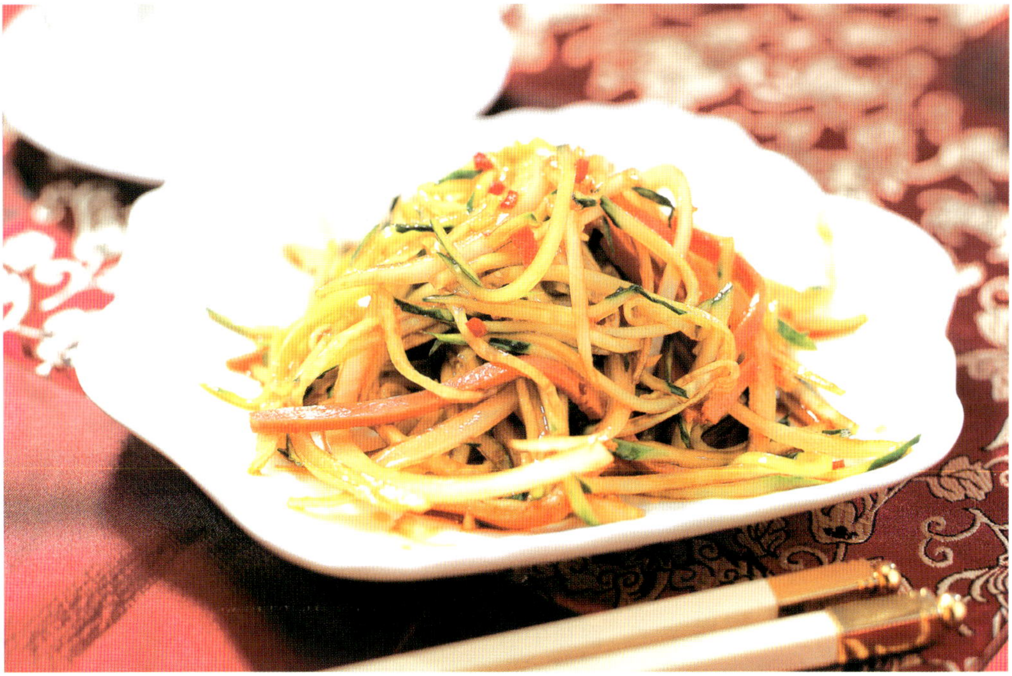

凉拌洋葱丝

原料 洋葱1个，黄瓜1根，火腿50克，辣椒[illegible]克，香菜10克。

调料 精盐5克，酱油10克，白糖3克，香油4克。

制作步骤

❶ 洋葱、黄瓜洗净切细丝，加精盐腌拌，洗净沥干；火腿切丝；辣椒、香菜均洗净切末。

❷ 将洋葱丝、黄瓜丝等与调味料拌匀即可。

法式洋葱汤

降压食疗偏方⑧

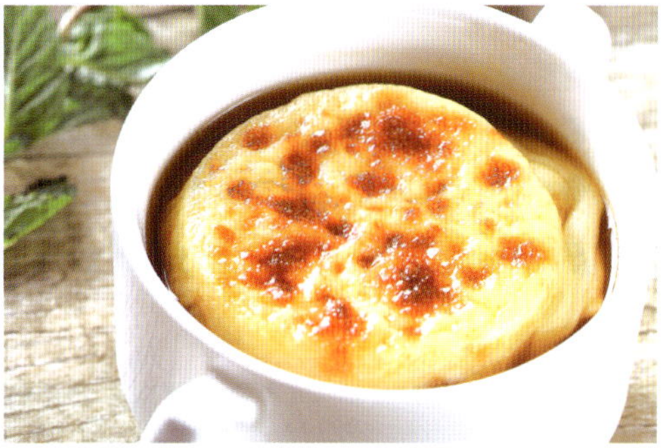

原料 洋葱100克，法棍面包1片。

调料 牛肉清汤300克，阿里根奴香草5克，马苏里拉奶酪50克，干白葡萄酒100克，精盐、鲜磨胡椒粉少许。

制作步骤

❶ 取适量干白葡萄酒，加阿里根奴香草浸泡；将洋葱去根及老皮，放入清水中洗净，捞出沥水，切成细丝。

❷ 锅烧热，下入洋葱丝炒成褐色，盛出。

❸ 取一汤锅，倒入牛肉清汤和炒好的洋葱丝，加阿里根奴香草慢火熬煮45分钟，再加入精盐、鲜磨胡椒粉调味后盛入汤碗中。

❹ 取一圆形模具将法棍面包片压成碗口大小的片，放在锡纸上，撒上马苏里拉奶酪，放入烤箱中烤至上色，取出放到汤面上即可。

降压食疗偏方④

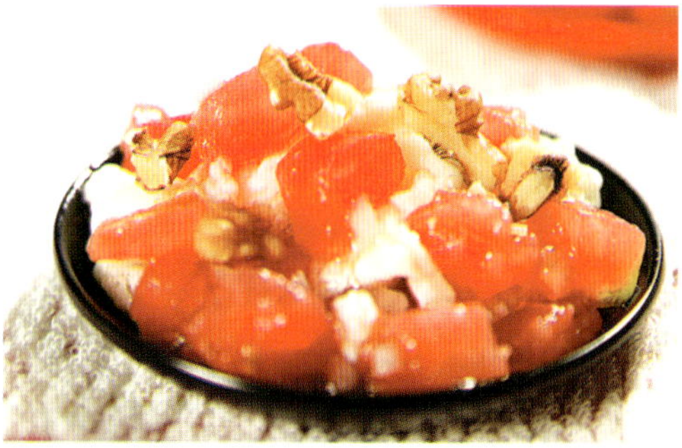

芙蓉番茄

原料 番茄250克，核桃仁50克，鸡蛋清3个。

调料 精盐3克，料酒、白糖各5克，洋葱末10克，鸡精2克，植物油15克。

制作步骤

❶ 将番茄放入盆中用沸水烫去表皮，切成丁；将鸡蛋清加入精盐、料酒搅拌均匀待用。

❷ 坐锅点火放油，油温四成热时，倒入洋葱末炒出香味，再放入鸡蛋清炒散，加入番茄丁、白糖、鸡精、精盐翻炒均匀，撒入核桃仁即可。

降压食疗偏方⑤

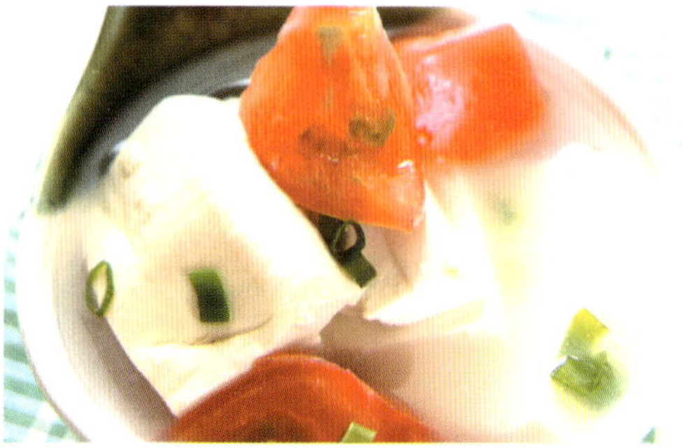

番茄豆腐蛋汤

原料 番茄200克，老豆腐100克，鸡蛋2个。

调料 葱花少许，精盐、味精、鸡精、胡椒粉、鲜汤、植物油各适量。

制作步骤

❶ 将番茄去蒂，洗净，切成块；鸡蛋磕入碗内，加入精盐搅拌均匀备用；老豆腐洗净，切成片，入沸水锅中加入精盐略焯，捞出沥干。

❷ 炒锅置火上，加入植物油烧至[illegible]，下入番茄块炒香，呈红色后注入鲜汤，再下入豆腐片，加入精盐、胡椒粉、鸡精、味精烧沸，撇去浮沫，倒入鸡蛋液煮至蛋花浮面后出锅装入汤碗中，撒上葱花即可。

熘番茄

原料 番茄500克，鸡蛋2个，面粉20克。

调料 精盐4克，白糖、水淀粉各10克，淀粉45克，米醋5克，香油3克，植物油500克（实耗35克）。

制作步骤

❶ 番茄洗净，去皮，每个切成6瓣，将番茄瓤扒入碗中，去籽留汁；鸡蛋、面粉、淀粉、精盐加入适量清水调成厚糊。

❷ 锅中加油烧热，将面粉撒在番茄上拌匀，再逐瓣裹上蛋糊，入油锅炸至结壳，捞出沥油。

降压食疗偏方⑥

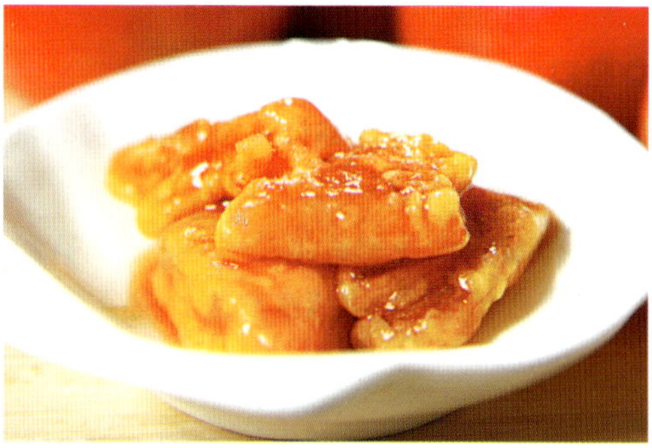

❸ 锅内留底油，倒入番茄瓤汁烧沸，再加入白糖、米醋、适量清水烧沸，淋入适量水淀粉烧至卤汁稠浓时，放入番茄块裹匀卤汁，然后淋入香油，出锅装盘即可。

降压食疗偏方⑦

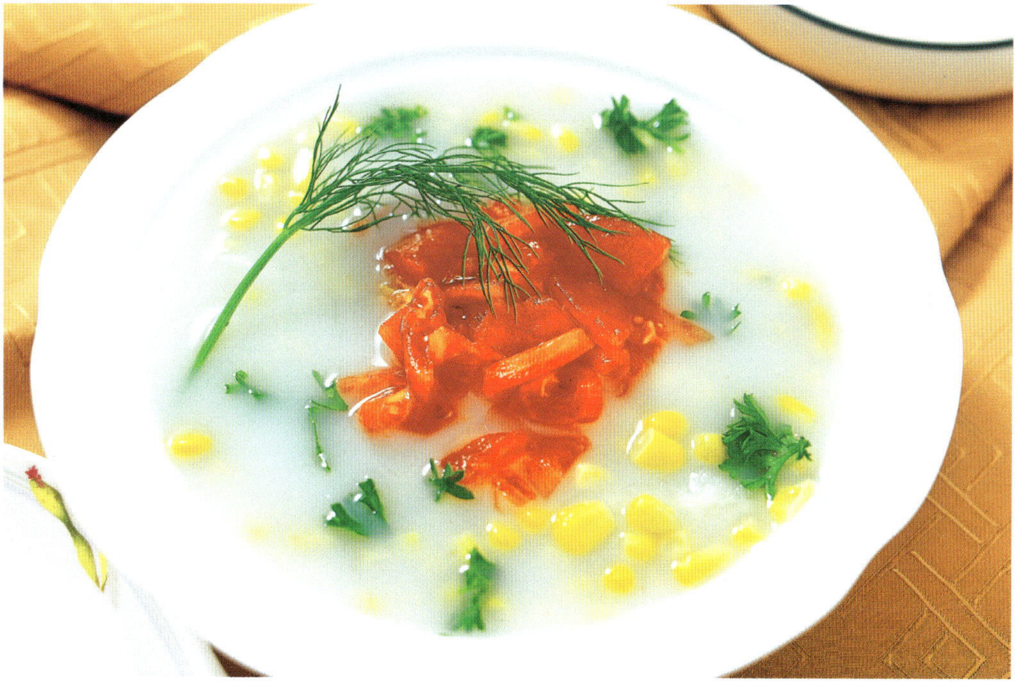

番茄玉米汤

原料 玉米粒200克，番茄2个，香菜末少许。

调料 精盐、胡椒粉各少许，奶油高汤1200克。

制作步骤

❶ 将番茄洗净，用热水烫一下，去外皮、籽，切成丁备用。

❷ 锅中加入奶油高汤煮沸，放入玉米粒、番茄丁、精盐、胡椒粉煮5分钟，再撒入香菜末即可。

番茄炒鸡蛋

降压食疗偏方⑧

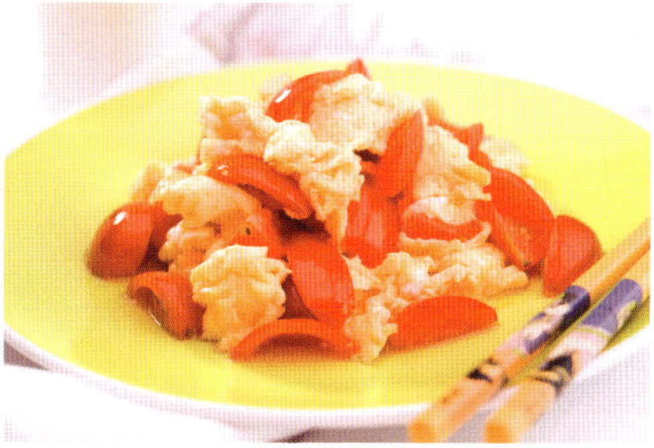

原料 番茄500克，鸡蛋4个。

调料 精盐、味精、胡椒粉各少许，米醋、料酒各10克，白糖、酱油、水淀粉各15克，面粉45克，淀粉30克，香油5克，老汤150克，植物油750克（实耗150克）。

制作步骤

❶ 番茄去蒂、洗净，放入沸水锅中焯烫一下，捞出去皮，切成小瓣；鸡蛋磕入碗中，加入淀粉、面粉搅拌均匀，制成蛋糊。

❷ 坐锅点火，加油烧至八成热，将番茄瓣裹匀蛋糊，下油炸至浅黄色，捞出沥油。

❸ 锅中留少许底油烧热，先添入老汤，加入酱油、精盐、味精、胡椒粉、料酒、米醋、白糖烧沸，再用水淀粉勾芡，淋入香油，出锅浇在番茄上即可。

别名 芦菔、萝白

中医食性 性凉，味辛、甘

不适用者 十二指肠溃疡

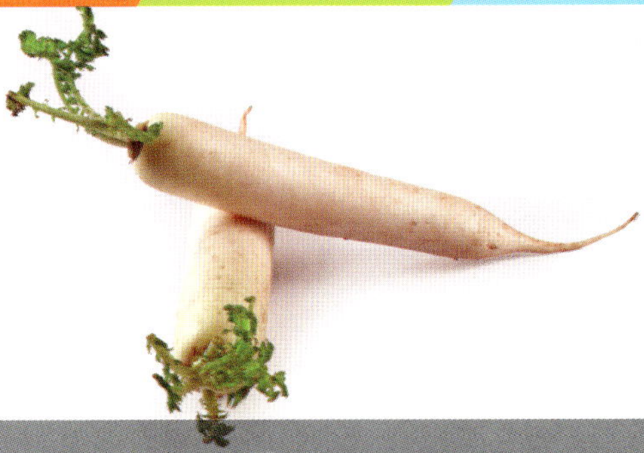

白萝卜 bailuobo

食材简介

《本草纲目》称之为“蔬中最有利者”。所以，白萝卜在临床实践中有一定的药用价值。

营养分析

白萝卜中含有丰富的胡萝卜素，每100克萝卜叶中维生素A含量是140国际单位（IU），是同量绿菜花400国际单位（IU）的3倍以上；而钙的含量是每300克含有210毫克，是同量菠菜55毫克的4倍；维生素B_1比豆豉多60%。

营养优势

白萝卜含有很多消化酵素淀粉，能够防止胃酸过多，胃炎及胃溃疡，对胃部黏膜的修复、促进消化机能有很好的效果；抗氧化及抑制细胞老化；有助于增强机体的免疫力，提高抗病能力，此外，萝卜还可防癌。

营养吃法

由于萝卜内含有硫醇和黑芥子甙，使萝卜带有一股较强的辣味和涩味。如果烹饪前用开水烫一下，这种异味就没有了。

选购储存

❶ **选购**：以根形圆整、表皮光滑为优。

❷ **储存**：存储时，把装有白萝卜的塑料袋放在低温、通风、不被太阳光直射的地方进行贮藏。

搭配宜忌

宜：白萝卜宜与牛肉搭配，可顺气、补虚。

忌：白萝卜不宜与橘子搭配，不利于人体健康。白萝卜不宜与胡萝卜搭配，不利于维生素C的吸收。

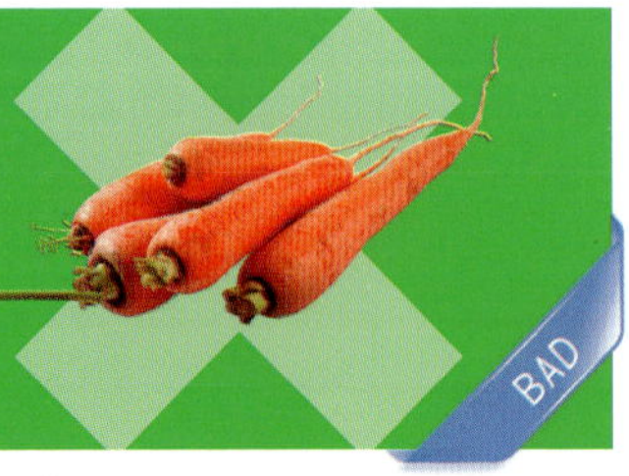

降压食疗偏方①

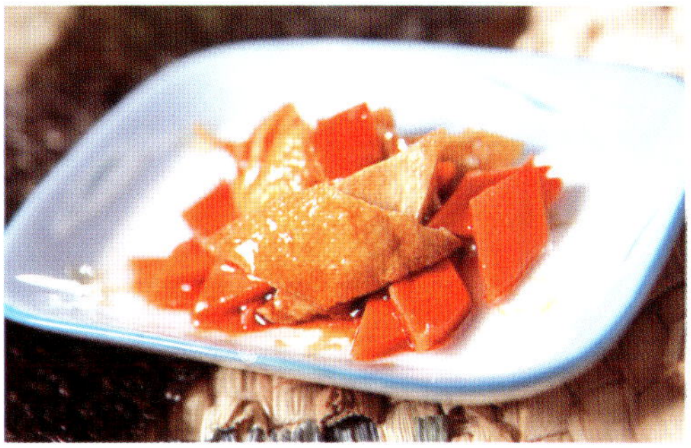

素炒胡萝卜

原料 胡萝卜300克，豆腐干100克。

调料 酱油、白糖各5克，鸡精、精盐各3克，植物油25克。

制作步骤

❶ 胡萝卜去头、去尾、洗净，切成薄片；豆腐干切成片。

❷ 炒锅置武火上烧热，倒入植物油，待锅中植物油升温至六成热时，放入豆腐干煸炒几下，再放胡萝卜片，炒至胡萝卜片将熟，放入酱油、精盐、白糖、鸡精，炒至胡萝卜成熟，出锅装盘。

降压食疗偏方②

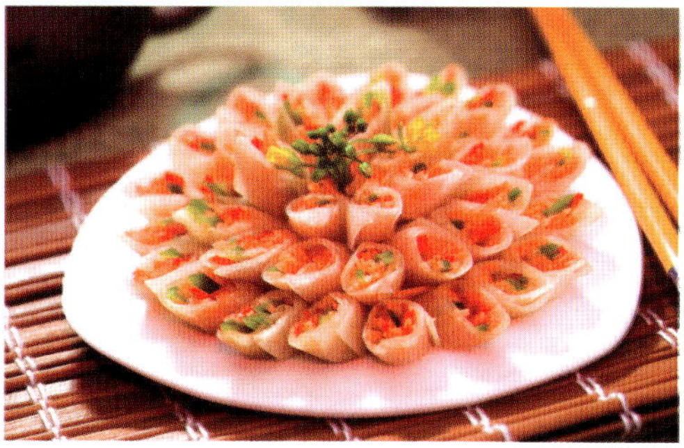

萝卜水晶卷

原料 白萝卜300克，胡萝卜75克，青辣椒、红辣椒各50克。

调料 辣椒籽50克，白糖200克，白醋100克。

制作步骤

❶ 白萝卜去皮、洗净，切薄片；胡萝卜和青、红辣椒洗净，切丝，放入沸水中烫至熟，捞出。

❷ 用白萝卜片卷起适量胡萝卜和青、红辣椒丝，卷成小手指粗细的菜卷，再用棉绳捆牢。

❸ 坐锅点火，加入适量清水，放入辣椒籽、白糖、白醋烧沸，然后关火晾凉成味汁；将卷好的莱卷放入味汁中腌泡约5小时，捞出后斜刀切成马蹄状，再放入盘内造型即可。

萝卜丝炒蕨根粉

原料 白萝卜600克，蕨根粉、胡萝卜各50克，虾皮、香菜段各15克。

调料 干椒丝、葱丝各10克，精盐、胡椒粉、味精各5克，米醋、白糖、辣椒油各15克，植物油100克。

制作步骤

❶ 蕨根粉洗净，放入冷水盆内浸泡至软，捞出沥水，切段；虾皮洗净，放入小碗中，加入热水烫透，捞出沥水，放入热油锅中略炸，再加入辣椒油炒熟，盛出。

❷ 白萝卜和胡萝卜均洗净、切丝，沸水焯透。

降压食疗偏方③

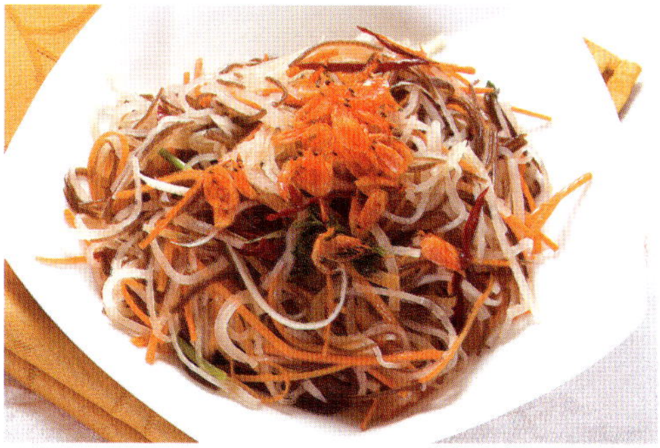

❸ 锅中加入植物油烧热，下入干椒丝、葱丝炒出香味，放入白萝卜、胡萝卜、蕨根粉翻炒片刻，加入香菜段、精盐、味精、胡椒粉、米醋、白糖炒匀，出锅装盘，撒上炒好的虾皮即可。

降压食疗偏方④

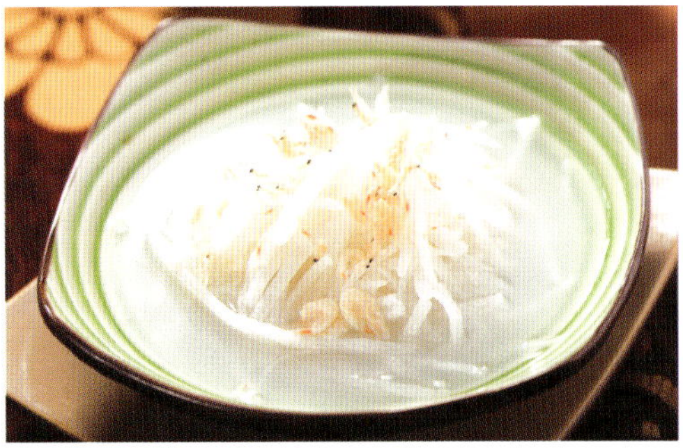

海米萝卜丝

原料 白萝卜400克，虾米25克。

调料 葱末、味精各10克，精盐、白醋各3克。

制作步骤

❶ 把白萝卜洗净，沥去水，削去外皮，切成均匀的细丝；虾米洗净，放入小碗中，加入温水浸泡20分钟左右，至变软捞出，沥去水。

❷ 把白萝卜丝放入大瓷碗中，撒入精盐拌匀，腌渍30分钟左右，取出挤去水，放入盘中，加入白醋、味精拌匀。

❸ 把泡软的虾仁放在盘内萝卜丝上，加葱末拌匀即可。

降压食疗偏方⑤

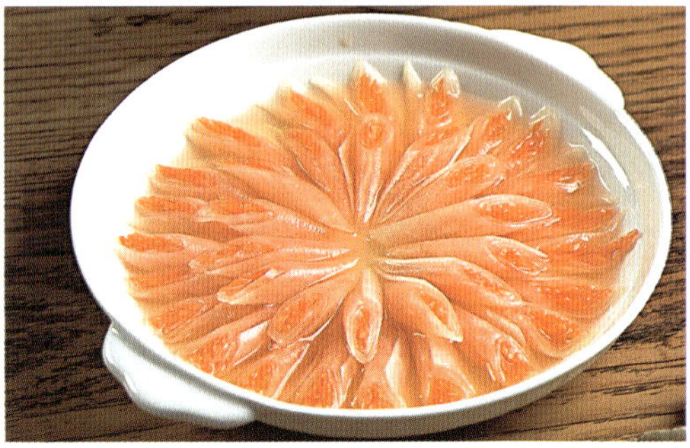

糖醋萝卜卷

原料 白萝卜250克，胡萝卜150克。

调料 姜片、蒜片各10克，精盐、白糖、白醋各适量。

制作步骤

❶ 将白萝卜洗净、去皮，切成大薄片；胡萝卜洗净、去皮，切成细丝；一起放入淡盐水中浸泡30分钟，再用冷水浸透，捞出沥干，然后加入白糖、白醋、精盐、姜片、蒜片腌渍4小时，使其变软入味。

❷ 将白萝卜片逐片摊开，用胡萝卜丝作蕊，卷成长卷，再用刀切成小段，码在盘中呈花朵状，最后淋入原汁即可。

虾皮萝卜炒水晶粉

原料 白萝卜1根，粉条200克，虾米30克。

调料 精盐、鸡精各3克，红辣椒圈、葱片、酱油各10克，大料1个，植物油30克。

制作步骤

❶ 水晶粉条洗净，用开水浸泡，泡软后，剪成10厘米长的段，沥干水分备用；白萝洗净去皮后，切成细丝；虾米用水泡软。

❷ 炒锅中倒入植物油，油微热时，放入红辣椒、葱片和大料，待红辣椒稍变色，倒入白萝卜丝翻炒。

❸ 倒入酱油、精盐翻炒2分钟，使酱油的颜色均匀附合在萝卜丝上，然后将粉条倒在萝卜丝上（不要让粉条粘在锅壁上以免煳锅），倒入少量开水，盖上盖子焖5分钟，再打开盖子调入鸡精，虾米翻炒几下即可出锅。

降压食疗偏方⑥

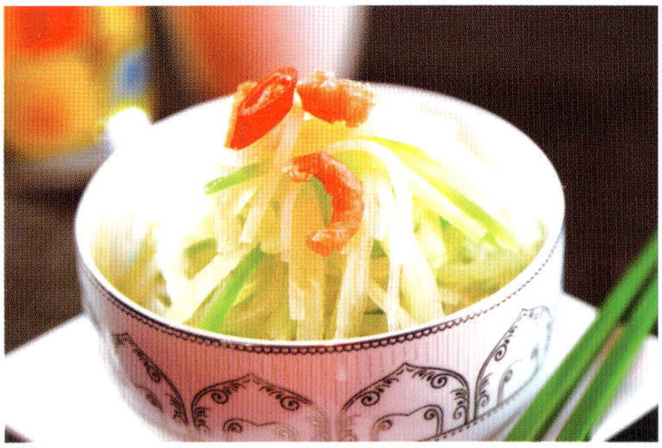

降压食疗偏方⑦

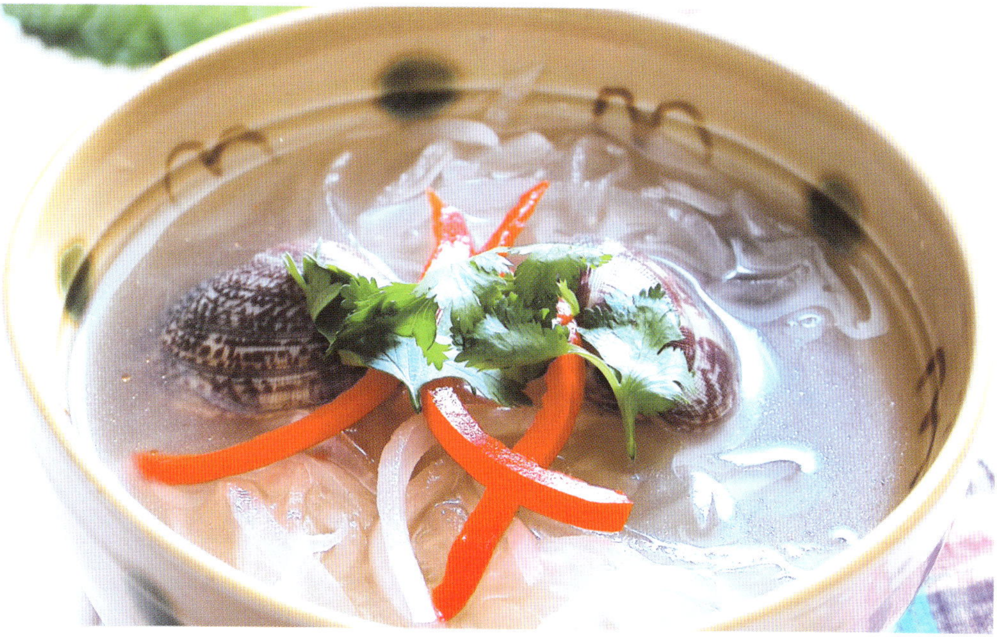

萝卜丝蛤蜊

原料 白萝卜500克，蛤蜊300克，香菜适量。

调料 红椒丝、精盐、料酒、清汤各适量。

制作步骤

❶ 将白萝卜洗净，切成细丝，用水漂过；蛤蜊洗净，捞出备用。

❷ 炒锅上火，放入清汤、蛤蜊、精盐、料酒烧至蛤蜊开口，捞出装盆，再将萝卜丝投入锅中，煮至透明状时，捞出装入蛤蜊盆中待用。

❸ 锅中留汤少许，放入红椒丝烧开，起锅浇在萝卜丝上，撒入香菜即可。

蛏干烧萝卜

降压食疗偏方⑧

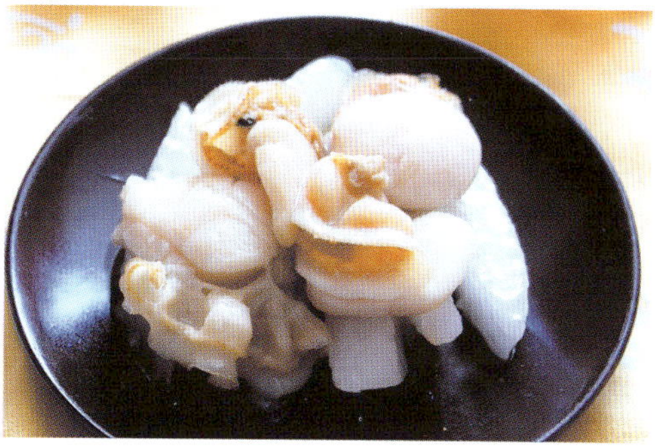

原料 蛏干50克，白萝卜500克。

调料 葱、姜、精盐、味精、胡椒粉、料酒、水淀粉、鸡汤、鸡油、植物油各适量。

制作步骤

❶ 部分葱、姜切段，余下的拍破；白萝卜去皮，洗净，削成橄榄形备用；蛏干清洗后放入冷水锅中煮发，摘去肠杂，洗净。

❷ 锅中放入植物油烧热，下入蛏干炒一下，再烹入料酒，加入葱、姜和适量的清水，装入碗内，上笼蒸烂取出，去掉葱、姜备用。

❸ 锅置火上，放入植物油烧至六成热，下入白萝卜煸炒，用文火焖至八分熟时，倒入漏勺沥油，再放入锅中，加入鸡汤、精盐、味精和蛏干烧开，焖至入味，勾芡，撒入胡椒粉和葱段，装入盘中，淋入鸡油即可。

别名
黄萝卜、金笋

中医食性
性平，味甘

不适用者
脾胃虚寒者

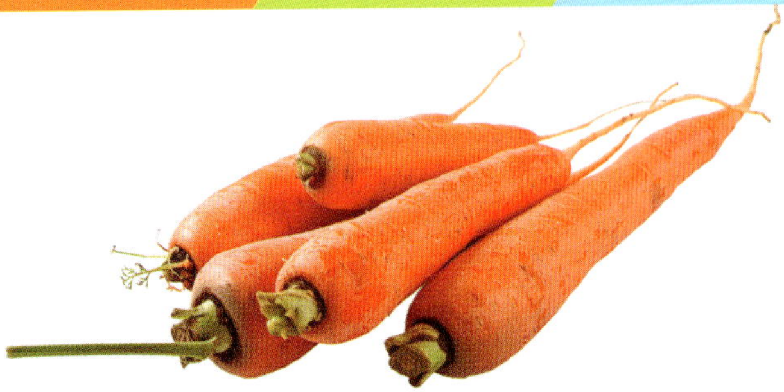

胡萝卜 huluobo

食材简介

▶ 胡萝卜供食用的部分是肥嫩的肉质直根，含有多种维生素及多种矿质元素，素有“小人参”之称。

营养分析

胡萝卜富含有丰富糖类、脂肪、挥发油、胡萝卜素、维生素A、维生素B_1、维生素B_2、维生素C、花青素、钙、铁等营养成分，另含果胶、淀粉、无机盐和多种氨基酸。

营养优势

胡萝卜能增强人体的免疫力，有抗癌作用，并可减轻癌症病人的化疗反应，对多种脏器都有保护作用。女性进食胡萝卜可以降低卵巢癌的发病率。胡萝卜内含琥珀酸钾，有助于防止血管硬化，降低胆固醇。

营养吃法

用胡萝卜做菜时，一定要多放一些油，最好同肉类一起烧，才能达到最佳的效果。烹制胡萝卜和白萝卜时加少量醋，就可以保护维生素C不被破坏。

选购储存

①**选购:** 以质细味甜，脆嫩多汁，表皮光滑，形状整齐，心柱小，肉厚，不糠，无裂口和病虫伤害的为佳。

②**储存:** 加热、放凉后密封保存，冷藏可保鲜5天。

搭配宜忌

宜: 胡萝卜宜与山药搭配，能健胃补脾。胡萝卜宜与卷心菜搭配，能减少癌细胞产生。

忌: 胡萝卜不宜与番茄搭配，会破坏维生素C。

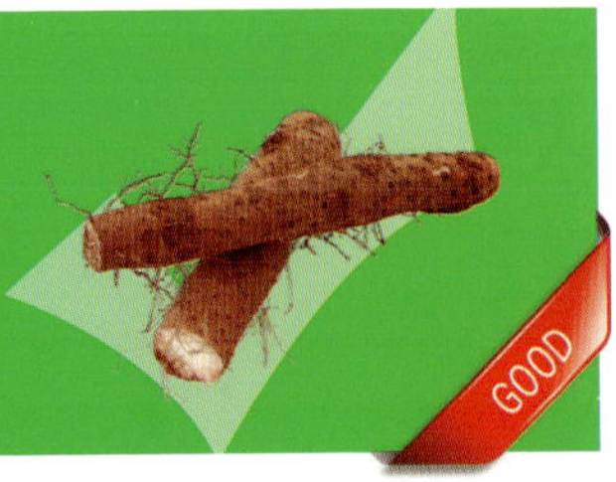

降压食疗偏方①

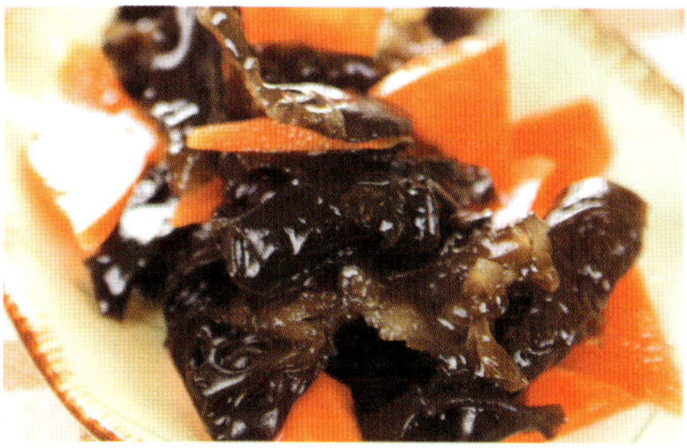

胡萝卜炒木耳

原料 胡萝卜200克，水发黑木耳150克。

调料 姜末10克，白糖3克，精盐、鸡精、酱油各5克，植物油30克。

制作步骤

❶ 将胡萝卜去皮、洗净，切成薄片；水发黑木耳去蒂、洗净，撕成小朵；将胡萝卜片、黑木耳分别放入沸水锅中焯烫一下，捞出沥干。

❷ 坐锅点火，加油烧热，先下入姜末炒出香味，再放入胡萝卜片、黑木耳翻炒片刻，然后烹入料酒，加入精盐、鸡精、酱油、白糖炒熟至入味，即可出锅装盘。

降压食疗偏方②

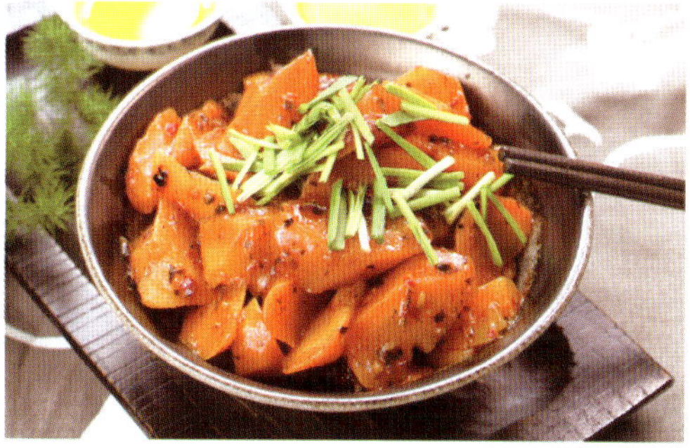

回锅胡萝卜

原料 胡萝卜400克，蒜苗25克。

调料 精盐5克，鲜汤100克，豆豉、豆瓣各15克，植物油30克。

制作步骤

❶ 胡萝卜去根、去皮，洗净，切成滚刀块，放入蒸锅内，武火蒸至熟取出。

❷ 把豆瓣剁细；豆豉压成细蓉；蒜苗去根，洗净，切成小段。

❸ 净锅置火上，放入植物油烧至六成热，加上豆瓣、豆豉炒至酥香。

❹ 倒入胡萝卜块炒匀，加入鲜汤，放入蒜苗段、精盐调匀，出锅装盘即可。

降压食疗偏方③

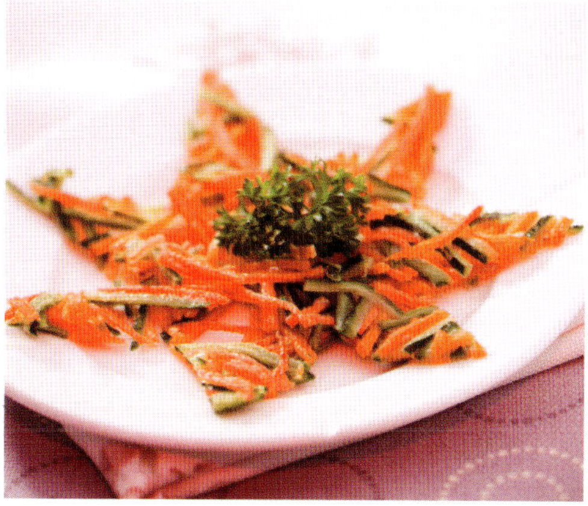

胡萝卜素什锦

原料 胡萝卜100克，黄瓜100克，南瓜100克。

调料 精盐5克，白糖15克，朱古力针10克，橙汁30克，淀粉50克，植物油500克（实耗75克）。

制作步骤

❶ 将黄瓜、胡萝卜、南瓜洗净，去皮、去瓤、切丝，再分别放入碗中，加入精盐、白糖、淀粉拌匀，制成瓜烙生坯备用。

❷ 锅中留适量底油烧热，将三种不同颜色的原料分别摊在锅中，上火定型后再将烧热的植物油倒在锅里，将原料炸熟，捞出沥干。

❸ 将炸好的瓜烙切成三角形，整齐地码在盘中，撒上朱古力针，再跟一小碟橙汁上桌即可。

降压食疗偏方④

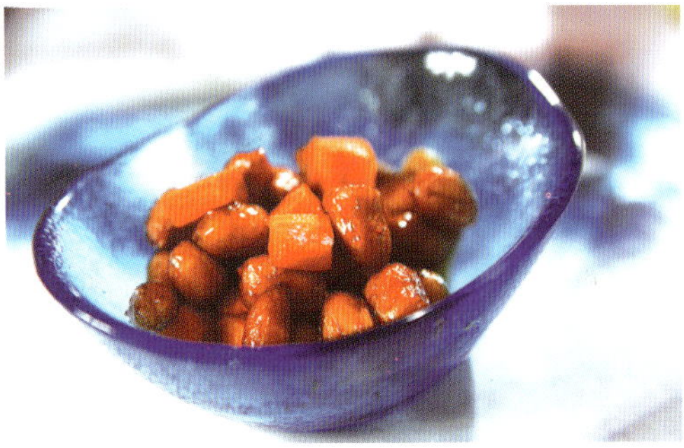

花生胡萝卜丁

原料 胡萝卜500克，花生米50克。

调料 精盐50克，五香粉5克，白糖10克。

制作步骤

❶ 将胡萝卜刮去皮洗净，切成1.2厘米见方的方丁，待用。

❷ 将备好的胡萝卜丁放入沸水锅中烫1分钟，捞出用凉开水投凉。

❸ 锅内放适量清水，加入精盐、五香粉、白糖、花生米，武火烧开后转入文火，将花生米煮熟后捞出。

❹ 将煮熟的花生米和胡萝卜丁放入一个容器内，浇上调味汁密封1天即可。

降压食疗偏方⑤

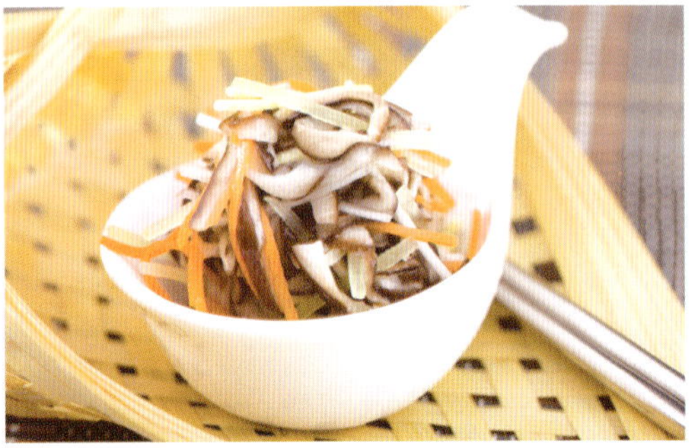

胡萝卜炝冬菇

原料 水发冬菇300克，莴笋、胡萝卜各50克。

调料 葱丝、姜丝、精盐各5克，味精、白糖各15克，花椒油30克。

制作步骤

❶ 冬菇去蒂、洗净，切成粗丝；莴笋、胡萝卜分别去皮、洗净，均切成粗丝。

❷ 锅中加入清水，放入冬菇丝烧沸，再放入莴笋丝、胡萝卜丝焯约半分钟，捞出沥水。

❸ 放入大碗中，加入精盐、味精、白糖拌匀，然后撒上葱丝、姜丝，浇上烧热的花椒油即可。

胡萝卜煮蘑菇

原料 胡萝卜150克，蘑菇50克，黄豆、西蓝花各30克。

调料 精盐、味精各3克，白糖、高汤、植物油各适量。

制作步骤

❶ 将胡萝卜去皮、洗净，切成小块；蘑菇去蒂、洗净，撕成条；黄豆用清水泡透，入锅蒸熟，取出；西蓝花择洗干净，切成小朵。

❷ 锅置火上，加入植物油烧热，先放入胡萝卜块、蘑菇条翻炒片刻，再添入高汤烧沸。

❸ 转文火煮至胡萝卜软烂，然后放入黄豆、西蓝花，加入精盐、味精、白糖煮透，即可装碗上桌。

降压食疗偏方⑥

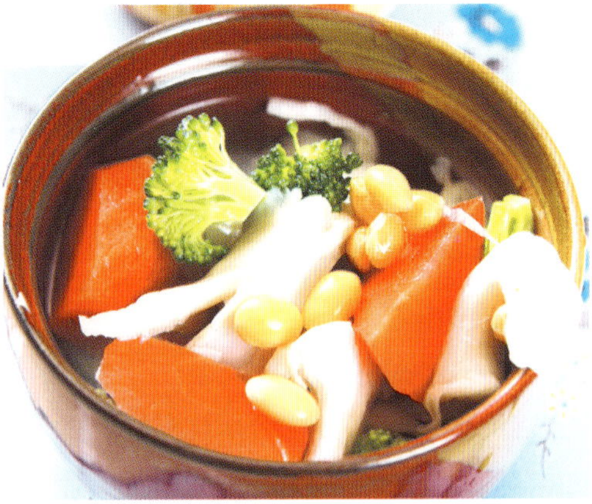

降压食疗偏方7

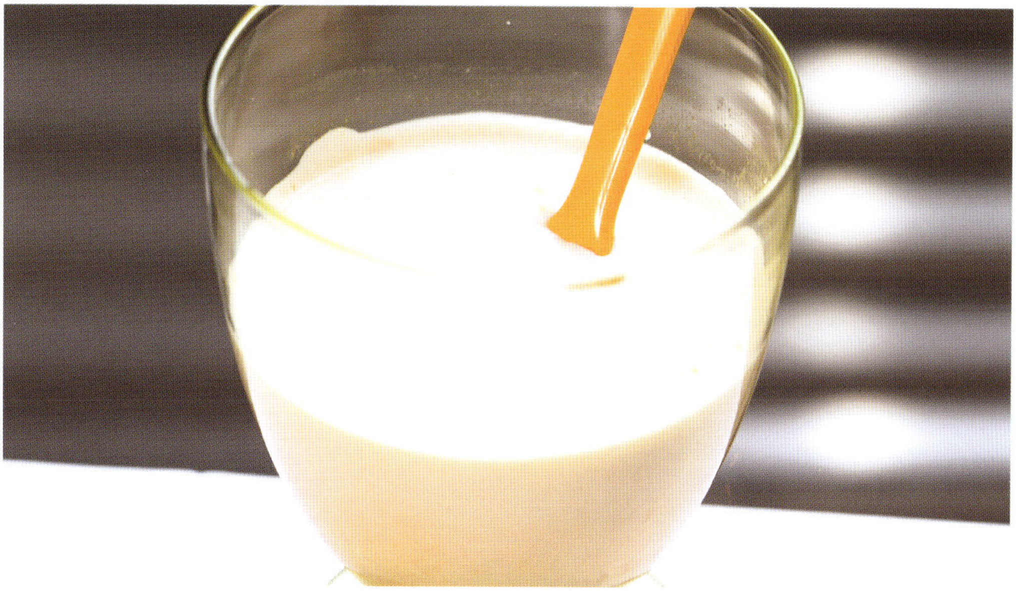

胡萝卜杧果奶昔

原料 牛奶150克，奶油冰激凌100克，胡萝卜50克，杧果1/2个。

调料 冰块适量。

制作步骤

1. 将杧果洗净，去皮及核，切成小块备用。
2. 将胡萝卜清洗干净后去皮、切块，放入榨汁机中榨成胡萝卜汁，备用。
3. 将奶油冰激凌、牛奶、杧果、胡萝卜汁混合搅拌均匀。
4. 将搅拌好的奶昔倒入杯中，再加入冰块拌匀即可。

多味萝卜饼

降压食疗偏方8

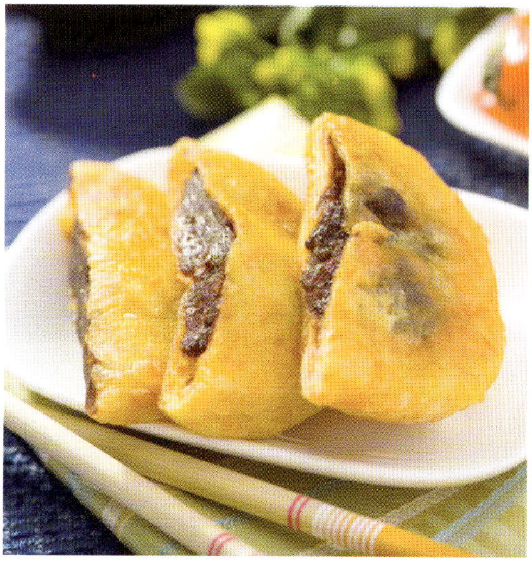

原料 胡萝卜、豆沙馅各400克，面粉100克，糯米粉50克。

调料 白糖、泡打粉、植物油各适量。

制作步骤

1. 将胡萝卜去皮，洗净，放入蒸锅蒸熟，取出后放入容器内捣成泥状。
2. 胡萝卜泥内加入白糖、泡打粉、面粉、糯米粉和匀成面团，揪成均匀的面剂，按扁后包入豆沙馅，团成球状，按扁成小圆饼坯。
3. 将平底锅烧热，刷上一层油，放入饼坯，用文火边烙边刷油，烙至两面熟透，铲出即可。

别名
落苏、矮瓜

中医食性
性凉，味甘

不适用者
哮喘者

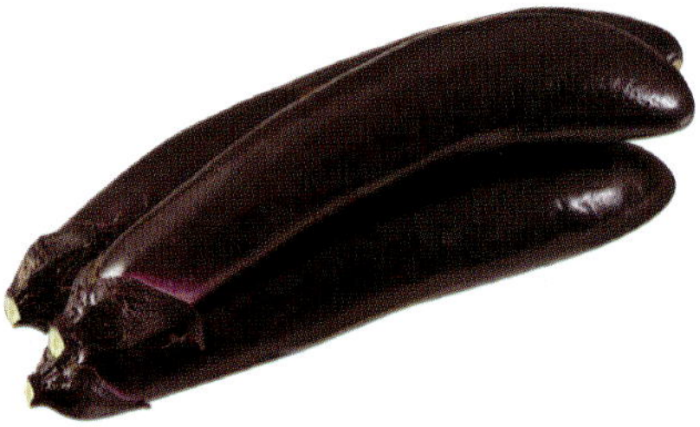

茄子 qiezi

食材简介

▸ 茄子是茄科植物茄的实，是为数不多的紫色蔬菜之一，颜色多为紫色或紫黑色，也有淡绿色或白色品种。

营养分析

茄子的营养价值丰富，富含蛋白质、脂肪、碳水化合物、钙、磷、铁及维生素A、维生素C、B族维生素等多种维生素及矿物质，特别是维生素P的含量极其丰富。其糖分含量较番茄高一倍，此外还含有葫芦巴碱等。

营养优势

茄子能提高微血管的抵抗力，防治微血管破裂出血，使心血管保持正常的功能。茄子中含有的龙葵素，对癌症有一定的抑制作用。茄子中的维生素P可软化微细血管，可防治高血压、动脉硬化、咯血及坏血病等。

营养吃法

油炸茄子会造成维生素P大量损失，挂糊上浆后炸制能减少这种损失。吃茄子建议不要去皮，它的价值就在皮里面。茄子切忌生吃，以免中毒。

选购储存

① **选购:** 表皮皱缩、光泽黯淡的茄子不新鲜。

② **储存:** 因为茄子的表皮覆盖着一层蜡质，因此要保存的茄子绝对不能用水冲洗，并存放在阴凉通风处。

搭配宜忌

宜：茄子宜与苦瓜搭配，可缓解心血管疾病。茄子宜与猪肉搭配，可降低胆固醇吸收，稳定血糖。

忌：茄子不宜与螃蟹搭配，会损伤肠胃。

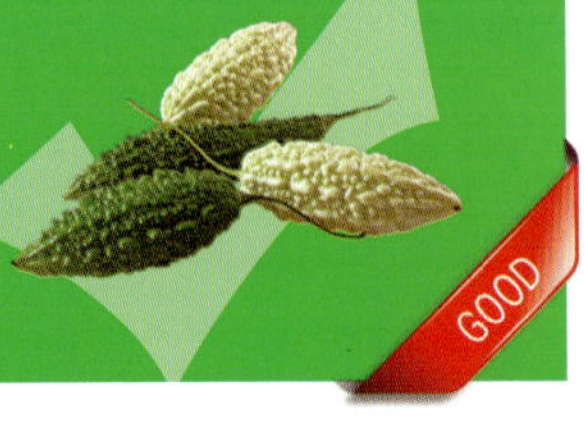

降压食疗偏方①

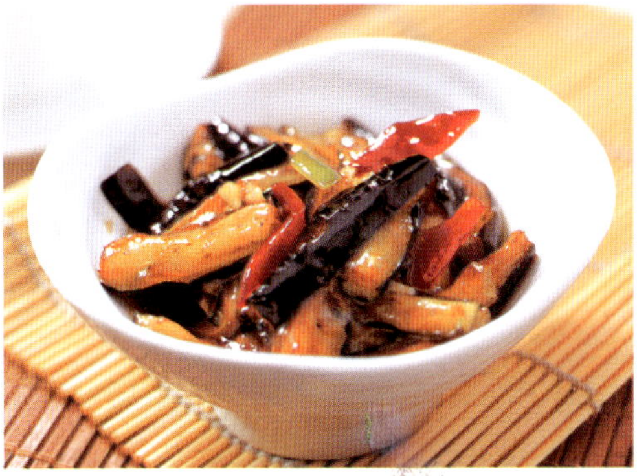

家常蒜椒茄子

原料 长茄子400克，鲜红辣椒2个。

调料 大葱、蒜瓣各10克，精盐3克，酱油30克，水淀粉5克，植物油45克。

制作步骤

❶ 把茄子去蒂（留茄子皮），洗净，切成小段；大葱洗净，沥水，切成小段；鲜红辣椒洗净，去蒂、去籽，切成小片。

❷ 锅置火上，加入植物油烧至六成热，放入茄子条，用武火煎炸至八分熟，滗去锅内余油。

❸ 加入辣椒片、葱段、蒜瓣、酱油、精盐和清水烧至入味，用水淀粉勾芡，出锅装盘即可。

降压食疗偏方②

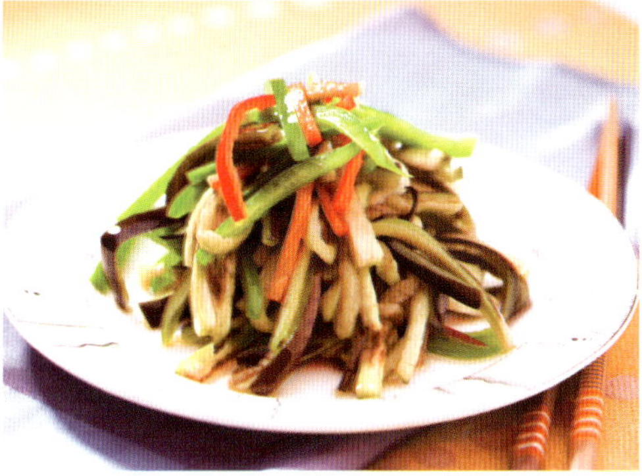

紫茄子炒青椒丝

原料 茄子400克，青椒100克。

调料 蒜末10克，精盐、味精各少许，葱末、姜末各5克，植物油45克。

制作步骤

❶ 将茄子去蒂、洗净，切成粗丝，再放入清水中浸泡3分钟，捞出挤干水分。

❷ 青椒洗净，去蒂及籽，切成细丝。

❸ 炒锅置火上，加油烧至七成热，先下入葱末、姜末、蒜末炒出香味，再放入茄子丝炒软，然后加入青椒丝略炒，再放入精盐、味精翻炒至入味，即可出锅装盘。

龙须茄子

原料 茄子500克，瘦肉丝、红椒丝各100克，粉丝80克。

调料 精盐、白糖各5克，生抽10克，葱段、蒜末、水淀粉、香油、植物油各适量。

制作步骤

❶ 粉丝用温水略泡；瘦肉丝放入碗中，加入生抽、水淀粉、植物油拌匀；茄子去皮，洗净，切成条。

❷ 锅中加入植物油烧热，放入茄子条，加入精盐、白糖和少许清水，炒至茄子条软熟，盛出。

降压食疗偏方③

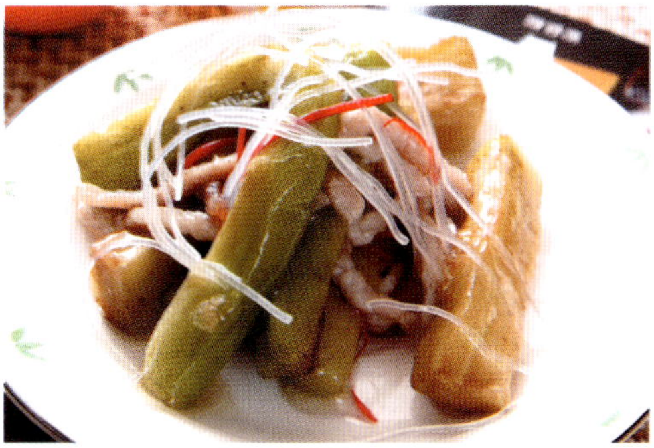

❸ 锅中留底油烧热，先爆香蒜末，再放入瘦肉丝略炒，然后放入粉丝，加入香油，用剩余的水淀粉勾芡，放入茄条、红椒丝、葱段炒熟，装盘即可。

降压食疗偏方④

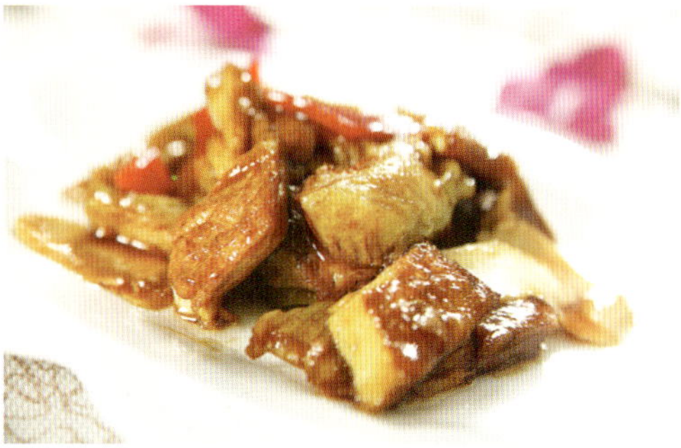

素烧茄子

原料 茄子500克，香干2块，冬笋25克。

调料 香菜末、面酱、料酒、水淀粉、酱油各15克，味精2克，姜末、精盐、白糖、香油各5克，植物油500克（实耗50克）。

制作步骤

❶ 茄子、香干分别切块；冬笋切薄片。

❷ 锅中入油烧至八成热，下入茄子块，炸成金黄色；香干也炸一下，捞出备用。

❸ 锅中留少许底油烧热，下姜末炝锅，放入面酱，烹料酒、酱油，调入精盐、白糖、味精、茄子、香干、笋片，武火烧沸，盖盖略焖，勾芡，淋香油，装入汤盘，撒香菜末即可。

降压食疗偏方⑤

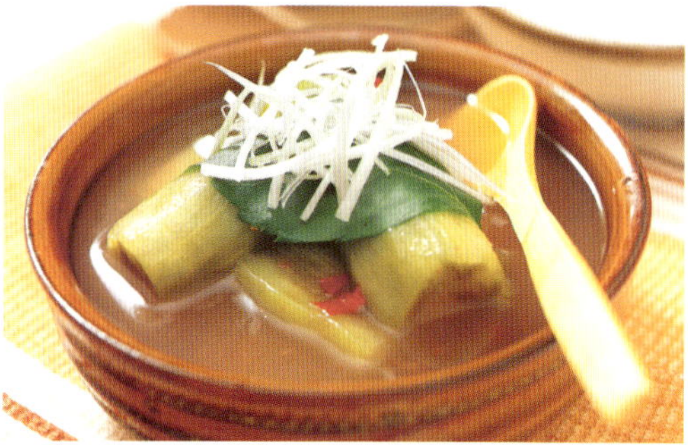

鱼香茄子汤

原料 紫茄子400克，紫苏叶少许。

调料 葱丝10克，姜片、精盐、米醋各5克，料酒15克，鱼香汁30克，高汤1000克，植物油500克（实耗50克）。

制作步骤

❶ 将茄子洗净，去蒂及皮，切成小段，再放入热油锅中煎至熟透，捞出沥油；紫苏叶洗净，切成碎末。

❷ 锅中加入高汤烧沸，先下入姜片、茄子段、精盐、料酒、米醋、鱼香汁煮至入味，再放入紫苏叶、葱丝略煮，即可出锅装碗。

素海参烧茄子

原料 茄子150克，紫菜50克，鸡蛋1个，面粉70克，青、红椒30克。

调料 葱段、姜末、蒜片各15克，精盐8克，味精3克，白糖10克，酱油12克，胡椒粉5克，料酒少许，水淀粉30克，植物油适量。

制作步骤

❶ 茄子洗净，切条；紫菜浸泡后捞出沥干，入碗，加入鸡蛋、面粉、姜末及少许油调匀。

❷ 锅中加入油烧至七成热，放入挂好面粉糊的紫菜炸至浮起成海参状，捞出沥油，再放入茄条略炸一下，捞出沥油。

降压食疗偏方⑥

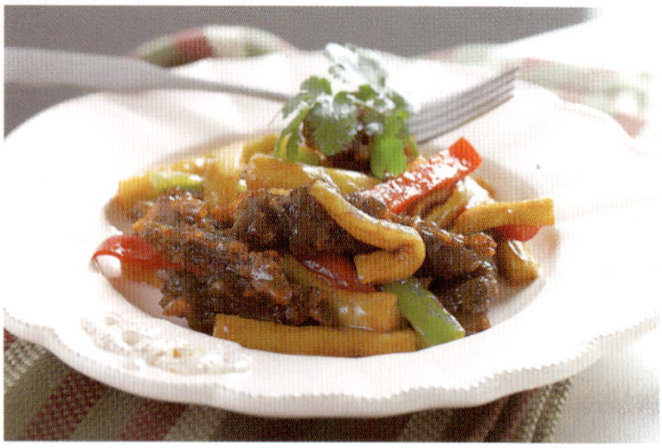

❸ 坐锅点火，入底油烧至六成热，入蒜片略炸，再放入葱段、精盐、味精、料酒、酱油、白糖、胡椒粉及清水，武火烧开，待汤汁浓稠，放入炸好的茄子、海参、青椒、红椒，勾芡即可。

降压食疗偏方⑦

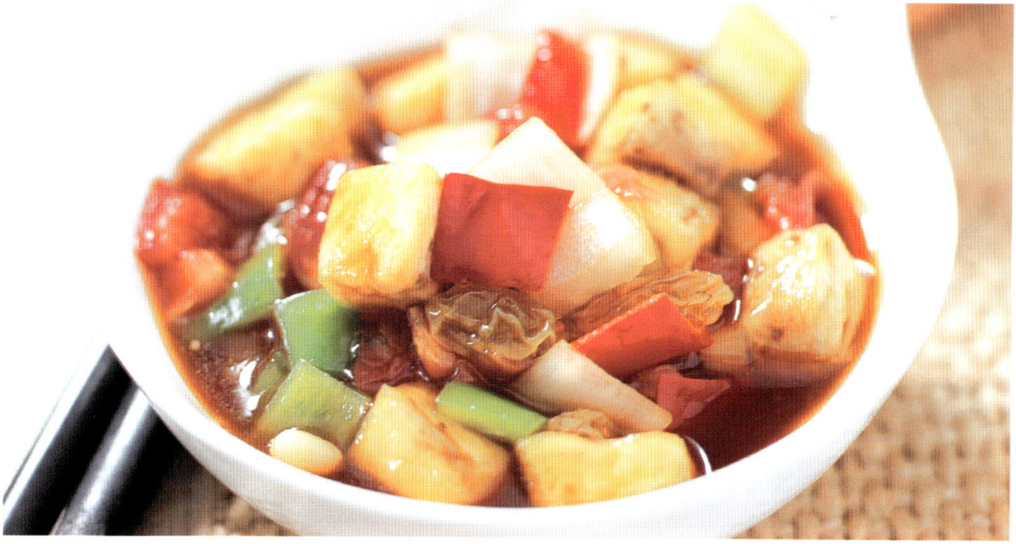

茄子沙拉

原料 紫茄子300克，青椒、红椒、洋葱、西芹、番茄各50克，松子仁、葡萄干各少许。

调料 精盐5克，胡椒粉、白糖各3克，红酒、米醋各少许，植物油60克。

制作步骤

❶ 将青椒、红椒、洋葱、西芹、番茄洗涤整理干净，切成小块；葡萄干用清水泡软。

❷ 茄子去蒂、洗净，切成小方块，再放入热油锅中略煎一下，捞出沥油。

❸ 坐锅点火，加油烧热，先下入青椒、红椒、洋葱、西芹、番茄略炒，再添入适量清水，放入茄子块，加入精盐、胡椒粉、白糖、米醋、红酒烧至汁浓，然后撒入松子仁、葡萄干即可。

家常煎茄子

降压食疗偏方⑧

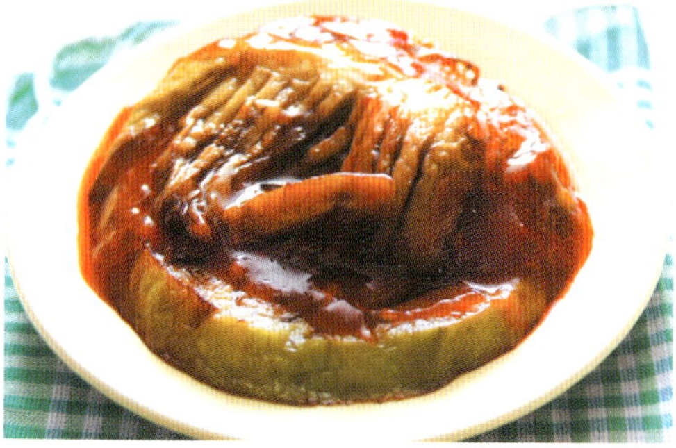

原料 净茄子500克，净红辣椒末15克。

调料 大葱15克，蒜蓉、姜末各10克，精盐、味精各3克，鸡精、香油、蚝油、白糖各少许，豆瓣酱5克，辣椒油10克，植物油45克。

制作步骤

❶ 茄子切片，加上少许精盐、白糖和味精调拌均匀，腌渍5分钟；大葱去根和老叶，切成葱花。

❷ 净锅置火上烧热，放入植物油烧八成热，先放入茄子片煎上颜色，再加入姜末、蒜蓉，继续煎几分钟出香味，撒上精盐、白糖和蚝油稍煎。

❸ 再加入豆瓣酱、红椒末、味精、鸡精炒香出味，改用武火收汁，然后淋上香油调匀，撒上葱花，出锅装盘即可。

降压食疗偏方④

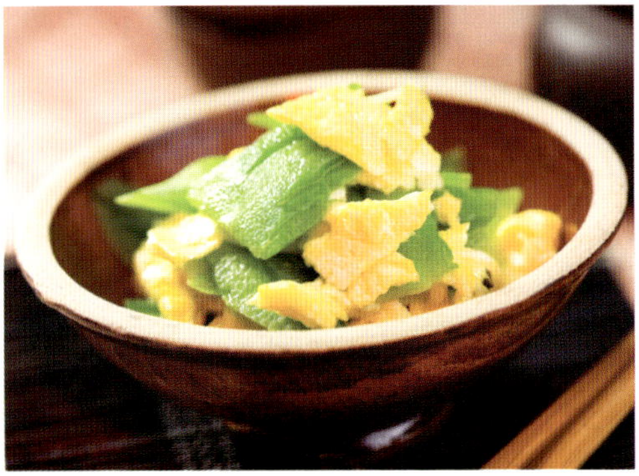

鸡蛋炒苦瓜

原料 鸡蛋5个，苦瓜300克。

调料 葱花、姜丝各15克，精盐10克，味精5克，鸡精3克，白糖少许，植物油75克。

制作步骤

❶ 鸡蛋磕入碗中搅散；苦瓜去皮及瓤，洗净，切成片，用加有精盐、植物油的沸水略焯，捞出。

❷ 锅加油烧热，倒入蛋液炒成蛋花，出锅待用。

❸ 锅中留底油烧热，放入葱花、姜丝炒香，再放入苦瓜，加入精盐、味精、白糖、鸡精调味，然后放入蛋花翻炒均匀，即可出锅装盘。

降压食疗偏方⑤

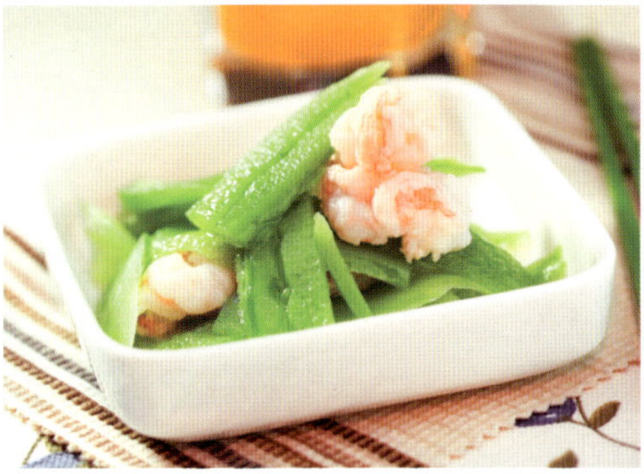

苦瓜炒虾仁

原料 苦瓜500克，鲜虾仁100克。

调料 精盐3克，鸡精2克，酱油5克，植物油45克。

制作步骤

❶ 将苦瓜洗净，切去两端，从中间剖开，再去瓤及籽，切成薄片。

❷ 坐锅点火，加油烧至七成热，放入虾仁滑散、滑熟，捞出沥油。

❸ 锅置火上，加入少许底油烧热，先下入切好的苦瓜略炒，再放入熟虾仁、精盐、鸡精、酱油速炒一下，即可出锅装盘。

降压食疗偏方⑥

苦瓜蘑菇松

原料 苦瓜300克，鸡腿菇75克，熟芝麻25克。

调料 大葱15克，白糖5克，味精少许，酱油15克，料酒、香油各10克，植物油30克。

制作步骤

❶ 苦瓜去掉瓜瓤，用清水浸泡并洗净，用刮皮刀刮成薄片；大葱去根和老叶，用清水洗净，沥净水分，切成葱花；鸡腿菇用清水洗净，沥净水分，用刀面拍一下，再切成细丝。

❷ 净锅置火上，加入植物油烧热，放入葱花爆锅出香味，再放入鸡腿菇丝，用文火煸炒约5分钟至金黄色。

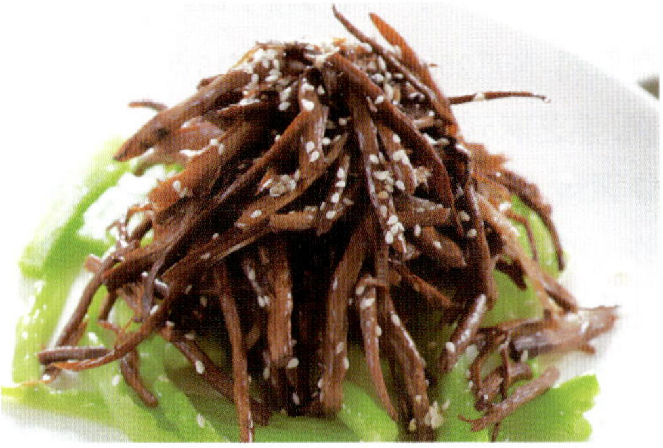

❸ 然后加入料酒、酱油、白糖、味精、香油炒匀，撒入熟芝麻调匀。

❹ 出锅后晾凉成蘑菇松，再加入苦瓜片调拌均匀，装盘上桌即可。

降压食疗偏方⑦

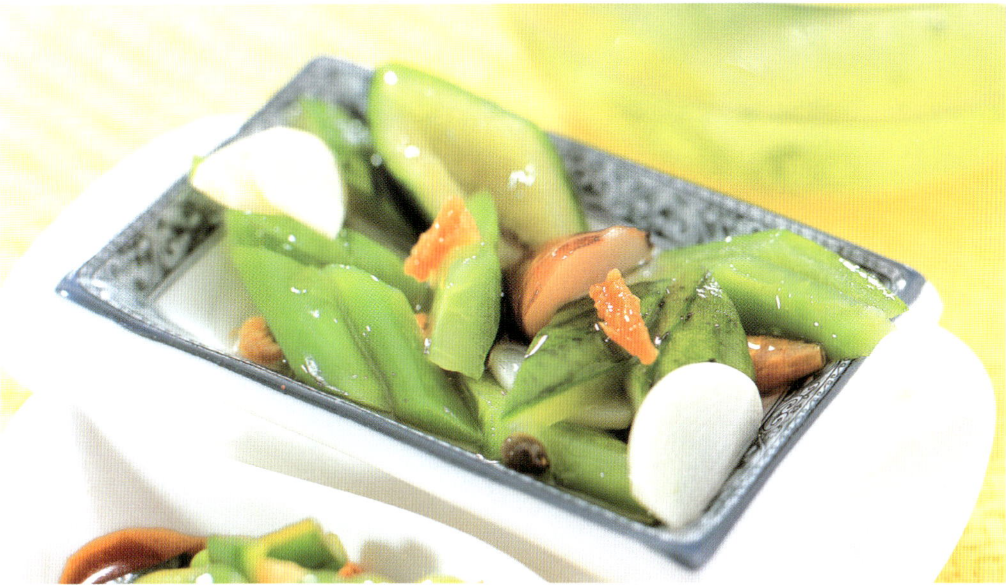

虾干炒双瓜

原料 苦瓜250克，丝瓜200克，虾干、香菇各50克，大蒜30克。

调料 精盐5克，白糖、水淀粉各3克，植物油30克。

制作步骤

❶ 苦瓜、丝瓜分别洗净，去皮后切成小片；将大蒜去皮，洗净，切成小片；香菇去蒂，洗净，切成小片。

❷ 锅中加入植物油烧热，放入香菇、虾干煸炒一下，再放入苦瓜、蒜片、丝瓜片翻炒片刻。

❸ 然后加入精盐、白糖及少许清水炒匀，用水淀粉勾芡，即可出锅装盘。

清炝苦瓜

降压食疗偏方⑧

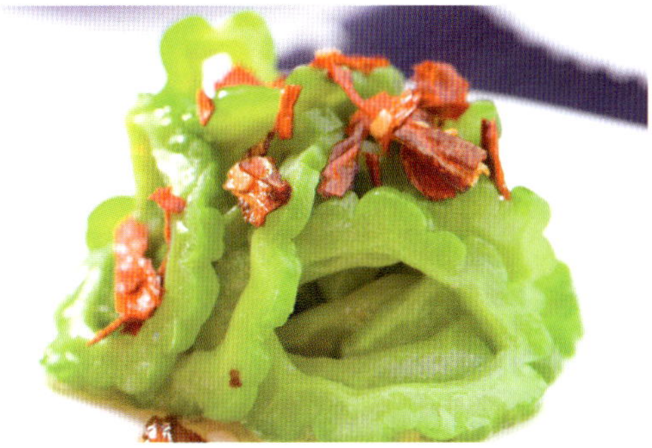

原料 苦瓜500克。

调料 花椒10克，红干辣椒末3克，香油5克，精盐、米醋各5克，白糖10克，味精8克，植物油20克。

制作步骤

❶ 把苦瓜洗净，沥去水，挖净瓜瓤，斜切成半圆形块；花椒洗净，沥去水；红干辣椒末放入小碗中，加入冷水洗净，沥去水。

❷ 锅里放入清水烧开，加入精盐、植物油，下入苦瓜块，用武火烧开，焯约3分钟，至熟透捞出，沥去水，放入大瓷碗中，调味，拌匀。

❸ 净锅置火上，加入植物油烧至温热，下入花椒粒，用文火炸香，至花椒粒呈黑色时，捞出花椒粒不用，关火，再把红干辣椒末倒入锅中炒香，浇在盘内苦瓜块上即可。

别名 番瓜、倭瓜、金瓜

中医食性 性温，味甘

不适用者 气滞湿阻病者

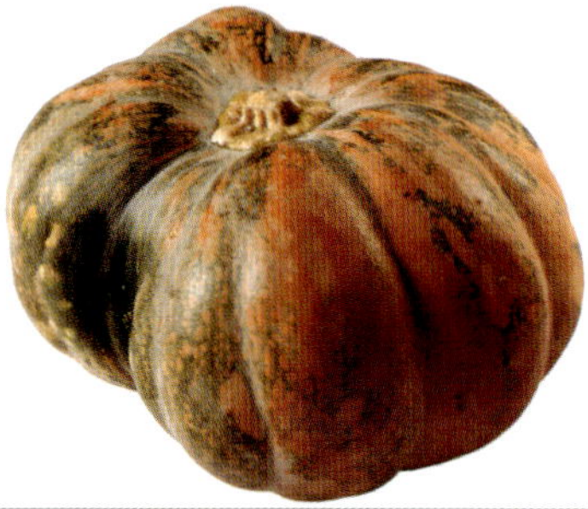

南瓜 nan'gua

食材简介

南瓜是葫芦科南瓜属，一年生蔓生草本植物，是夏秋季节的瓜菜之一，果实可做蔬菜，种子可以吃。南瓜可作饲料或杂粮，所以有很多地方又称为饭瓜。明代传入中国，现我国各地广泛种植。

营养分析

南瓜含有纤维素、蛋白质、淀粉、碳水化合物、胡萝卜素、维生素A、维生素B_1、维生素B_2、维生素C，钾、磷、钙、铁、锌、镁、硒、铬、镍等多种维生素和矿物质，此外，南瓜还含有多种氨基酸。

营养优势

南瓜含有丰富的果胶，果胶进入肠道后能抑制葡萄糖的吸收。其次，南瓜的甜味主要来自果糖，不会使人血糖升高，还能与人体内多余的胆固醇结合，有降血糖、降血脂的作用。

营养吃法

南瓜适合熟吃，常见的吃法有蒸吃和煮吃，都很有营养。南瓜皮含有丰富的胡萝卜素和维生素，连皮一起吃最好。南瓜不宜吃太多，建议每次食用量约100克。

选购储存

❶ **选购**：南瓜要选购，同样大小重量较重的；表面有白霜的南瓜又面又甜

❷ **储存**：南瓜储存在阴凉的地方，如果南瓜已经切开，可以用保鲜膜贴上切口，可保鲜3～5天。

搭配宜忌

宜：南瓜宜与大枣搭配，能补脾益气，解毒止渴。南瓜宜与猪肉搭配，能预防糖尿病。

忌：南瓜不宜与虾搭配，会导致痢疾。南瓜不宜与鲤鱼搭配，会导致中毒。

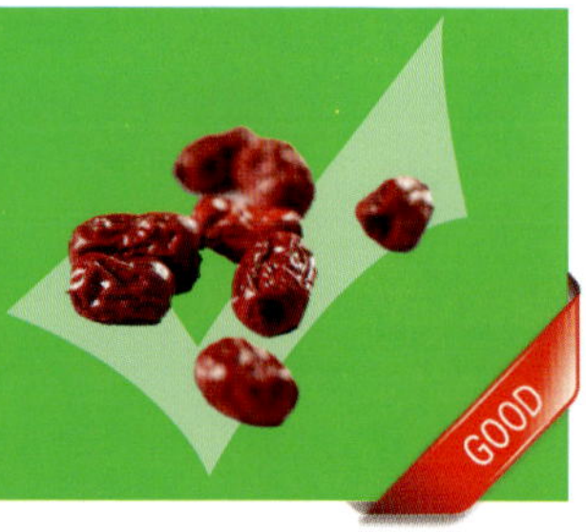

降压食疗偏方①

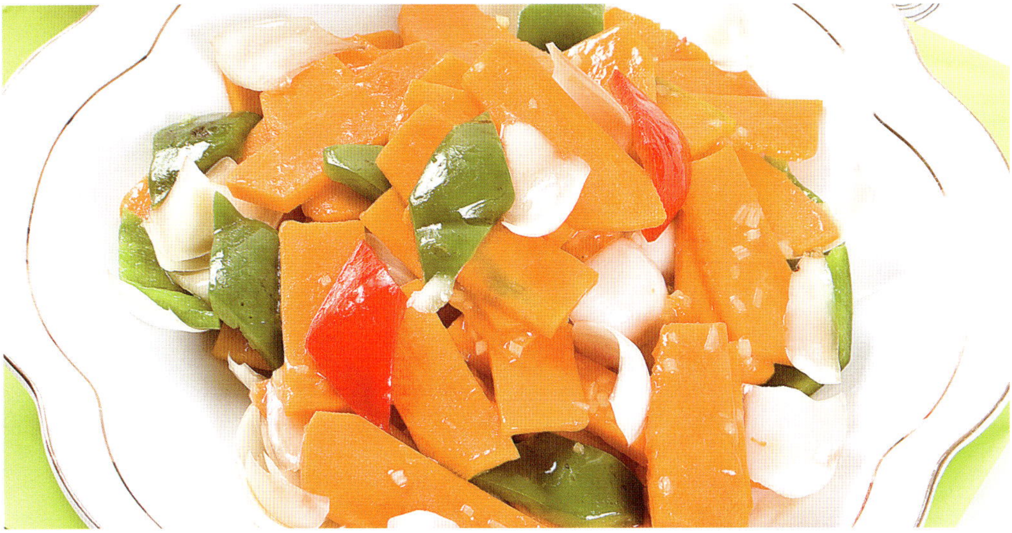

南瓜炒百合

原料 南瓜500克，百合100克，青椒、红椒各10克。

调料 葱末、姜末各5克，精盐、味精各3克，香油5克，水淀粉、植物油各15克。

制作步骤

❶ 百合去根，放入清水中浸泡、洗净，捞出沥水，掰成小瓣；青椒、红椒分别去蒂、去籽，洗净、沥水，切成菱形小片。

❷ 把百合瓣、青椒和红椒片放入沸水中焯烫后捞出；南瓜去皮，去瓜瓤，洗净，切长片。

❸ 放入沸水锅中焯烫至熟，捞出用冷水过凉，沥净水分；锅置火上，放入植物油烧至五成热，下入葱末、姜末炒香。

❹ 放入百合瓣、青椒片、红椒片、南瓜片翻炒均匀;加入精盐、味精炒匀入味，用水淀粉勾薄芡，淋上烧热的香油炒匀，出锅装盘即可。

香煎南瓜片

原料 南瓜500克，香菜末25克。

调料 精盐5克，胡椒粉3克，面粉、植物油各45克。

制作步骤

❶ 将南瓜去皮、去瓤，洗净，切成长薄片，加入少许精盐腌一下，沥去水分，再加入面粉、精盐、胡椒粉拌匀调味。

❷ 煎锅置火上，加入植物油烧热，放入南瓜片，用文火煎至两面呈金黄色时，取出沥油，装入盘中，撒上香菜末即可。

降压食疗偏方②

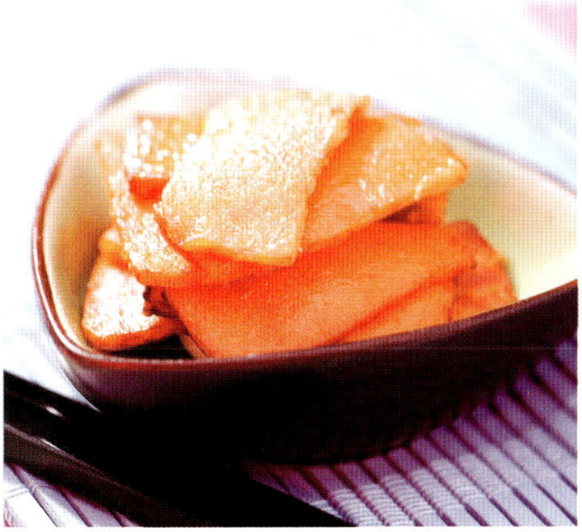

降压食疗偏方③

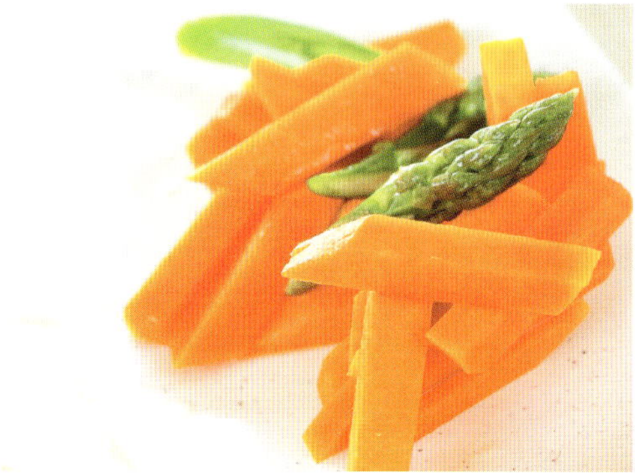

南瓜炒芦笋

原料 南瓜、芦笋各200克。

调料 蒜片10克，精盐、味精各3克，料酒5克，香油2克，水淀粉、植物油各15克。

制作步骤

❶ 将南瓜洗净，去皮及瓤，切成宽条；芦笋去皮、洗净，斜刀切段；分别放入沸水中焯透，捞出沥干备用。

❷ 坐锅点火，加油烧至五成热，先下入蒜片炒香，再放入南瓜、芦笋略炒，然后烹入料酒，加入精盐、味精翻炒均匀，再用水淀粉勾芡，淋入香油，即可出锅装盘。

降压食疗偏方④

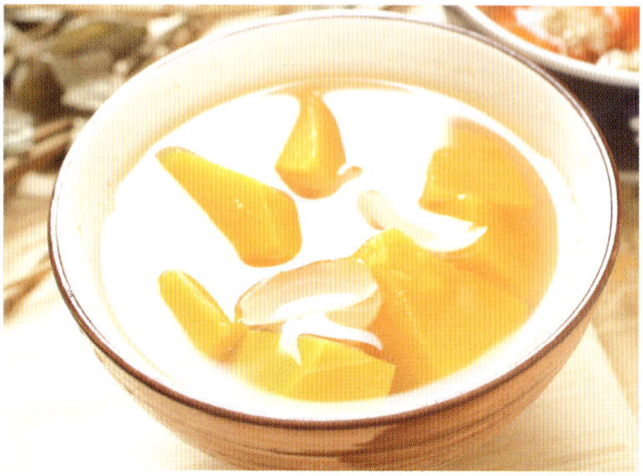

百合南瓜露

原料 南瓜200克，鲜百合100克。

调料 冰糖适量，水淀粉30克。

制作步骤

❶ 将鲜百合去黑根，掰成小瓣，再用清水漂洗干净，沥干水分。

❷ 南瓜去皮及瓤，用清水洗净，再沥干水分，切成大片。

❸ 坐锅点火，加入适量清水，先下入南瓜片、百合瓣武火烧沸，再转文火煮约20分钟，然后慢慢淋入水淀粉勾薄芡，放入冰糖煮至溶化，即可出锅装碗。

降压食疗偏方⑤

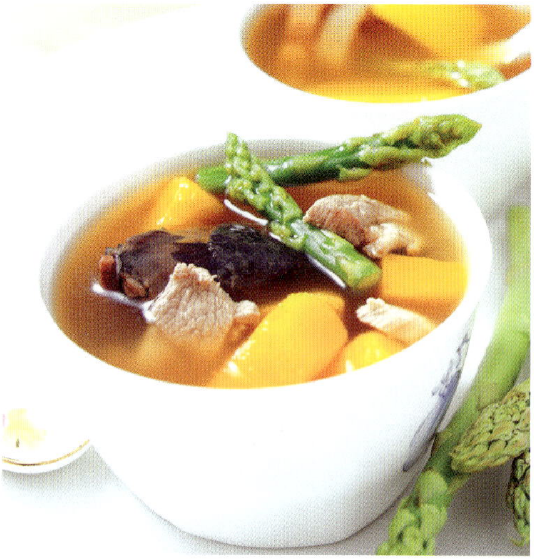

芦笋南瓜乌鸡汤

原料 乌鸡400克，猪瘦肉、芦笋段各100克，南瓜150克。

调料 葱花、姜片、花椒粒、月桂叶、精盐、鸡精、料酒、植物油各适量。

制作步骤

❶ 乌鸡洗净，剁成块，用沸水略焯，捞出。

❷ 猪肉洗净，切成片；南瓜去瓤，洗净，切成块。

❸ 锅中加油烧热，下入葱花、姜片炒香，再放入猪肉、南瓜略炒，然后加入料酒及适量清水煮沸，放入乌鸡、芦笋、花椒粒、月桂叶，加入精盐、鸡精炖至熟烂入味即可。

降压食疗偏方⑥

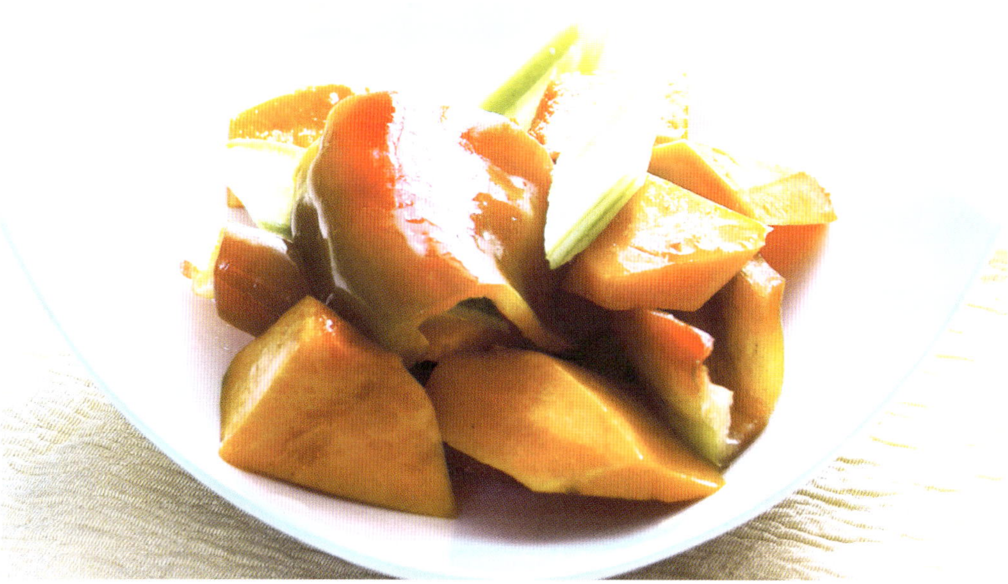

南瓜两吃

原料 南瓜、西芹、红柿子椒、生菜、柠檬汁各适量。

调料 精盐、鸡精、沙拉酱、香油、植物油各适量。

制作步骤

❶ 将南瓜洗净，切成两半，取一半入锅蒸熟后取出，加入少许清水、植物油，用搅拌机打成南瓜酱，再加入沙拉酱、植物油、柠檬汁、精盐调匀，浇在洗净的生菜上即可。

❷ 取另一半南瓜，同红柿子椒、西芹分别切成块，放入锅中，加入清水置火上煮熟，捞出沥水，再加入精盐、鸡精、香油拌匀即可。

红薯南瓜汤

原料 红薯400克，南瓜250克。

调料 姜2块，冰糖160克。

制作步骤

❶ 将红薯去皮、洗净，切成块，放入清水中浸泡30分钟；南瓜去籽、洗净，切成块备用。

❷ 煲内放入姜块、红薯，再倒入1000克清水煮滚煲10分钟，然后放入南瓜再煲10分钟，加入冰糖煲至溶化即可。

降压食疗偏方⑦

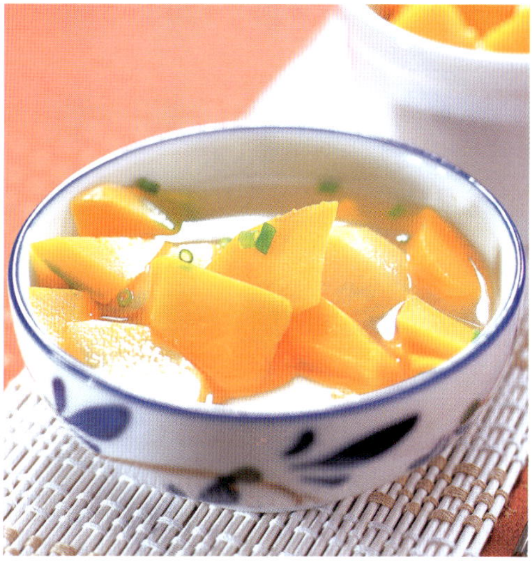

别名	中医食性	不适用者
枕瓜、白瓜、水芝	性凉，味甘、淡	脾胃虚寒者

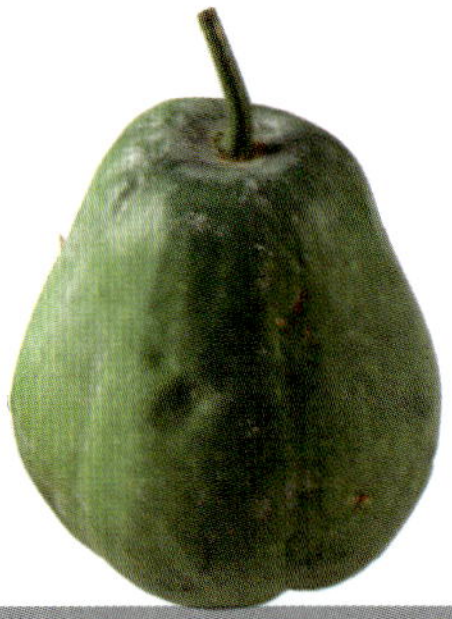

冬瓜 donggua

食材简介

冬瓜属葫芦科，为一年生草本植物，原产中国南方各地及印度，现在中国各地均有栽培。冬瓜主要产于夏季，叫作冬瓜是因为瓜熟的时候，表面上有一层白粉状的东西，好像是冬天所结的白霜，就被形象地称为冬瓜。

营养分析

冬瓜中含有蛋白质、碳水化合物、膳食纤维。研究表明，冬瓜中以抗坏血酸、维生素B_1、维生素B_2及烟酸含量较高，具有防治癌症的效果。

营养优势

冬瓜能养胃生津、消暑利尿，是治疗慢性肾炎性水肿、营养不良性水肿、孕妇水肿的佳品；还可以有效地降低血液中脂肪和胆固醇的含量，从而达到减肥降脂的目的。

营养吃法

冬瓜适宜熟食，冬瓜性寒，寒性痛经者慎食。冬瓜皮有清热解暑的作用，煮的时候连皮一起效果更佳。冬瓜不宜吃太多，建议每日食用量约60克。

选购储存

❶**选购**：冬瓜应挑选老点的，表皮能看到白色粉末，瓜皮呈深绿色，身周正、尖挺、无瘢痕，瓜身越重越好。

❷**储存**：冬瓜如果吃不完，切口用保鲜膜贴上，放在通风的地方，可保存3～5天。

搭配宜忌

宜：冬瓜宜与甲鱼搭配，能润肤明目，减肥。冬瓜宜与口蘑搭配，能利小便，降血压。冬瓜宜与红豆搭配食，能消除全身水肿。

忌：冬瓜不宜与鲫鱼搭配，会导致身体脱水。

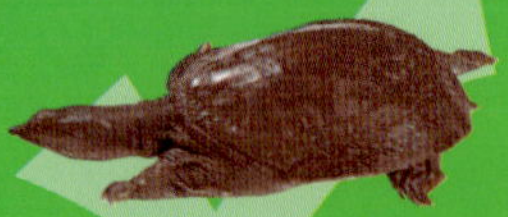

GOOD

降压食疗偏方①

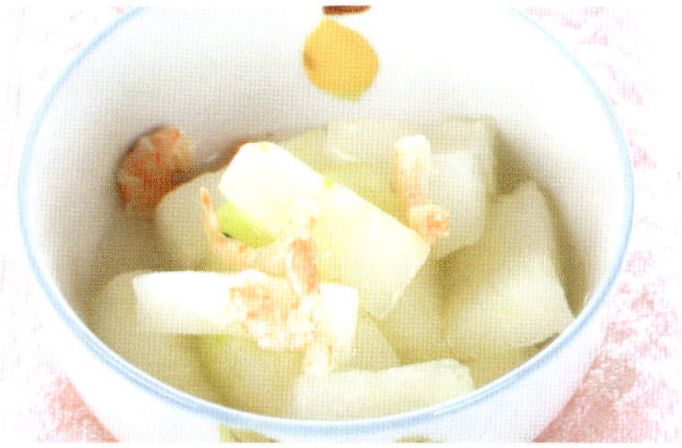

海米烧冬瓜

原料 冬瓜600克，海米15克。

调料 葱段、姜片、葱花各10克，精盐、味精各3克，鲜汤45克，水淀粉、植物油各15克。

制作步骤

❶ 将冬瓜去皮、去瓤，洗净，切成长方形小块，洗净，沥干；海米用温水泡软。

❷ 坐锅点火，加油烧热，先下入葱段、姜片、海米、冬瓜块煸炒至稍软。

❸ 再添入鲜汤，加入精盐、味精炒至入味，然后用水淀粉勾芡，盛入盘中，撒上葱花，即可上桌。

降压食疗偏方②

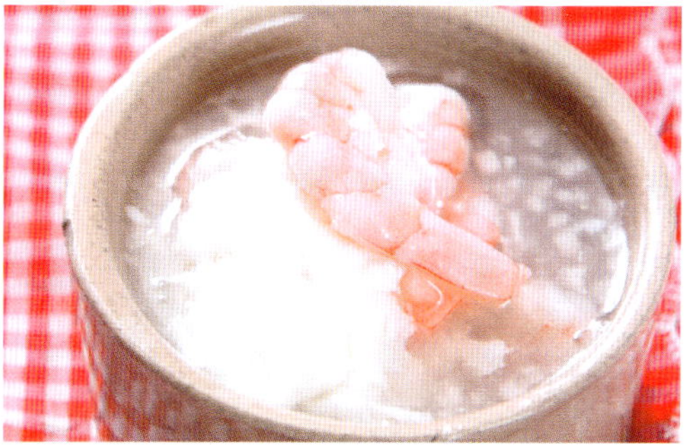

虾仁烩冬蓉

原料 冬瓜500克，虾仁100克，鸡蛋清25克。

调料 姜片5克，精盐、味精、胡椒粉各少许，料酒5克，水淀粉15克，鲜汤600克，植物油适量。

制作步骤

❶ 将冬瓜去皮、去瓤，洗净，剁成泥，放入炖盅内，加入姜片、精盐、味精、植物油，入笼用文火蒸20分钟至熟，取出，挑除姜片。

❷ 锅中加油烧热，放入虾仁滑熟，沥油。

❸ 另起锅，先加入料酒、鲜汤，再放入虾仁、冬瓜泥、胡椒粉煮匀，勾芡，离火，放入搅匀的鸡蛋清推匀即可。

冬瓜海鲜锅

原料 冬瓜100克，鲜鱿鱼、魔芋丝、虾丸各50克，虾仁、蟹足棒各30克。

调料 精盐、味精、鸡精各5克，高汤适量。

制作步骤

❶ 将冬瓜去皮，洗净，切成菱形片；鲜鱿鱼洗净，先剞上十字花刀，再切成小片；虾仁去沙线，洗净；蟹足棒洗净，切成菱形块。

❷ 锅中加水烧沸，放入冬瓜片、鱿鱼片、虾仁、蟹足棒、虾丸略焯一下，撇去表面浮沫，捞出沥干。

❸ 净锅置火上，添入适量高汤，先放入鱿鱼片、虾仁、冬瓜片、蟹足棒、魔芋丝、虾丸煮滚，再加入精盐、味精、鸡精炖至入味，即可出锅装碗。

降压食疗偏方③

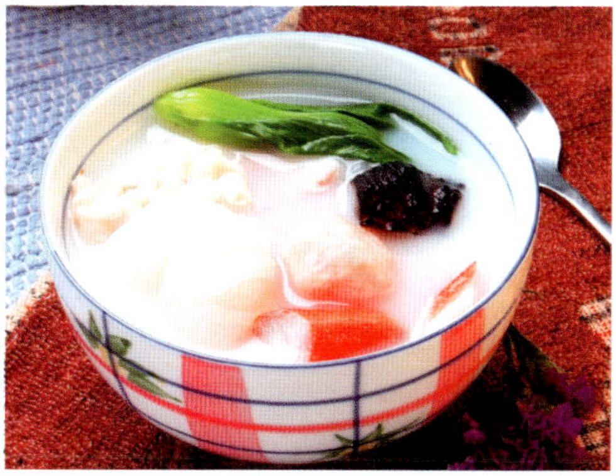

降压食疗偏方④

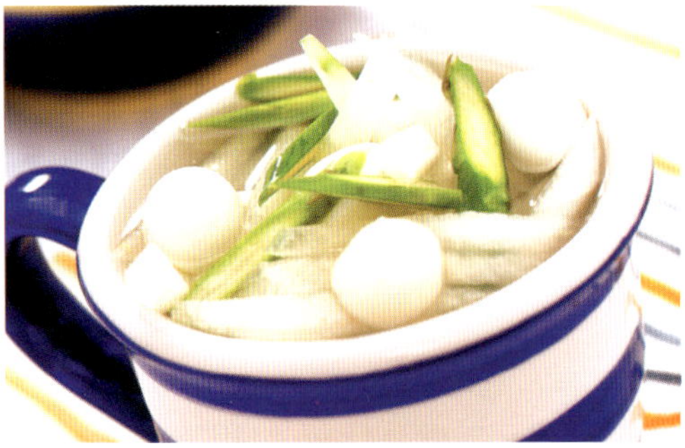

冬瓜芦笋鸽蛋汤

原料 鸽蛋10个，冬瓜200克，芦笋100克。

调料 精盐、胡椒粉各适量，鸡精3克，姜汁、白醋各少许，高汤2000克。

制作步骤

❶ 将冬瓜去皮、去瓤，洗净，切成菱形条；芦笋洗净，切成斜刀片。

❷ 将鸽蛋洗净，加入适量清水煮熟，捞出过凉，剥去外皮。

❸ 锅中加入高汤煮沸，下入冬瓜、芦笋、鸽蛋、精盐、胡椒粉、姜汁、鸡精、白醋煮至熟透即可。

降压食疗偏方⑤

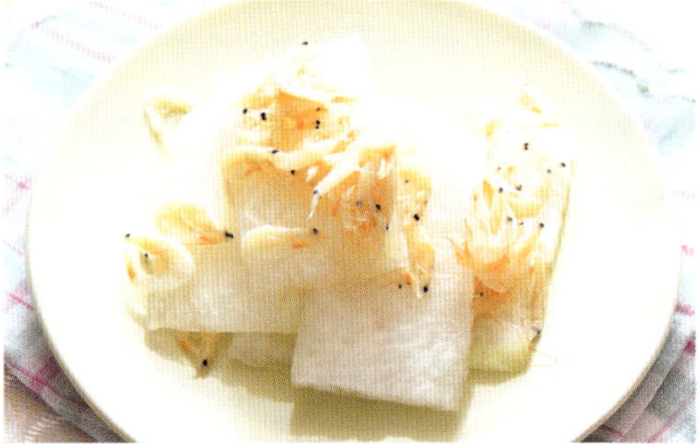

香冬瓜

原料 冬瓜1000克，虾皮5克。

调料 精盐45克，鸡精15克，虾籽酱油5克，料酒7克，香油适量。

制作步骤

❶ 将冬瓜去皮、去瓤，切块，放入盆中，加入适量清水、鸡精、精盐，入笼用武火蒸1小时，再用凉开水冲凉，放入冰箱冷藏半小时。

❷ 将虾皮放入温水中浸泡20分钟，再加入料酒蒸透，然后放入烤箱中烘干待用。

❸ 将冷藏好的冬瓜切成1厘米厚的片，排放入盘中，撒上虾皮，淋入香油，与虾籽酱油一起上桌即可。

鲜虾氽冬瓜

原料 冬瓜200克，猪瘦肉150克，鲜虾100克，豌豆粒50克，荷兰豆50克。

调料 精盐、白胡椒粉各适量。

制作步骤

❶ 将冬瓜去皮、去瓤，洗净，切成三角块；鲜虾去虾头、虾壳，洗净；豌豆粒、荷兰豆洗净。

❷ 将猪瘦肉洗净，切成小块，放入沸水锅中焯烫一下，捞出沥水。

❸ 锅中加入适量清水烧沸，放入冬瓜块、猪肉块稍煮，再放入豌豆粒、荷兰豆、鲜虾氽烫至熟，然后加入精盐、白胡椒粉调匀即可。

降压食疗偏方⑥

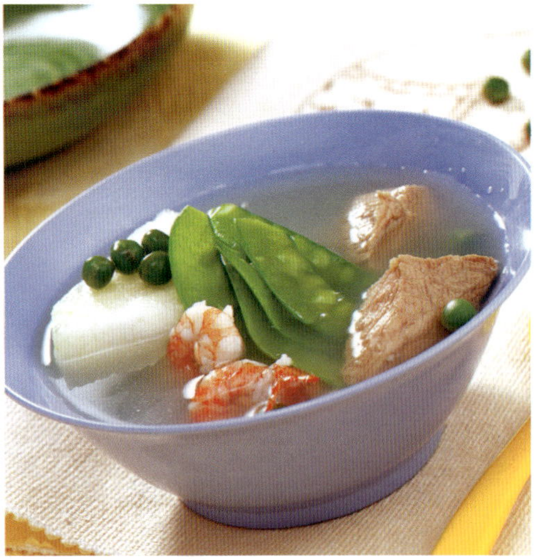

降压食疗偏方⑦

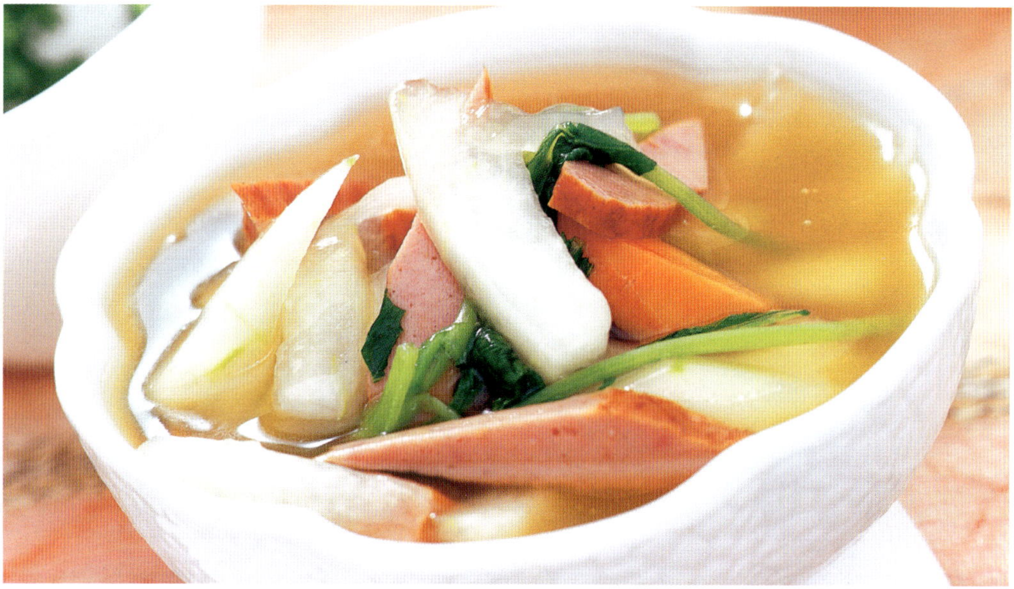

里脊冬瓜汤

原料 里脊瘦肉饼100克，冬瓜150克，绿色蔬菜少许，胡萝卜2根。

调料 精盐、胡椒粉各适量，蔬菜高汤1000克，葱油少许。

制作步骤

❶ 将里脊瘦肉饼切成宽条；冬瓜去皮，洗净，切三角形块备用。

❷ 将胡萝卜去皮，洗净，切成块；绿色蔬菜依个人喜好选用，洗净待用。

❸ 锅中加入蔬菜高汤烧沸，下入所有原料煮沸，再开盖煮8分钟，然后加入精盐、胡椒粉调味，淋入葱油即可。

甘笋冬瓜夹

降压食疗偏方⑧

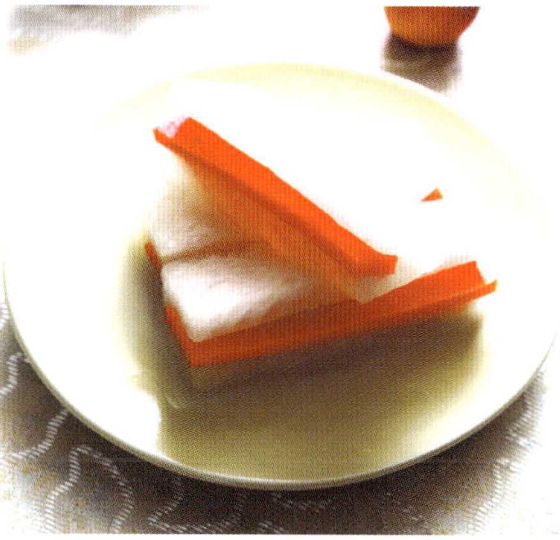

原料 冬瓜1500克，熟甘笋100克。

调料 精盐、味精各3克，香油5克，上汤500克。

制作步骤

❶ 将熟甘笋切成长方片；冬瓜去皮、去瓤、洗净，切成5厘米长、3厘米宽的夹刀片，放入沸水锅中滚煮10分钟，捞出冲凉备用。

❷ 将每个冬瓜夹内放入一片甘笋片，整齐地摆放在汤碗中，再加入精盐、味精、上汤，入笼蒸透，然后将原汤倒回炒锅中，冬瓜翻扣入盘中。

❸ 将锅中原汤烧沸，淋入香油调匀，出锅浇在冬瓜上即可。

别名	中医食性	不适用者
青瓜、胡瓜	性凉，味甘	脾胃虚弱、肺寒咳嗽者

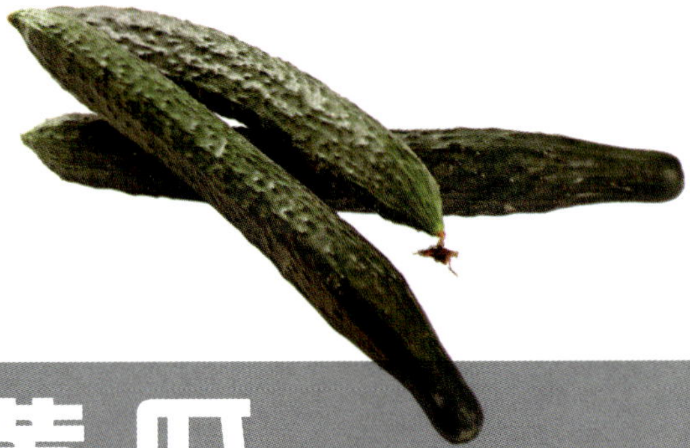

黄瓜 huanggua

食材简介

黄瓜属葫芦科，一年生蔓生或攀缘草本植物。黄瓜原产于喜马拉雅山南麓的热带雨林地区，我国各地均有种植。最初黄瓜不能食用，后经长期栽培、改良，才成为脆甜可口的黄瓜。鲜嫩的黄瓜顶花带刺，果肉脆甜多汁，具有清香口味。

营养分析

黄瓜含蛋白质、脂肪、碳水化合物、维生素C、胡萝卜素、维生素B_1、维生素B_2、烟酸、钙、磷、铁。此外，还含有葡萄糖、半乳糖、甘露糖、果糖、咖啡酸、多种游离氨基酸以及挥发油、葫芦素、黄瓜酶等。

营养优势

黄瓜爽脆甘甜，其含糖量仅1. 6%，含有丙醇二酸，能抑制体内糖类物质转变为脂肪，故身体肥胖、高血压、高血脂、糖尿病患者，可用黄瓜代替水果经常食用，并可从中获取维生素C、胡萝卜素、纤维素、矿物质等。

营养吃法

黄瓜不宜高温高热煮后食用。黄瓜的尾部积聚了较多的具有抗癌作用的苦味素，因此黄瓜尾部是可以食用的。黄瓜可当水果生吃，但不宜多吃，每日约100克。

选购储存

❶ **选购:** 黄瓜要挑选表面有光泽、带花、带刺、深绿色、挂白霜、水嫩、有弹力、较硬、整体粗细一致的。

❷ **储存:** 黄瓜宜现吃现洗，储存时不要清洗，用无毒塑料袋或者保鲜膜密封，放入冰箱冷藏保鲜。

搭配宜忌

宜: 黄瓜宜与蜂蜜搭配，可润肠通便。

忌: 黄瓜不宜与花生搭配，可能会导致腹泻。黄瓜不宜与青椒、菜花、小白菜、菠菜搭配，会破坏维生素C。黄瓜不宜与番茄、辣椒搭配，会破坏维生素C的吸收。

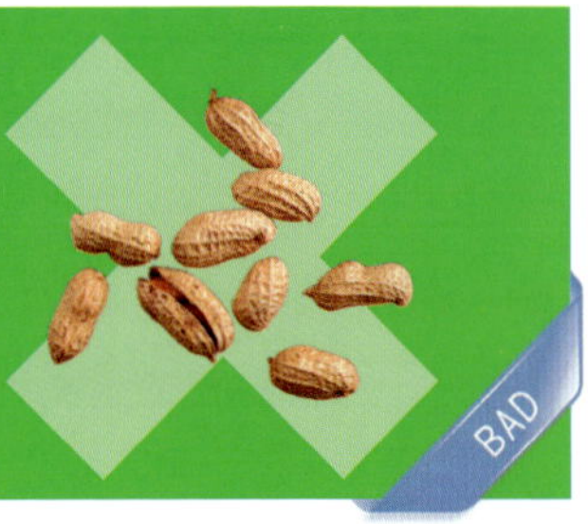

降压食疗偏方①

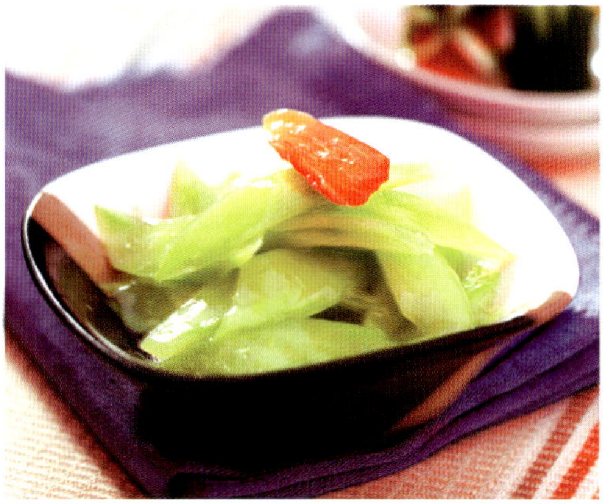

清炒黄瓜片

原料 黄瓜300克。

调料 蒜片10克，精盐5克，味精3克，植物油45克。

制作步骤

❶ 将黄瓜洗净、去皮，从中间顺长剖成两半，再去除籽瓤，片成0.5厘米厚的长片。

❷ 炒锅置火上，加入植物油烧热，先下入蒜片炒出香味，再放入黄瓜片翻炒均匀，然后加入精盐炒至熟透入味，再放入味精翻炒几下，淋入明油，即可出锅装盘。

降压食疗偏方②

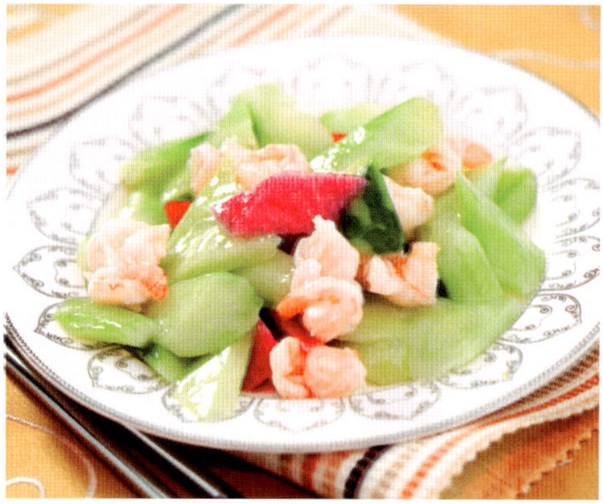

黄瓜炒虾仁

原料 黄瓜350克，虾仁150克。

调料 精盐5克，味精3克，水淀粉适量，植物油30克。

制作步骤

❶ 将虾仁去沙线，洗净沥干；黄瓜去皮、洗净，切成斜刀片；分别放入沸水锅中焯烫一下，捞出冲凉。

❷ 净锅上火，加油烧热，先放入虾仁、黄瓜片略炒，再加入精盐、味精炒至入味，然后用水淀粉勾芡，即可出锅装盘。

素炒黄瓜

原料 黄瓜500克，鲜红椒25克，苏叶5克。

调料 蒜瓣、生姜各15克，精盐5克，味精少许，香油、米醋各10克，植物油45克。

制作步骤

❶ 红椒去蒂、去籽，用清水洗净，切粒；生姜洗净，去皮，切末；蒜瓣去皮，切末；苏叶洗净，切末；黄瓜用清水洗净，沥净水分，刮去外皮，切成菱形片。

❷ 净锅置火上，加入植物油烧至六成热。

❸ 下入红椒粒、姜末、蒜末煸炒出香味。

❹ 放入黄瓜片，加入精盐、味精、米醋翻炒均匀。

❺ 撒入碎苏叶，淋入香油炒至入味，出锅装盘即可。

降压食疗偏方③

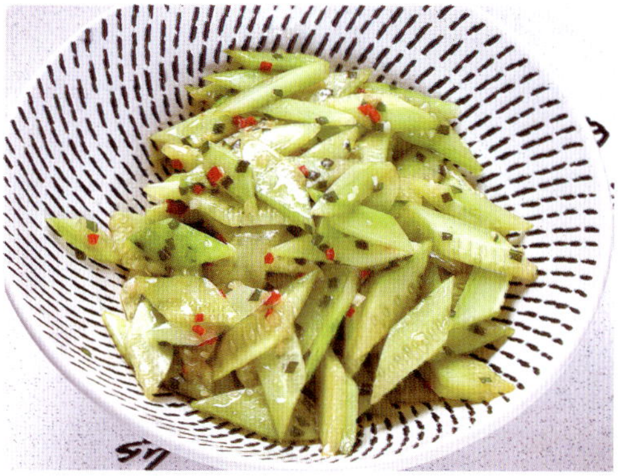

降压食疗偏方④

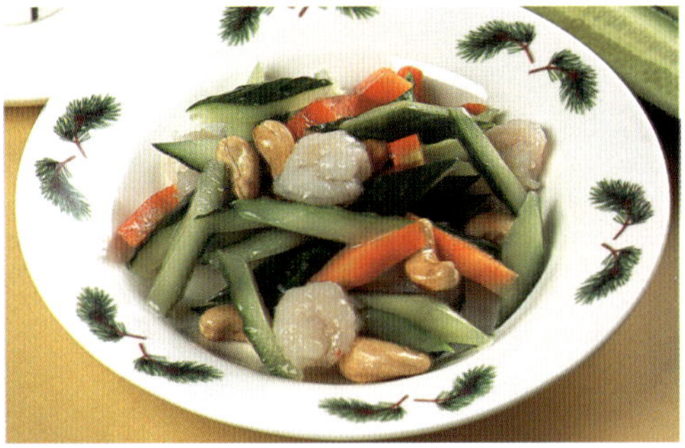

黄瓜腰果炒虾仁

原料 黄瓜片250克，虾仁150克，炸腰果50克，胡萝卜片少许。

调料 葱花5克，精盐10克，味精少许，植物油20克。

制作步骤

❶ 虾仁去沙线、洗净，放入沸水锅中焯烫一下，捞出沥水。

❷ 锅置火上，加入植物油烧热，下入葱花炒香，再放入黄瓜片、腰果、虾仁、胡萝卜片炒匀。

❸ 然后加入精盐、味精调好口味，淋入明油，出锅装盘即可。

降压食疗偏方⑤

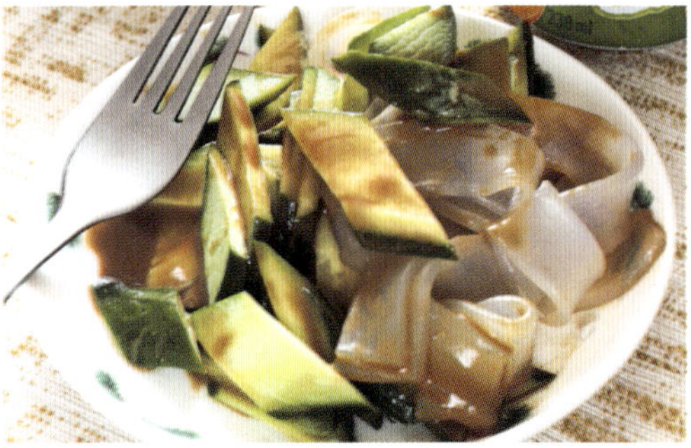

粉皮麻酱黄瓜

原料 小黄瓜2条，粉皮1包。

调料 精盐、酱油、白糖、米醋、香油各少许，芝麻酱各5克。

制作步骤

❶ 将黄瓜洗净，对半横剖后切薄片，加入精盐腌约3分钟，再用清水冲净，取出后沥干，放入盘中；粉皮切条，置于黄瓜片上。

❷ 将精盐、酱油、白糖、米醋、芝麻酱、香油制成调味料，浇淋在粉皮、黄瓜上拌匀即可。

降压食疗偏方⑥

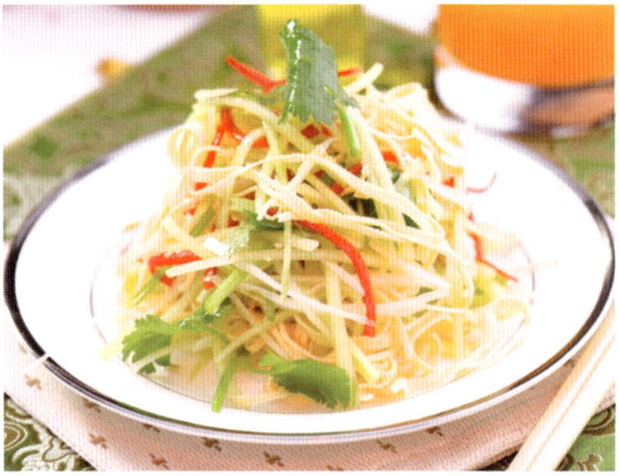

黄瓜拌干豆腐

原料 干豆腐200克，黄瓜150克，红辣椒20克，香菜段10克。

调料 葱丝15克，精盐、米醋各5克，味精、白糖各3克，酱油、香油各10克。

制作步骤

❶ 干豆腐洗净，切成细丝，再放入清水锅中烧沸，焯煮3分钟，捞出沥干；黄瓜洗净，切成细丝。

❷ 红辣椒洗净，去蒂及籽，切成细丝，再放入沸水锅中略焯，捞出过凉，沥干水分。

❸ 黄瓜丝、干豆腐丝、红辣椒丝、葱丝、香菜段放入容器中，加入用香油、酱油、米醋、精盐、味精、白糖调好的味汁拌匀，即可装盘上桌。

降压食疗偏方⑦

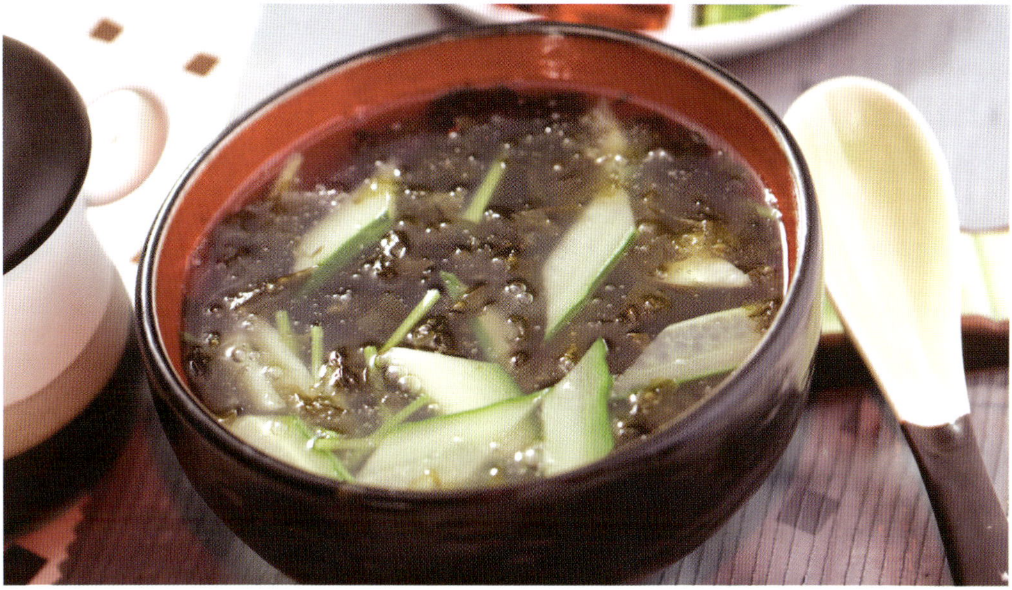

鲜味黄瓜汤

原料 紫菜20克，黄瓜150克，香菜段15克。

调料 姜末15克，精盐、味精各3克，香油2克，植物油15克。

制作步骤

❶ 将紫菜洗净，剪成小块；黄瓜洗净，切成薄片备用。

❷ 坐锅点火，加油烧热，先下入姜末炒香，再添入适量清水烧沸，然后放入黄瓜片，以精盐、味精调好口味，再撒入紫菜、香菜段，淋入香油，即可装碗上桌。

黄瓜木耳汤

降压食疗偏方⑧

原料 水发木耳100克，黄瓜200克。

调料 精盐、香油各3克，味精少许，酱油、植物油各少许。

制作步骤

❶ 将黄瓜去蒂、去皮，洗净，剖开后挖出瓜瓤，切成厚块；水发木耳去蒂、洗净，撕成小朵。

❷ 锅置火上，加入植物油烧热，先放入木耳爆炒一下，再加入适量清水和酱油烧沸。

❸ 然后放入黄瓜块略煮，最后加入味精、精盐、香油调好口味，即可出锅装碗。

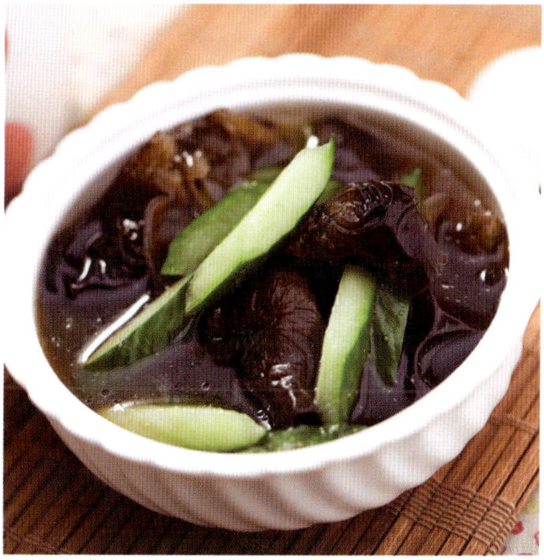

别名
白南瓜、角瓜

中医食性
性凉，味甘

不适用者
脾胃虚寒者

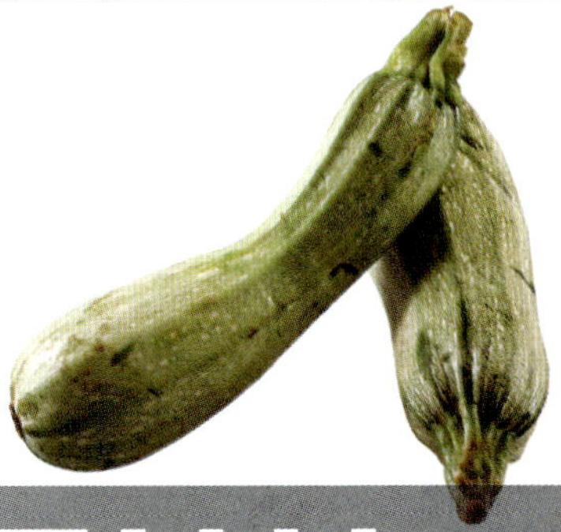

西葫芦 xihulu

食材简介

西葫芦原产于北美洲南部，明末清初时传入中国。由于西葫芦与我国的葫芦在植物学形态上有相似之处，故称为“西葫芦”。西葫芦营养丰富、口感脆嫩，是一种四季均可吃到的大众蔬菜。

营养分析

西葫芦含有丰富的蛋白质、维生素C、纤维素、胡萝卜素、钙、葡萄糖等营养物质，尤其是钙的含量极高。每100克可食部分，鲜重含蛋白质0.6~0.9克，脂肪0.1~0.2克，纤维素0.8~0.9克，糖类2.5~3.3克。

营养优势

西葫芦营养丰富，含钠盐较低，糖尿病患者可以多食、常食。西葫芦富含水分，有润泽肌肤的作用。常食西葫芦可以调节人体代谢，具有减肥、防癌、提高免疫力、清热利尿、润肺止咳、消肿散结等功能。

营养吃法

西葫芦不宜生食，且烹调时不宜煮得太烂，以免营养损失。

选购储存

❶ **选购**：选购西葫芦时，要看它的颜色是否为鲜绿，瓜体要均匀，表面应光滑，没有损伤和溃烂。

❷ **储存**：把西葫芦放在屋内阴凉通风处，不要沾水，也不要随意移动和磕碰，这样可以多保存一段时间。

搭配宜忌

宜：西葫芦宜与豆腐搭配，有减肥、美容的功效。

忌：西葫芦不宜与番茄搭配，番茄中富含多种维生素，其营养易被西葫芦中的维生素分解酶破坏，所以两者不宜同食。

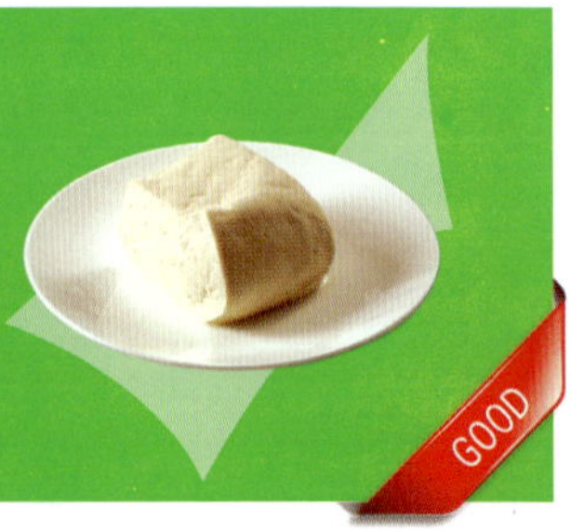

降压食疗偏方①

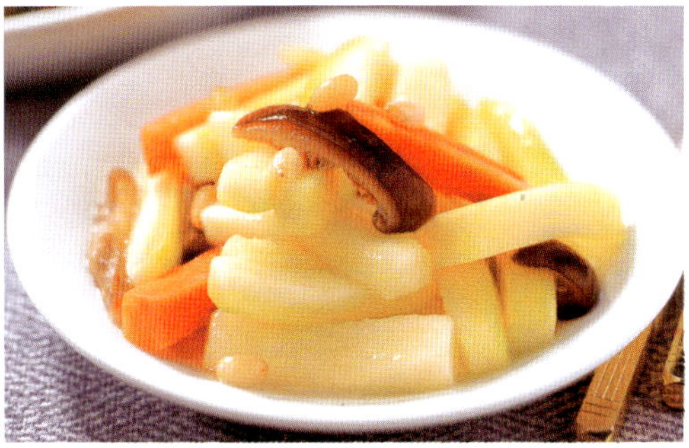

香菇炒西葫芦

原料 西葫芦300克，鲜香菇、胡萝卜各50克，熟松子仁25克。

调料 葱末、姜末各少许，精盐、白糖、鸡精、胡椒粉、香油各3克，植物油30克。

制作步骤

❶ 将西葫芦洗净，去皮及瓤，切成小条，再用少许精盐略腌一下，捞出冲净；香菇去蒂、洗净，切成小条；胡萝卜去皮、洗净，切成小条。

❷ 坐锅点火，加油烧热，先下入葱末、姜末炒香，再放入胡萝卜略炒，然后加入香菇、西葫芦翻炒均匀，再放入松子仁、精盐、白糖、鸡精、胡椒粉炒至入味，淋入香油，即可出锅。

降压食疗偏方②

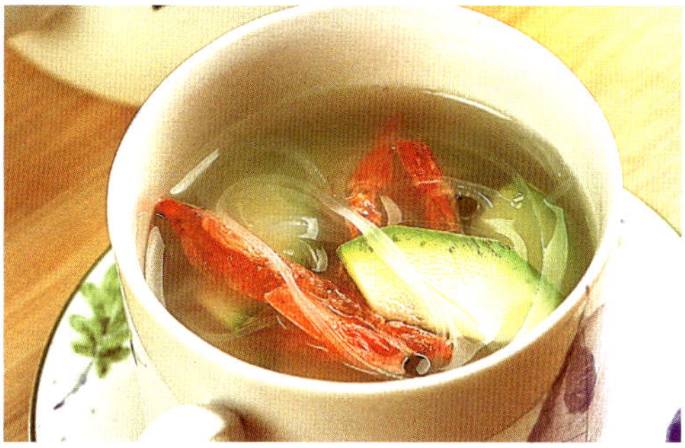

虾干粉丝葫芦汤

原料 西葫芦200克，虾干、粉丝各50克。

调料 姜丝少许，精盐5克，味精3克，鸡汤240克，葱油少许。

制作步骤

❶ 将虾干、粉丝用热水泡开；西葫芦洗净，切成片，入沸水锅中焯水，捞出沥水备用。

❷ 锅置火上，加入鸡汤，放入虾干、粉丝、西葫芦、姜丝煮3分钟，再加入精盐、味精烧沸，撇去浮沫，淋入葱油即可。

降压食疗偏方③

西葫芦鸡片汤

原料 鸡脯肉、西葫芦各300克，鸡蛋1个，胡萝卜100克。

调料 精盐适量，鸡精3克，胡椒粉、水淀粉各少许，香油5克。

制作步骤

❶ 将鸡脯肉洗净，切成厚片，放入容器内，加入蛋液、水淀粉上浆备用。

❷ 将西葫芦洗净，切成两半，去除瓜瓤，切成片；胡萝卜洗净，搅打成泥待用。

❸ 锅置火上，加入适量清水，放入西葫芦、精盐、鸡精煮开，再放入鸡肉片汆熟，然后加入胡椒粉、香油调味，出锅盛入碗中，再放上胡萝卜泥即可。

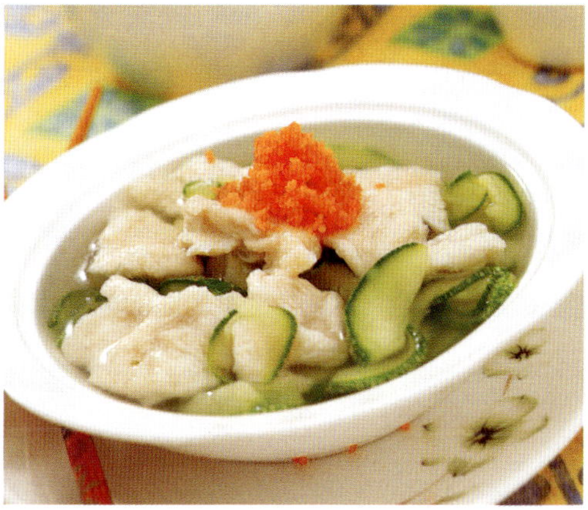

别名	中医食性	不适用者
地梨、南荠地栗、马蹄	性寒，味甘	脾肾虚寒、血瘀者

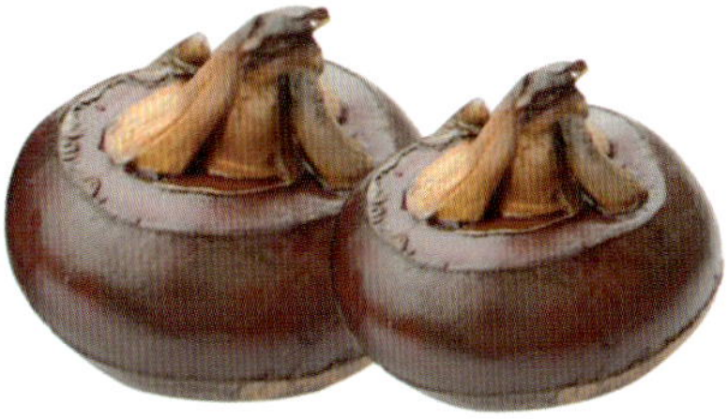

荸荠 biqi

食材简介

荸荠皮色紫黑，肉质洁白，味甜多汁，清脆可口，自古有“地下雪梨”之美誉。

营养分析

荸荠含有丰富的蛋白质、脂肪、膳食纤维、碳水化合物、维生素C、钾、钠、钙、镁、磷，此外还含有维生素A、维生素B_1、烟酸、维生素B_2、胡萝卜素、维生素E及铁、锰、锌等多种维生素及矿物质。

营养优势

荸荠中含有荸荠英，对金黄色葡萄球菌、大肠杆菌、产气感菌及绿脓杆菌有抑制作用，能促进人体生长发育和维持生理功能的需要，同时可促进体内的糖、脂肪、蛋白质三大物质的代谢，调节酸碱平衡。

营养吃法

荸荠的表皮极易带菌，烹制前必须洗净、去皮、最好用开水烫一下。荸荠可消宿食，适合饭后食用。

选购储存

1. **选购**：荸荠要选择外皮呈淡紫红色、肉呈白色、芽粗短、无破损、带点泥土的，浸泡后色泽鲜嫩的为好。
2. **储存**：把荸荠放在太阳底下暴晒，这样可以让荸荠保存更长的时间，而且晒干后的荸荠口感会更加的甘甜、可口。

搭配宜忌

宜：荸荠宜与香菇搭配，可清热解毒。荸荠宜与黑木耳搭配，具有健胃消食的作用。荸荠宜与核桃搭配，具有补气强身的功效。

忌：无。

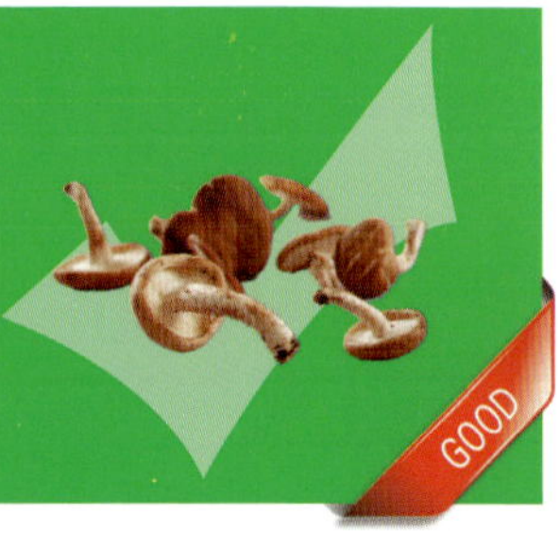

降压食疗偏方①

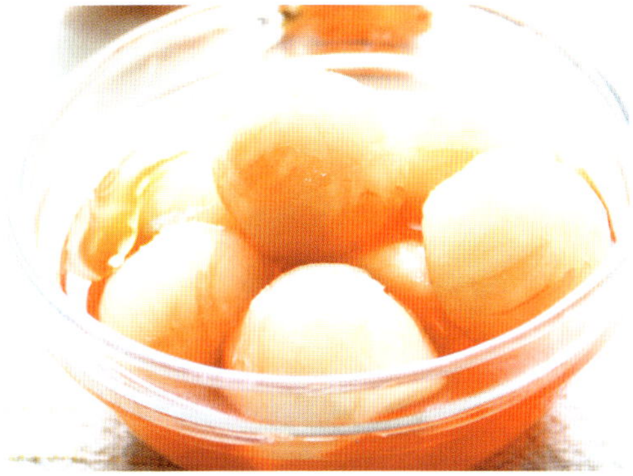

番茄菊花荸荠

原料 削皮荸荠500克。

调料 精盐少许，白糖10克，香油30克，番茄汁、清汤各100克。

制作步骤

❶ 将荸荠用小刀在侧面周围剞上角齿花刀，掰成两半成菊花形，放入沸水锅中焯熟，捞出沥干备用。

❷ 锅中加入香油烧沸，先放入荸荠略炒，再加入精盐、白糖、番茄汁、清汤炒匀，然后改用文火收干汤汁，取出后装盘晾凉，淋入香油即可。

降压食疗偏方②

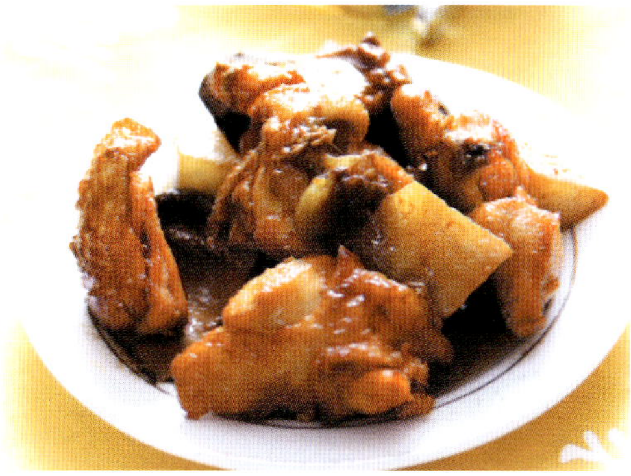

荸荠炒鸡块

原料 嫩鸡1只，荸荠300克，香菇50克。

调料 酱油20克，精盐、白糖、味精、料酒各适量，植物油30克。

制作步骤

❶ 将嫩鸡宰杀后洗净，斩成块；荸荠去皮、洗净，一切两半；香菇去蒂、洗净，切块备用。

❷ 锅中加油烧热，先放入鸡块爆炒至变色，再烹入酱油、料酒炒匀，然后加入适量清水焖炒至五分熟，再放入荸荠、香菇、白糖、精盐，转文火焖煮20分钟，最后加入味精炒匀，即可出锅装盘。

降压食疗偏方③

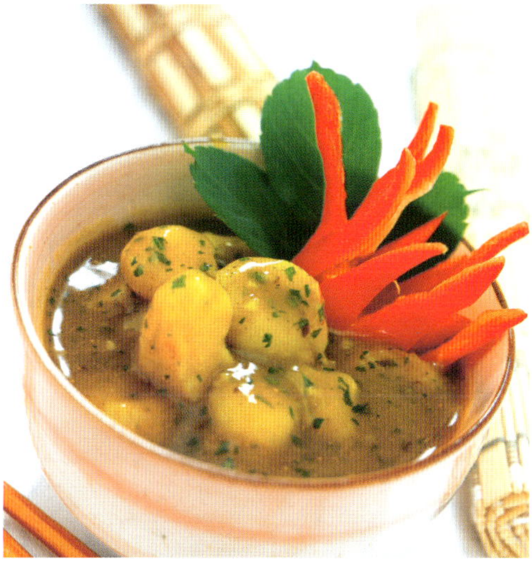

紫苏咖喱荸荠汤

原料 荸荠200克，红椒2个，香菇粒、紫苏叶、洋葱末各少许。

调料 咖喱酱、鱼露各15克，精盐适量，植物油30克。

制作步骤

❶ 将荸荠罐头开瓶，控水、切瓣备用；将红椒洗净，去籽、切花；紫苏叶洗净，切碎。

❷ 锅内加入植物油烧热，下入洋葱末炒香，再入香菇粒、紫苏叶、咖喱酱、鱼露炒匀，然后加入适量清水，放入荸荠、精盐煮至熟软，点缀上红椒花即可。

别名
竹萌、竹芽、生笋

中医食性
性微寒，味甘

不适用者
胃出血、肾炎患者

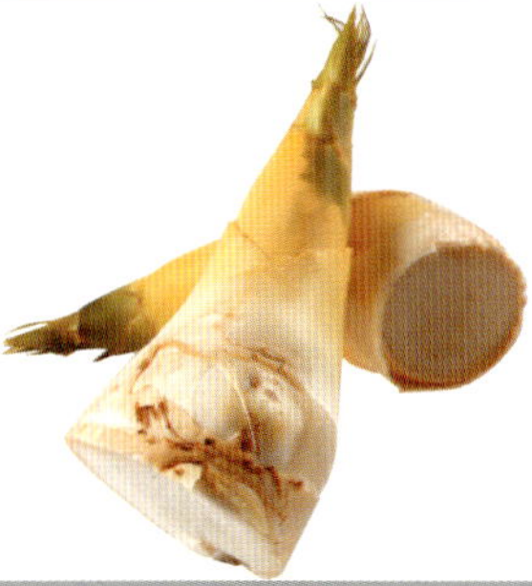

竹笋 zhusun

食材简介

竹原产于中国，种类众多，分布极广，全世界共有30个属550种，盛产于热带、亚热带和温带地区。中国是世界上产竹最多的国家之一，共有22个属、200多种，分布全国各地，以珠江流域和长江流域最多，秦岭以北仅有少数矮小竹类生长。

营养分析

竹笋含有丰富的膳食纤维、维生素B_1、维生素B_2、烟酸、维生素C、维生素E以及钙、磷、钠、镁、铁、锌、硒、铜、锰、钾等矿物质与微量元素。

营养优势

竹笋可降低人体内多余脂肪，化痰祛瘀，可治疗高血压、高血脂、高血糖，预防消化道癌肿与乳腺癌有一定的作用；既能增强食欲、促进消化，又能治疗消化不良、脘痞纳呆等病症。

营养吃法

竹笋水煮法：水煮竹笋时，加放少量芝麻酱，不仅易软烂，而且芳香可口。

抹食盐保持竹笋鲜嫩口感：在食用竹笋之前，应该将竹笋切片，并在切面上涂抹一些食盐。

选购储存

❶**选购**：看根部，竹笋根部的“痣”要红，“痣”红的笋鲜嫩；看节，竹笋节与节之间距离越近，笋越嫩；看壳，竹笋的外壳色泽鲜黄或淡黄略带粉红、笋壳完整且光洁为佳。

❷**储存**：选完整无伤的冬笋，放入塑料袋中，扎紧袋口，可存放一个月不变味；竹笋装箱保存在木箱底层铺2~3寸湿黄沙，把冬笋尖朝上摆好，然后再用湿黄沙埋好并将沙子拍实，放在阴凉通风处，可存放1~2个月。

搭配宜忌

宜：竹笋宜与木耳搭配，可清热泻火。

忌：竹笋不宜与羊肝搭配，会引起中毒。竹笋不宜与茭白搭配，易导致结石症。

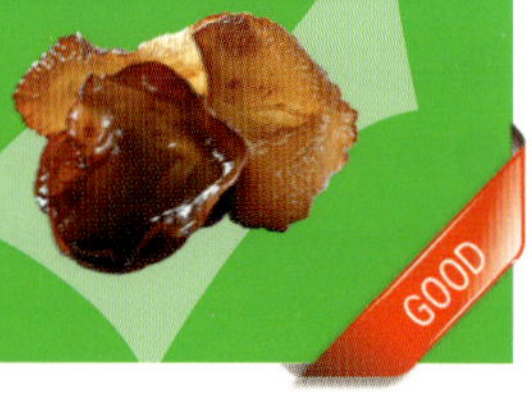

降压食疗偏方①

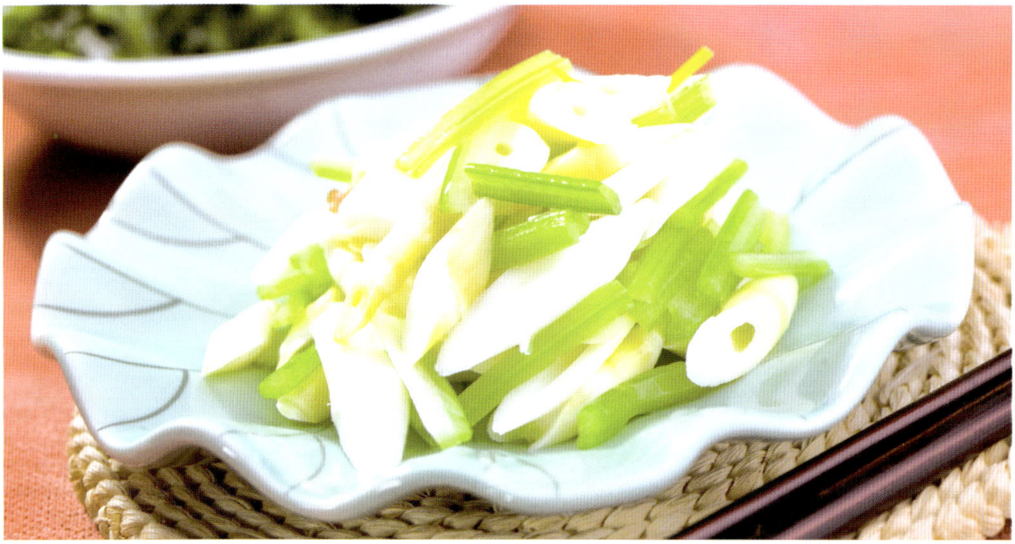

芹菜拌竹笋

原料 竹笋300克，芹菜100克。

调料 精盐、味精各5克，白糖4克，醋、香油各3克，植物油5克。

制作步骤

❶ 竹笋洗净，沥去水，切成小片；芹菜择去根、叶，洗净，切成长段。

❷ 锅中放入适量清水烧开，加入精盐、植物油，下入竹笋片、芹菜段烧开，焯约2分钟，至熟透捞出，沥去水。

❸ 把焯熟的竹笋片、芹菜段均放入盛有冷水的容器中浸泡2分钟，至凉透捞出，沥去水。

❹ 把竹笋片、芹菜段均放入大瓷碗内，加入精盐、味精、白糖、醋，淋入香油，拌匀即可。

龙山竹笋

原料 水发龙山竹笋500克，鲜红椒、青蒜各50克。

调料 精盐、干椒末各5克，味精、胡椒粉各少许，香油15克，植物油50克，鲜汤适量。

制作步骤

❶ 将竹笋洗净、切片，放入沸水锅中略焯；鲜红椒洗净、去蒂及籽，切斜片；青蒜切段。

❷ 锅置武火上，加油烧至六成热，先放入红椒、干椒末炒出香味，再放入笋片、精盐略炒，然后加入鲜汤、味精煮沸，焖至汤汁收浓，再撒上胡椒粉、青蒜炒匀，淋香油即可。

降压食疗偏方②

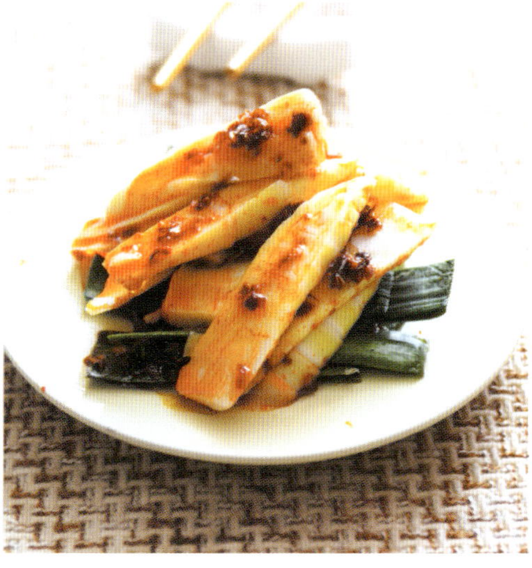

降压食疗偏方③

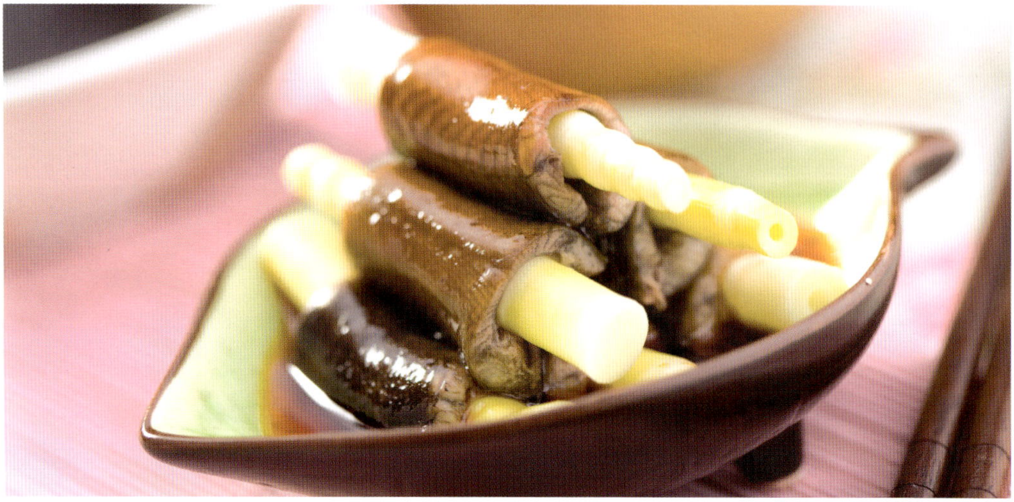

竹笋鳝鱼

原料 黄竹笋200克，净鳝鱼100克，熟芝麻10克。

调料 葱末、姜末、香菜段、精盐、味精、白糖、胡椒粉、花椒油、米醋、香油、辣椒油、鲜汤、料酒各适量。

制作步骤

❶ 净鳝鱼切成长段，加入精盐、姜末、葱末、料酒、米醋、胡椒粉略腌，再用沸水焯熟，捞出沥水。

❷ 黄竹笋洗净，切成长段，放入沸水中焯熟，捞出冲凉，穿入鳝段中，露出两端，整齐地摆放入盘中。

❸ 精盐、味精、白糖、花椒油、辣椒油、香油、鲜汤放入碗中调匀成味汁，淋入盘中，再撒上熟芝麻、香菜段即可。

炝拌竹笋

原料 罗汉笋250克，干辣椒段10克。

调料 葱丝、姜丝各适量，精盐5克，花椒、味精、白糖、白醋、料酒、香油各3克，植物油少许。

制作步骤

❶ 将罗汉笋去皮、洗净，切成段，下入沸水中焯烫一下，捞出晾凉备用；将笋段放入碗中，加入精盐、白糖、白醋、味精、料酒、香油拌匀，装入盘中，再放上葱丝、姜丝待用。

❷ 坐锅点火，热油，下入花椒炸香，捞出，再下入干辣椒段炸至棕红，浇在葱丝、姜丝上。

降压食疗偏方④

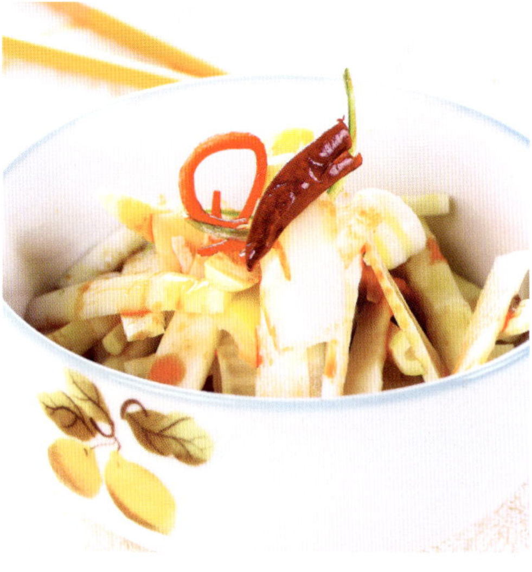

降压食疗偏方⑤

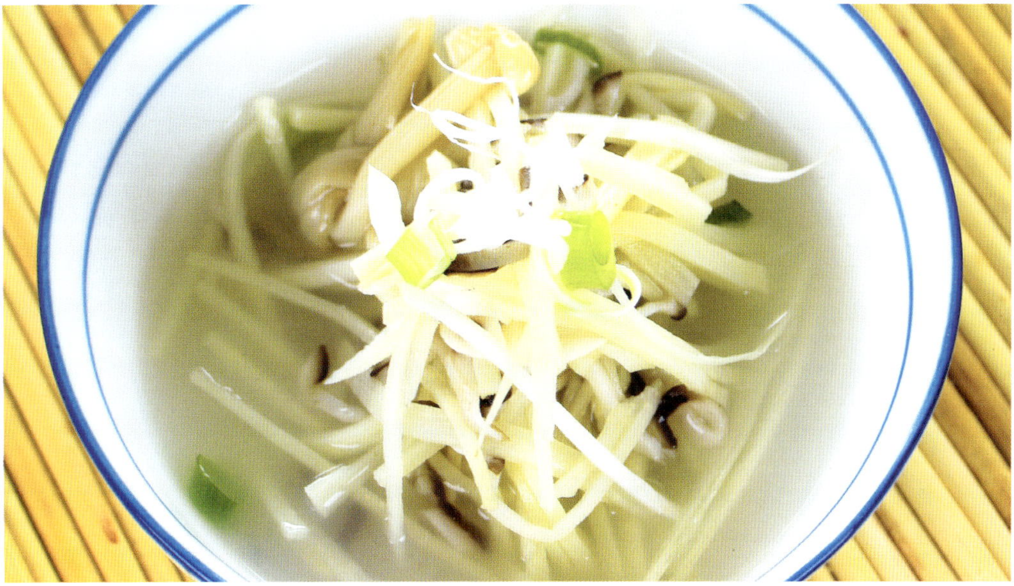

竹笋香菇汤

原料 竹笋丝、鲜香菇、金针菇各50克。

调料 姜丝5克，精盐、味精各5克，清汤300克，鸡油15克。

制作步骤

❶ 将香菇去蒂、洗净，切成细丝；金针菇去根，洗净后打结备用。

❷ 将香菇、金针菇、竹笋分别放入沸水中焯透，捞出沥干待用。

❸ 坐锅点火，加入鸡油烧热，先下入姜丝炒香，再添入清汤烧沸，然后放入竹笋丝煮约15分钟，再放入香菇、金针菇续煮5分钟，最后加入精盐、味精调味，即可出锅装碗。

香糟竹笋尖

降压食疗偏方⑥

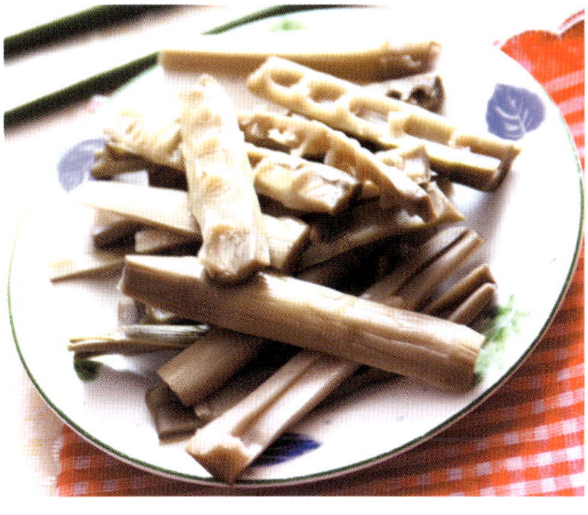

原料 鲜竹笋尖500克。

调料 精盐5克，味精、白糖各少许，料酒30克，香油15克，香糟汁45克，清汤100克。

制作步骤

❶ 将竹笋尖去皮，洗净，顺长切成两半，放入沸水锅中，加入少许精盐煮5分钟，捞出晾凉，再顺长切成长条。

❷ 锅置火上，加入清汤、香糟汁、精盐、料酒、白糖、味精烧沸，煮约2分钟，倒入大碗中晾凉成糟味汁。

❸ 将竹笋尖条放入糟味汁内，再放入冰箱中冷藏2小时，食用时取出，码入盘内，淋上香油和少许腌竹笋条的糟汁即可。

降压食疗偏方⑦

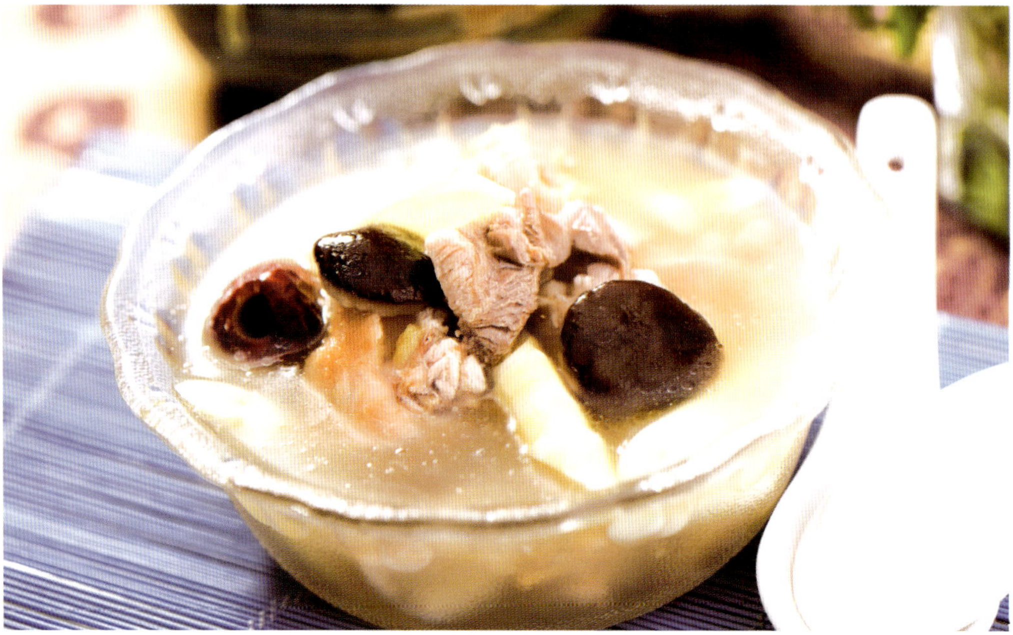

竹笋香菇鸡汤

原料 土鸡1/2只，干香菇5朵，竹笋2根。

调料 精盐20克。

制作步骤

❶ 土鸡洗净，剁成小块；竹笋去皮、洗净，切成斜刀段；干香菇用清水泡软，去蒂、洗净。

❷ 压力锅置火上，放入土鸡块、竹笋块、香菇，加入适量清水，盖紧锅盖烧沸。

❸ 转文火焖炖约10分钟，关火后放汽，打开锅盖，加入精盐调味，出锅装碗即可。

鸡脯竹笋汤

原料 鸡胸肉100克，水发竹笋100克，净菠菜心1个，鸡蛋清3个。

调料 精盐15克，胡椒粉少许，鸡油、味精、淀粉各5克，高汤1200克，植物油10克。

制作步骤

❶ 鸡胸肉洗净，剁成鸡蓉，放入碗内，加入少许高汤、精盐、鸡蛋清、植物油、淀粉和匀。

❷ 将竹笋切去两头，洗净，切成段。

❸ 锅中加入高汤烧沸，放入竹笋、菠菜心，淋入鸡蓉烧沸，再加入精盐、味精、胡椒粉烧开，然后加入鸡油，出锅装碗即可。

降压食疗偏方⑧

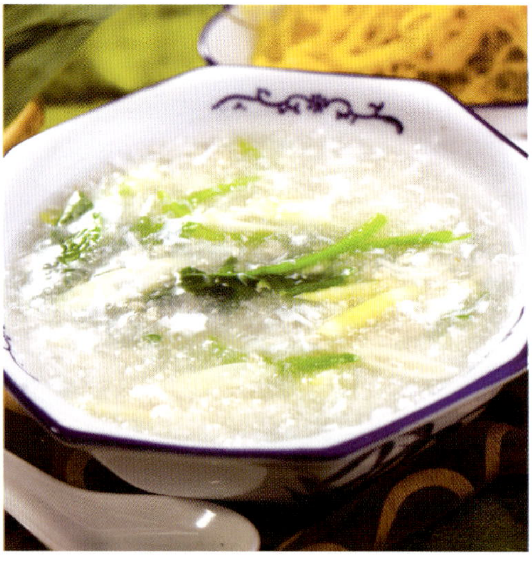

Part 3 菌类

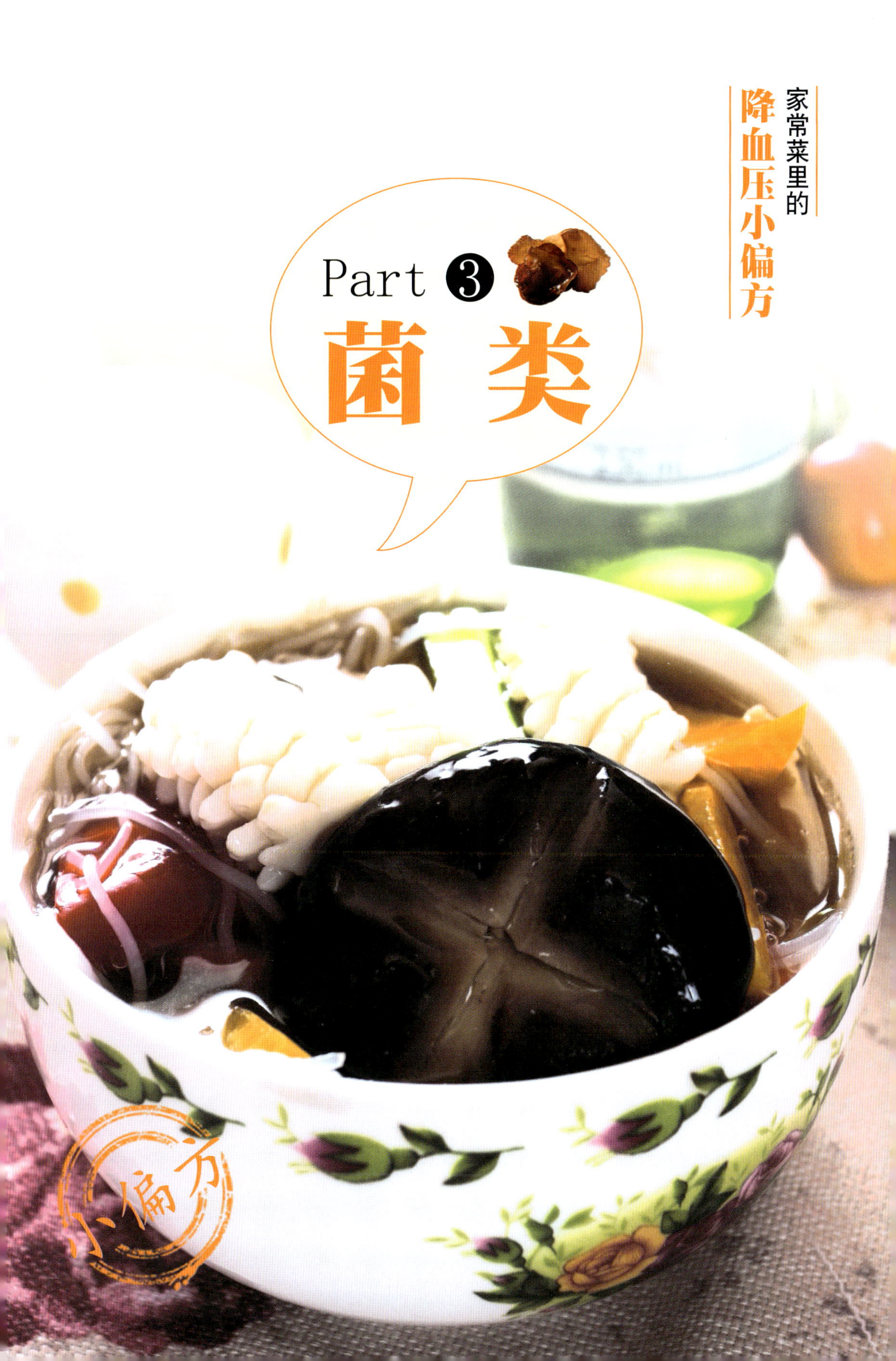

别名 白木耳、雪耳

中医食性 性平，味甘、淡

不适用者 外感风寒者

银耳 yin'er

食材简介

银耳属于真菌类银耳科银耳属，是门担子菌门真菌银耳的子实体。银耳是中国特产，分布于中国浙江、福建、江苏、江西、安徽等地。历代皇家贵族都将银耳看作"延年益寿之品""长生不老良药"。

营养分析

银耳中含有蛋白质、脂肪和多种氨基酸。银耳蛋白质中含有17种氨基酸，人体所必需的氨基酸中的3/4银耳都能提供。银耳还含有多种矿物质，如钙、磷、铁、钾、钠、镁、硫等。

营养优势

银耳中含有大量维生素D，能够有效地防止钙的流失；含有很多矿物质，能够清热解毒，保护肝脏；含有各种对人体有益的氨基酸，可美容养颜祛斑；含有海藻糖、多缩戊糖、甘露糖醇等肝糖，很营养，能够清热健胃。

营养吃法

银耳常见的吃法是做成甜品或羹汤。银耳用水泡发，做成甜品冰镇后饮用味道更佳，最好食用偏黄的银耳，这样的银耳口感好。银耳做成的甜品或羹汤不宜睡前食用，以免增高血黏度。

选购储存

① **选购**：银耳要挑选颜色黄白、新鲜有光泽、有韧性、瓣大、清香、涨性好、无杂色、无碎渣的。

② **储存**：银耳容易受潮，可装入无毒塑料袋或者瓶中密封，再放于阴凉干燥处储存。

搭配宜忌

宜：银耳宜与冰糖、山药或百合搭配，可滋补润肺。银耳宜与菊花搭配，可润燥除烦。

忌：银耳不宜与白萝卜搭配，易患皮炎。

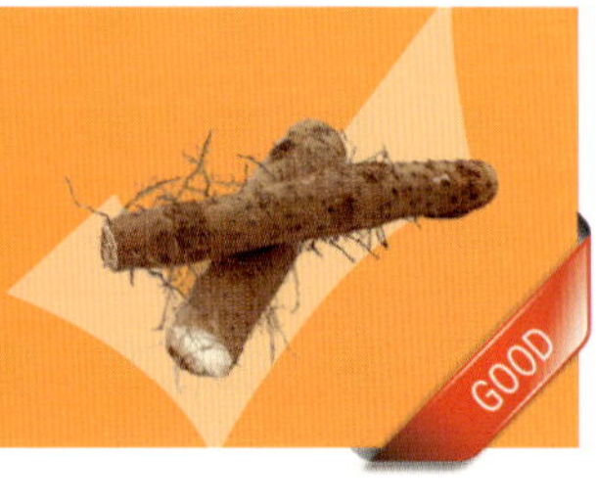

降压食疗偏方①

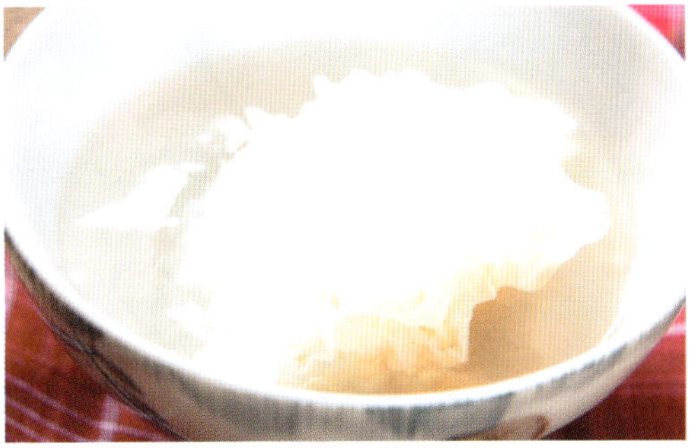

木瓜银耳烩雪蛤

原料 雪蛤、银耳各适量。

调料 冰糖、木瓜粉各少许，清汤适量。

制作步骤

❶ 将银耳放入盆中，用温水泡至回软，择去根蒂，清洗后备用。

❷ 将雪蛤泡发好，清洗干净，备用。

❸ 将雪蛤、银耳放入碗内，加入清汤，入笼蒸20分钟取出，再加入冰糖、木瓜粉调味即可。

降压食疗偏方②

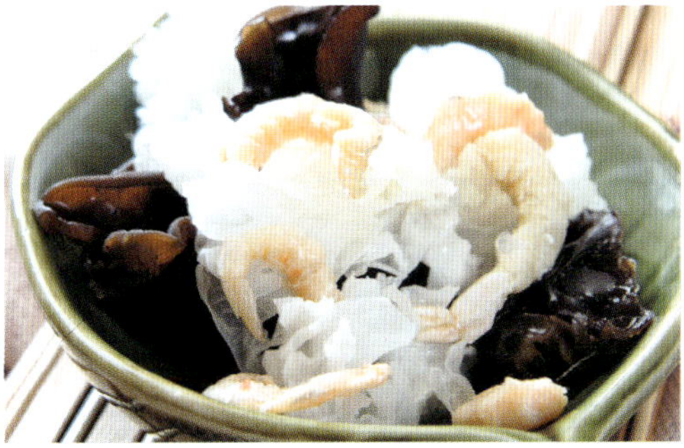

双色木耳

原料 水发银耳、水发黑木耳各10克，干虾米5克。

调料 花椒5粒，精盐、白糖各3克，味精、胡椒粉各少许，香油30克。

制作步骤

❶ 将银耳、黑木耳分别去除杂质、洗净，撕成小朵，放入沸水中焯熟，捞入盘中，加入精盐、味精、白糖拌匀；虾米洗净备用。

❷ 将虾米放入沸水中略烫，捞出放在银耳、黑木耳上，再撒上胡椒粉待用。

❸ 锅中加入香油烧热，放入花椒，炸香后捞出，浇在银耳、黑木耳上即可。

粞米银耳羹

原料 粞米100克，银耳10克。

调料 冰糖50克，桂花酱3克，青、红椒丝各少许。

制作步骤

❶ 银耳泡发好，清理干净，撕成小块备用。

❷ 锅中加入清水烧沸，放入粞米略烫片刻。锅离火，使粞米浸泡在沸水中至水凉，捞出粞米，用凉水漂清，沥干水分。

❸ 净锅置文火上，加入清水、银耳块和冰糖烧沸。

❹ 放入粞米，用手勺不停地搅拌至水沸。

降压食疗偏方③

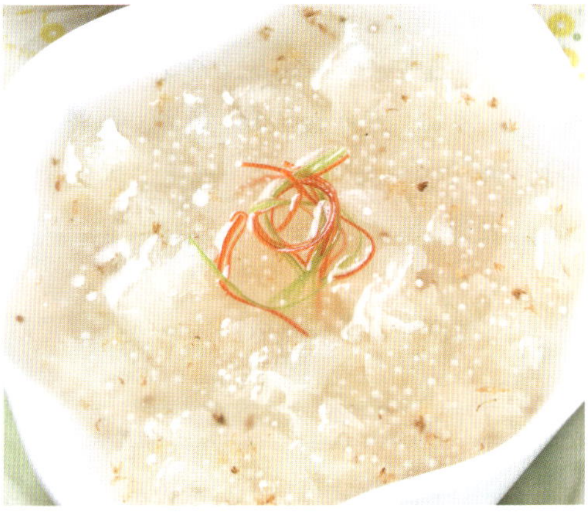

❺ 撇去表面浮沫和杂质，放入桂花酱搅匀。

❻ 出锅盛入碗中，撒上青、红椒丝即可。

别名
木耳、光木耳

中医食性
性平，味甘，有小毒

不适用者
出血性疾病患者

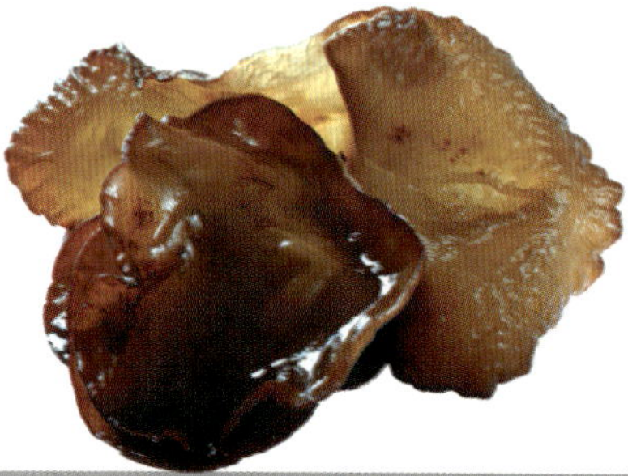

黑木耳 heimu'er

食材简介

黑木耳属担子菌纲，是一种营养丰富的食用菌，又是我国传统的保健食品。黑木耳的人工栽培源于中国，我国产区主要分布在辽宁、吉林、黑龙江等地。黑木耳质地柔软，营养丰富，现代营养学家盛赞黑木耳为"素中之荤"。

营养分析

黑木耳的营养成分有蛋白质、脂肪、碳水化合物、粗纤维、钙、磷、铁，此外还含有B族维生素和烟酸。其中蛋白质、维生素和铁的含量分别比白木耳高出1～5倍。

营养优势

黑木耳含有丰富的铁，有补血的作用，可用于防治缺铁性贫血；平时无意中吃下的沙子、金属等，吃黑木耳可帮助溶解及排出；黑木耳中的抗肿瘤活性物质，能增强身体的免疫功能，起到防癌抗癌的作用。

营养吃法

黑木耳理想的吃法是先将木耳洗净，然后温水泡发24小时，去除其中的杂质。然后用武火煮沸，再改用文火烧煮4小时左右。这时木耳发酥，汤变浓，做成了营养丰富的黑木耳汤。

选购储存

① **选购**：表面黑而光润，背面呈灰色，朵型小而碎，耳瓣卷而粗厚或有僵块，嘴尝无异味。

② **储存**：保存干黑木耳要注意防潮，可用塑胶袋装好，冷藏保存，也可用布袋或纸袋装好，放阴凉通风干燥处即可。

搭配宜忌

宜：黑木耳宜与大枣搭配，能起到补血作用。黑木耳宜与卷心菜搭配，能健胃补脑，强身生津。

忌：黑木耳不宜与田螺搭配，不利于消化。黑木耳不宜与白萝卜或青萝卜搭配，易引起皮炎。

降压食疗偏方①

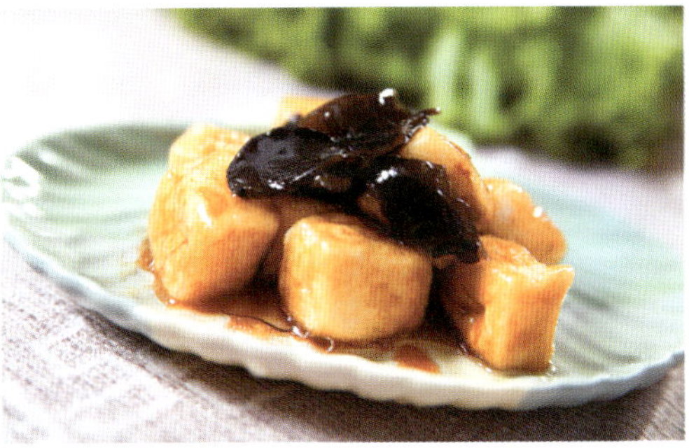

木耳炒豆腐

原料 水发木耳50克，豆腐350克。

调料 葱末、姜末、蒜末各5克，精盐、鸡精各少许，酱油5克，鲜汤适量，植物油30克。

制作步骤

❶ 豆腐上笼蒸透，切成2厘米见方的块；木耳择洗干净，撕成小片。

❷ 锅中加油烧至六成热，放入豆腐块下入煎至两面金黄，再放入葱末、姜末、蒜末略炒一下。

❸ 然后放入木耳，加入鲜汤、酱油、精盐、鸡精调好口味，出锅装盘即可。

降压食疗偏方②

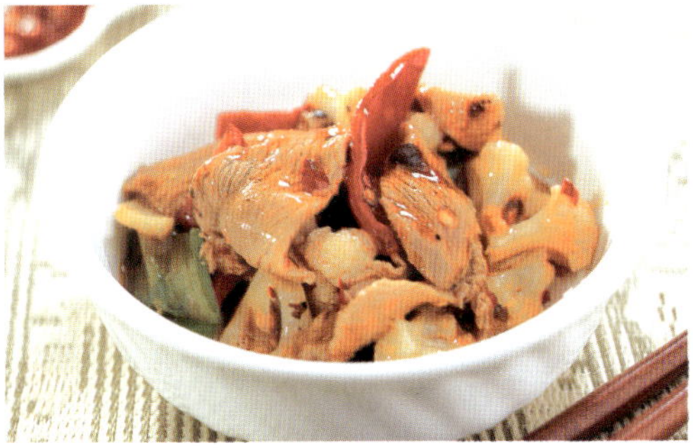

木耳炒鸡

原料 鸡肉300克，胡萝卜、水发木耳各50克。

调料 葱末、姜末、蒜末、干辣椒、精盐、鸡精、白糖、酱油、胡椒粉、淀粉、料酒、植物油各适量。

制作步骤

❶ 鸡肉洗净，切片，加入淀粉、酱油、料酒腌20分钟；木耳、胡萝卜均洗净，切片。

❷ 锅置火上，加水烧开，放入木耳、胡萝卜焯烫后捞出沥水；锅中加入植物油烧热，下入葱、姜、蒜、干辣椒炸香，再放入鸡肉翻炒。

❸ 下入木耳、胡萝卜一起炒匀，加入精盐、鸡精、酱油、胡椒粉、白糖炒入味，即可出锅。

双耳爆虾腰

原料 水发黑木耳、水发银耳各50克，草虾10只，芥蓝片25克。

调料 葱、姜末各10克，精盐、味精各3克，干淀粉30克，水淀粉15克，葱油25克。

制作步骤

❶ 将草虾处理干净后留净肉，然后切片，用精盐腌制10分钟，冲净备用。

❷ 将虾片放在案板上，用面棍轻敲，边敲边撒上干淀粉，敲至原来体积的2倍，再放入沸水中焯熟，捞出沥干待用；将双耳去根洗净，撕成小朵，放入沸水中焯透，捞出沥水。

降压食疗偏方③

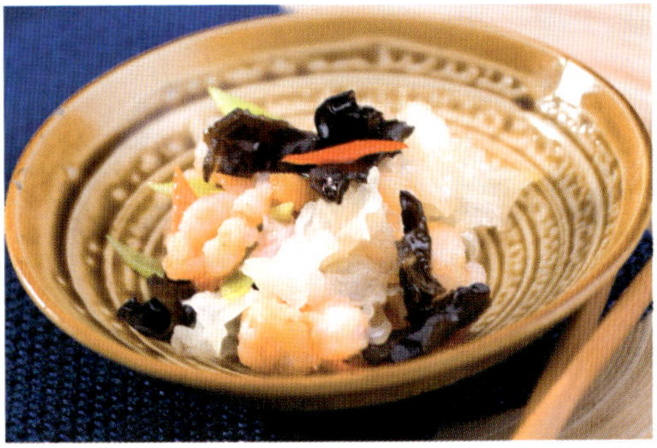

❸ 坐锅点火，加入葱油烧热，先放入葱末、姜末炒香，再下入芥蓝片、草虾、黑木耳、银耳炒匀，然后加入精盐、味精调好口味，以水淀粉勾薄芡，出锅装盘即可。

降压食疗偏方④

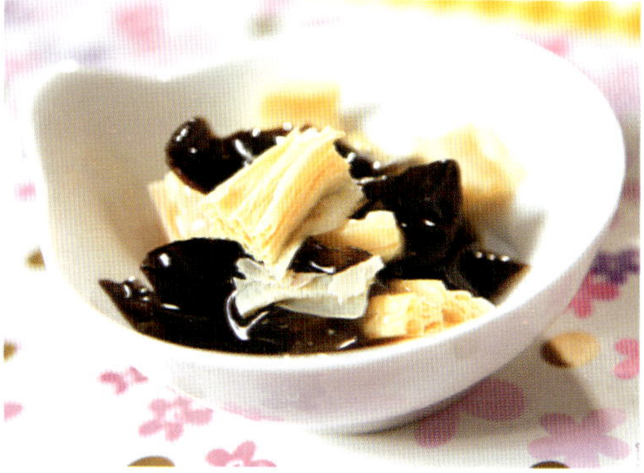

木耳炒腐竹

原料 水发腐竹250克，水发木耳100克。

调料 葱花、姜片、蒜片各5克，精盐5克，味精少许，酱油3克，鲜汤120克，水淀粉10克，植物油30克。

制作步骤

❶ 木耳洗净，撕成小朵；腐竹洗净，切成小段，放入沸水锅中焯烫一下，捞出沥干。

❷ 锅中加油烧至六成热，放入姜片、蒜片炒出香味，再放入腐竹、木耳，添入鲜汤，加入酱油、精盐、味精烧开，然后用水淀粉勾芡，淋入明油，撒上葱花，出锅装盘即可。

降压食疗偏方⑤

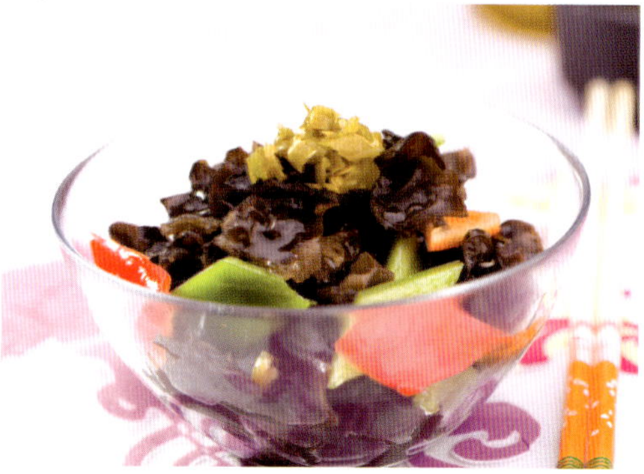

家常木耳

原料 黑木耳250克，青红甜椒30克。

调料 精盐、味精、白糖、香油、酱油、醋各3克，油酥豆瓣8克，红油各5克。

制作步骤

❶ 黑木耳入盆，用开水发制好，将其择洗干净，再用盐水洗一次，捞起沥干水分待用；青红甜椒去蒂去籽后切成3厘米长、1.5厘米宽的菱形片待用。

❷ 盆中放入精盐、味精、油酥豆瓣、酱油、醋、香油、白糖调匀后，将木耳、青红甜椒入盆充分拌匀，装盘即可。

香葱木耳爆河虾

原料 小河虾350克，木耳15克，香葱50克。

调料 精盐5克，味精、鸡精各3克，料酒15克，植物油30克，香油10克。

制作步骤

❶ 把小河虾放入淡盐水中浸泡，捞出沥水，再换清水洗净以除去泥沙、杂质，沥水。

❷ 净锅置火上，放入清水烧沸，倒入小河虾焯烫一下，捞出沥净水分。

❸ 木耳用清水浸泡至涨发，捞出洗净，撕成块；香葱去根，洗净，切成3厘米长的段。

❹ 炒锅置火上，加入植物油烧热，放入香葱段爆香，烹入料酒，放入小河虾煸炒片刻。

❺ 再加入木耳块、精盐、鸡精、味精翻炒至入味，淋上香油，出锅装盘即可。

降压食疗偏方⑥

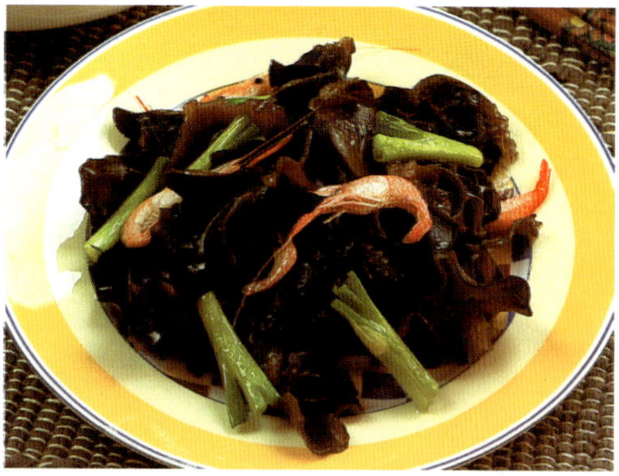

降压食疗偏方⑦

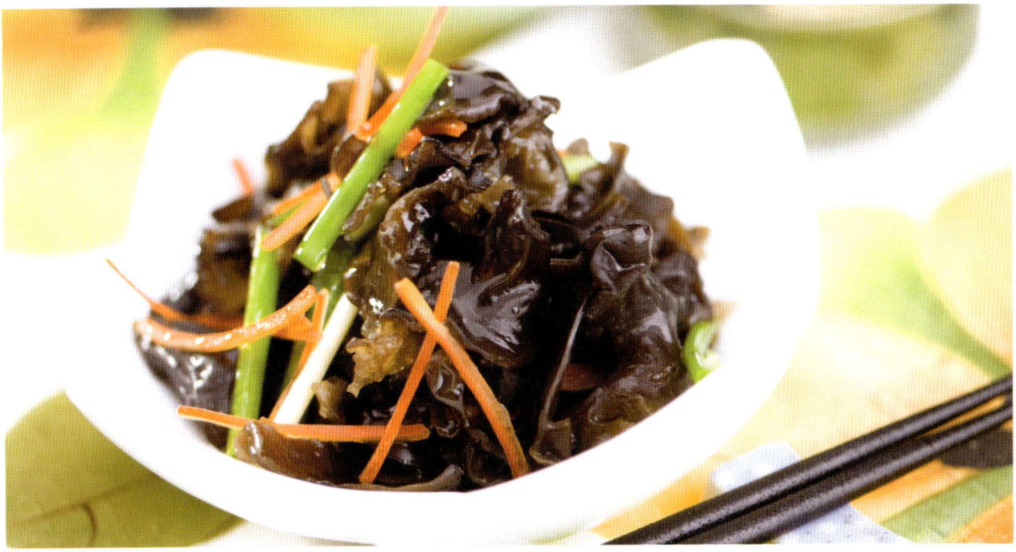

香葱炝木耳

原料 黑木耳、香葱各60克，红辣椒20克。

调料 姜丝10克，精盐3克，味精、鸡精各5克，香油、辣椒油各15克。

制作步骤

❶ 黑木耳放入清水中涨发，去除根部，洗净沥干，撕成小朵。

❷ 香葱去根、洗净，切成3厘米长的段；红辣椒洗净，去蒂及籽，切成细丝。

❸ 黑木耳、香葱段放入容器中，加入精盐、味精、鸡精拌匀，再装入盘中，撒上姜丝、红辣椒丝。

❹ 锅中加入香油和辣椒油烧热，浇在姜丝、红辣椒丝上即可。

海米拌木耳

降压食疗偏方⑧

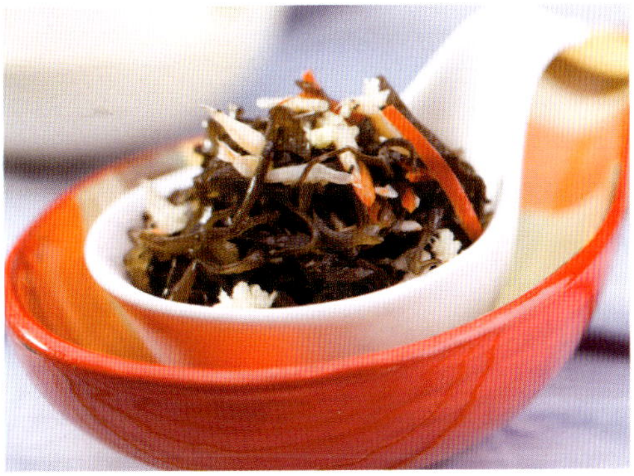

原料 水发黑木耳300克，海米25克。

调料 姜、蒜末各5克，花椒10克，精盐3克，味精、白糖、蚝油各5克，香油15克。

制作步骤

❶ 黑木耳去根、洗净，切成细丝；海米洗净，用温水浸泡20分钟，捞出沥干。

❷ 锅中加入适量清水，放入黑木耳丝武火烧沸，焯煮3分钟至熟透，再捞出过凉，用冷水浸泡。

❸ 黑木耳丝捞出沥干，放入容器中，加入海米、蚝油、精盐、味精、白糖翻拌均匀，再装入盘中，撒上姜末、蒜末。

❹ 锅中加入香油烧热，放入花椒粒炸出香味，捞出花椒，将花椒油浇入盘中即可。

别名
冬菇、香菌

中医食性
性平，味甘

不适用者
胃寒腹痛者

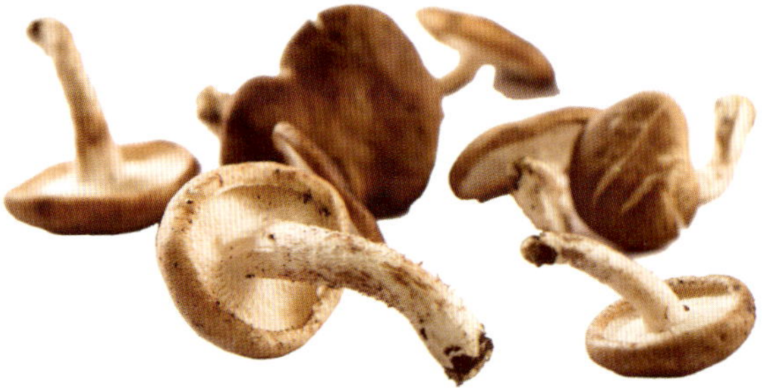

香菇 xianggu

食材简介

香菇为侧耳科植物香蕈的子实体，属担子菌纲伞菌科，是世界第二大食用菌，香菇味鲜而香，为优良的食用菌。香菇栽培源于中国，已有八百多年的历史，我国的庆元有“香菇城”之称。

营养分析

香菇含有蛋白质、氨基酸、粗纤维、维生素B_1、维生素B_2、维生素C、烟酸、钙、磷、铁等成分。其中蛋白质含量在菌类食物中是最高的。香菇中有18种氨基酸，其中人体必需氨基酸就有7种。

营养优势

香菇促进淋巴细胞的产出并提高其杀伤活力，能增强免疫功能；香菇有消除过氧化氢的作用，可以抗衰老；香菇中含有香菇嘌呤、胆碱等物质，可以防癌抗癌、降血压、降血脂。

营养吃法

香菇吃法很多，可以炒、烧，调出美味的菜肴，也可炖、煮，做成鲜美可口的汤、粥。香菇炖鸡是有名的菜肴，受到全国人民的喜爱。香菇不宜多吃，一般每次4~8朵为宜。

选购储存

❶ **选购**：香菇要选购菇伞肥厚，伞缘曲收，菇柄短而粗，菇苞未开且菇肉厚实，内侧为乳白色，皱褶明显的。香菇面呈裂开状的，应判断是天然生成，还是人为切割，后者不要选购。

❷ **储存**：香菇是干的，放在密封罐中储存，最好每个月取出曝晒一次，这样可以储存半年以上；香菇是新鲜的，可用无毒塑料袋包装好，放冰箱里冷藏或者冷冻储存保鲜。

搭配宜忌

宜：香菇宜与豆腐搭配，可健脾养胃，还能增进食欲。香菇宜与鸡腿搭配，能提高优质蛋白质。

忌：无。

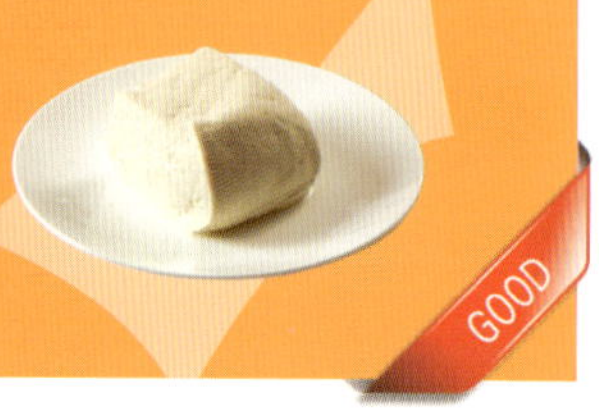

降压食疗偏方①

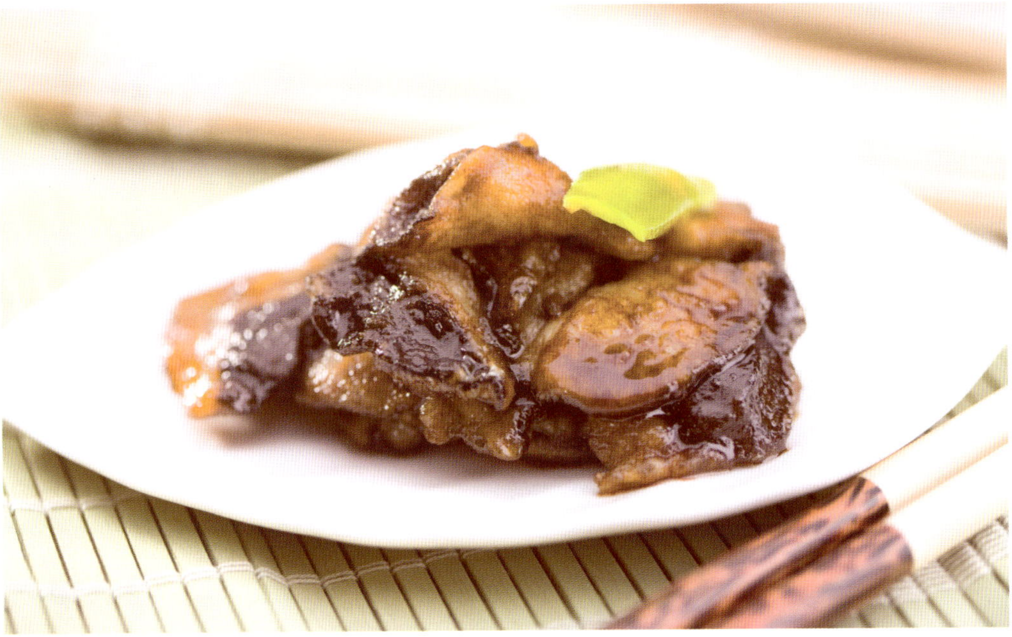

酱汁炒鲜香菇

原料 香菇500克，红椒、青椒各1/2个。

调料 黄油10克，酱油10克，白兰地5克，味精1克，植物油15克。

制作步骤

❶ 香菇切成厚片，青、红椒分别切成条。

❷ 炒锅烧热，加入植物油和黄油，等黄油熔化后，放入香菇片，用文火翻炒，等到香菇稍微变软，加入酱油翻炒，然后把青、红椒条放入，翻炒半分钟。

❸ 最后，淋上白兰地，放入味精，即可出锅。

香菇菜心

原料 油菜250克，香菇10朵。

调料 蒜末、蚝油各5克，精盐、味精各少许，水淀粉3克，植物油20克。

制作步骤

❶ 油菜择洗干净，一切两半；香菇用清水浸泡、涨发，洗去泥沙杂质，切成小朵。

❷ 锅置武火上，加入适量清水烧沸，分别放入油菜和香菇焯烫一下，捞出沥水。

❸ 锅置火上，加入植物油烧至六成热，先下入蒜末爆香，下入香菇、油菜。

❹ 然后加入精盐、味精，文火扒烧至入味，勾芡，淋入蚝油推匀，出锅盛盘即可。

降压食疗偏方②

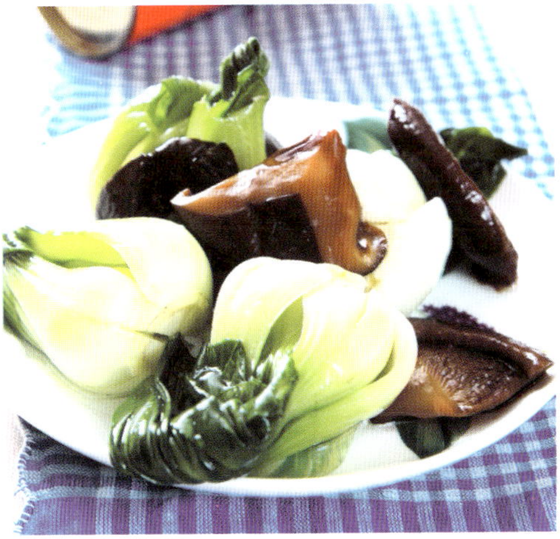

降压食疗偏方③

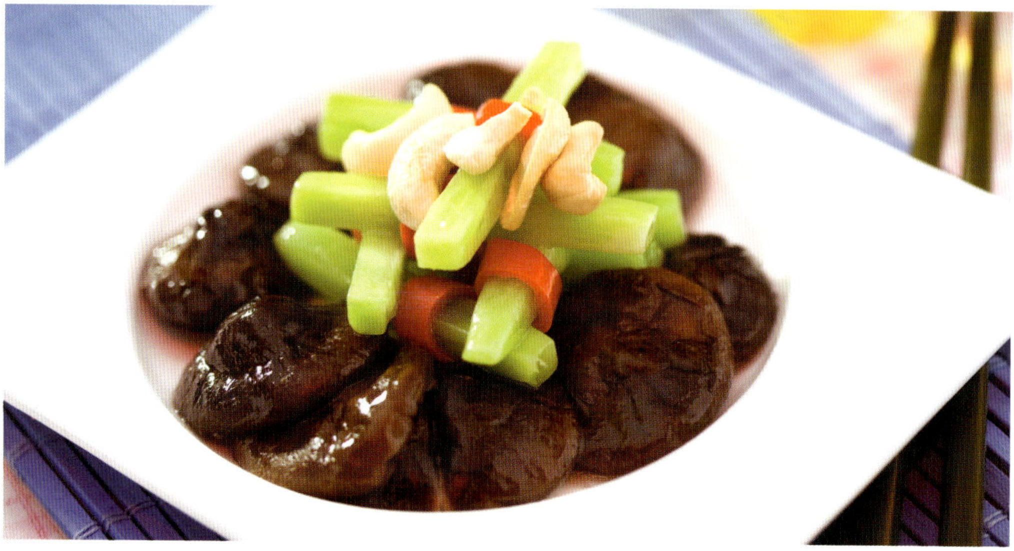

青菜腰果炒香菇

原料 芥蓝400克，腰果50克，香菇10朵，红辣椒圈适量。

调料 蒜片、白糖各5克，精盐10克，鸡精7克，水淀粉30克，植物油25克。

制作步骤

❶ 芥蓝处理干净后切段；红辣椒圈洗净，将其穿在芥蓝茎上，待用。

❷ 香菇涨发后洗净，锅中清水烧沸，将香菇和备好的芥蓝串下入沸水锅中焯好后捞出。

❸ 腰果洗净，控干水，锅中加入油烧热，待油温升至七成热时将腰果下入炸熟，捞出。

❹ 净锅加入植物油，用蒜片炝锅，将芥蓝串、腰果、香菇倒入锅中炒匀，下入精盐、白糖、鸡精调味，用水淀粉勾芡，淋油即可。

香菇白菜

原料 香菇100克，白菜80克，冬粉50克。

调料 精盐10克，味精5克，酱油、姜汁、白糖、水淀粉、香油各15克，素汤10克，植物油适量。

制作步骤

❶ 将香菇去蒂、洗净，切成小块；白菜洗净，切成滚刀块，下入沸水中焯烫一下，捞出沥干；冬粉用沸水略烫一下备用。

❷ 锅中加油烧热，先下入香菇、冬粉、白菜略炒，再加入酱油、白糖、姜汁、素汤，烧开后转文火烧熟，然后加入精盐、味精调匀，用水淀粉勾芡，再淋入香油，即可出锅装盘。

降压食疗偏方④

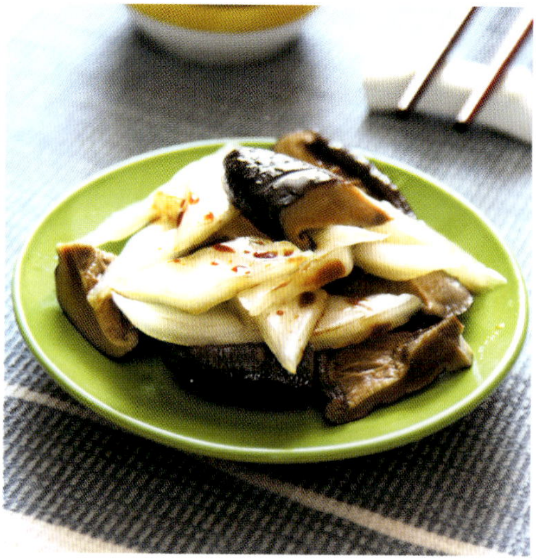

降压食疗偏方⑤

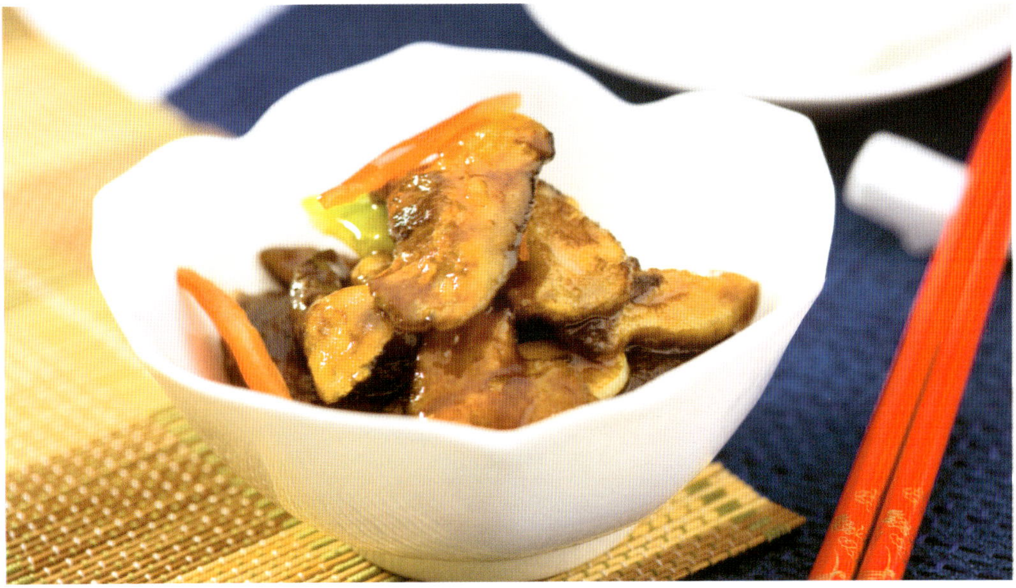

红烧香菇

原料 香菇300克，青椒块、胡萝卜片各30克。

调料 姜片、葱段、精盐、味精、白糖、花椒水、酱油、料酒、水淀粉、鸡汤、植物油各适量。

制作步骤

❶ 将香菇去蒂，洗净，片成两片。

❷ 锅中加入植物油烧至七成热，放入香菇、青椒、胡萝卜略炸一下，倒入漏勺沥油。

❸ 锅中留底油烧热，放入葱段、姜片炒香，再加酱油、鸡汤、料酒、花椒水、味精、精盐、白糖调好口味，拣出葱、姜，放入香菇，用水淀粉勾芡，淋入明油，即可出锅装盘。

芝麻卤香菇

原料 干香菇150克，熟芝麻60克。

调料 精盐、香油各10克，味精3克，白糖25克，甜面酱、酱油各15克，植物油适量。

制作步骤

❶ 香菇用清水浸泡至软，去蒂、洗净，攥干水分，放入五成热油锅中浸炸2分钟，捞出，沥油。

❷ 熟芝麻放入热锅中炒香，出锅晾凉。

❸ 锅加底油烧热，放入甜面酱炒香，再放入香菇、精盐、酱油炒匀，添入清水烧沸，转文火卤至汤汁浓稠时，撒入熟芝麻，淋香油即可。

降压食疗偏方⑥

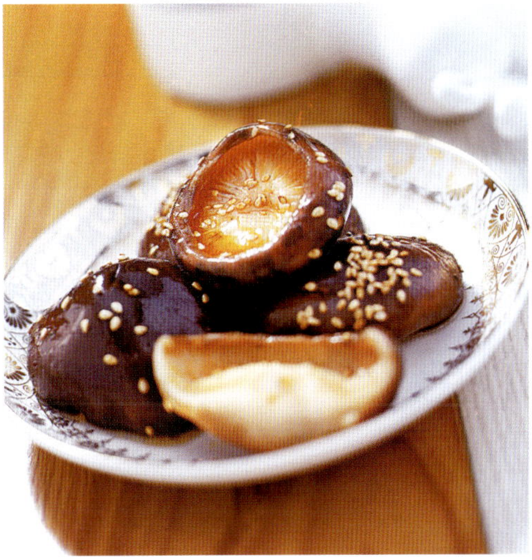

降压食疗偏方⑦

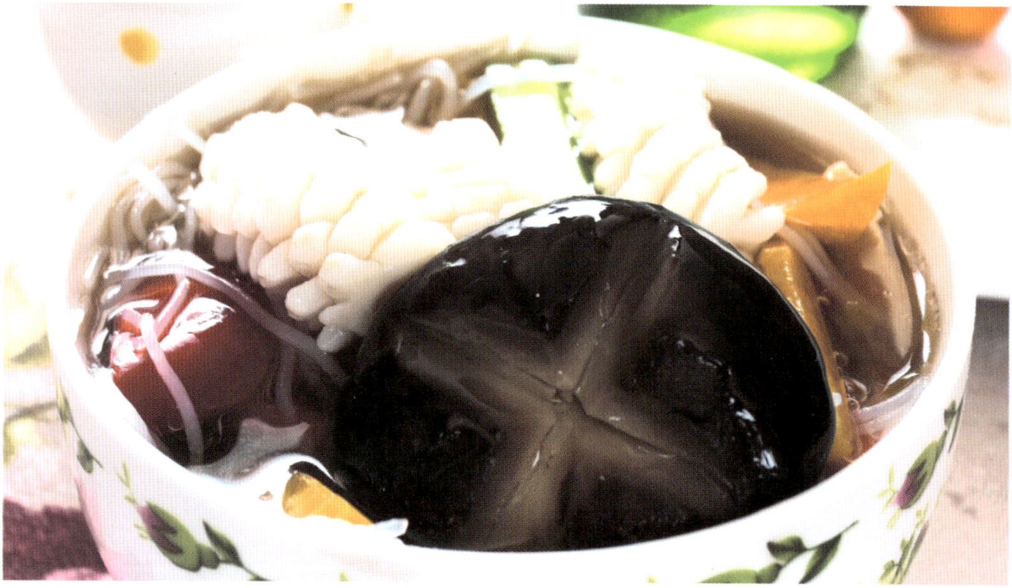

香菇西芹粉丝煲

原料 香菇、鲜鱿块各50克，粉丝、西芹段各100克，彩椒块20克。

调料 葱段10克，姜片5克，精盐8克，上汤200克，生抽、植物油各15克。

制作步骤

❶ 将鲜鱿块剞上花刀；香菇浸发，去蒂，背部剞上花刀；粉丝用温水浸发备用。

❷ 锅中加油烧热，先放入姜片、彩椒块炒香，再加入上汤，然后放入香菇煮5分钟，加入精盐、生抽调味，再倒入加热的瓦煲中，放入西芹段、鲜鱿煮沸，最后加入葱段、粉丝煮2分钟至熟即可。

香菇豆腐汤

原料 香菇50克，豆腐1块，胡萝卜30克。

调料 葱末、姜末、花椒粉、精盐、味精各少许，酱油7克，香油、清汤各适量，植物油15克。

制作步骤

❶ 将香菇去蒂、洗净，切成块；豆腐洗净、切块；胡萝卜去皮、洗净，切成“象眼片”；分别放入沸水中焯透，捞出沥干。

❷ 锅中留底油烧热，用葱、姜、花椒粉炝锅，再添入清汤，加入豆腐、香菇、胡萝卜、酱油、精盐烧开，然后转文火慢炖至入味，再放入味精，淋入香油，即可出锅装碗。

降压食疗偏方⑧

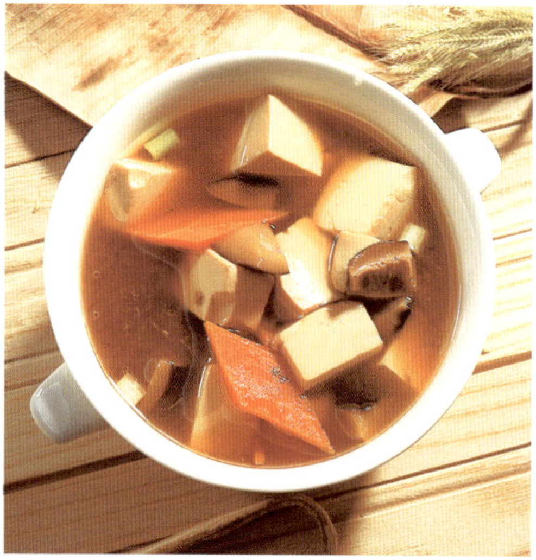

Part 4 豆类

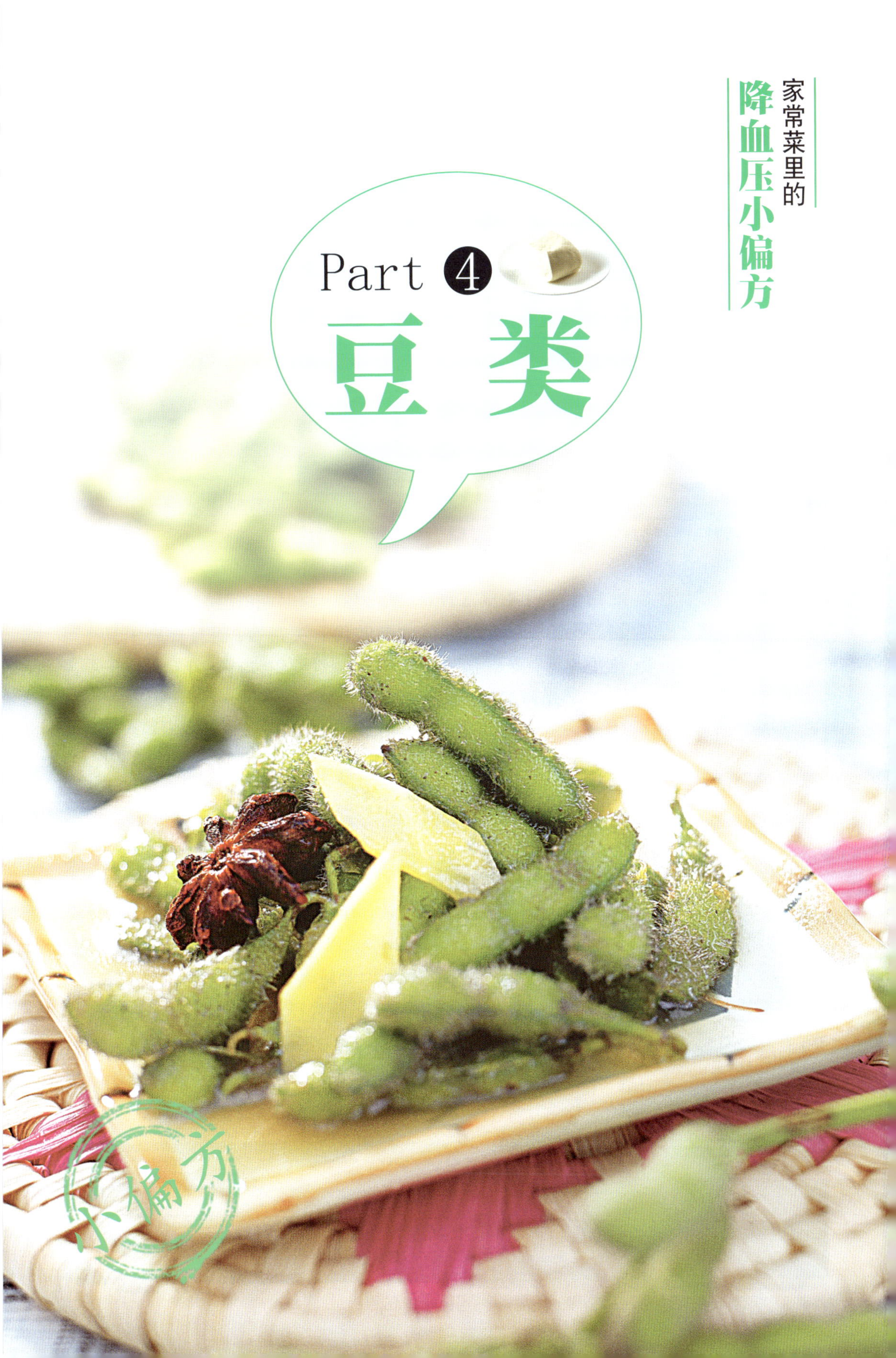

降压食疗偏方④

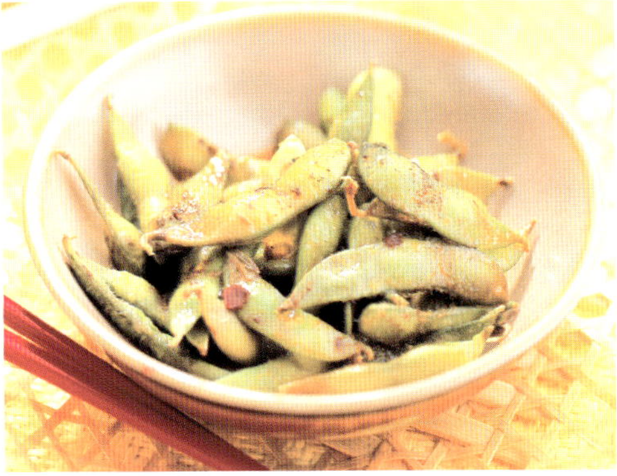

黑胡椒毛豆

原料 新鲜毛豆200克。

调料 葱段25克，姜片10克，八角3粒，黑胡椒粒15克，精盐、料酒各少许，白糖、辣椒油、香油各5克。

制作步骤

❶ 坐锅点火，加入适量清水，先放入精盐、料酒调匀，再下入洗净的毛豆、葱段、姜片、八角烧开，然后捞出毛豆、八角，沥干装盘。

❷ 将毛豆、八角趁热加入黑胡椒粒、辣椒油、香油、精盐、白糖拌匀，待凉装入密封容器中，放入冰箱冷藏30分钟，即可取出。

降压食疗偏方⑤

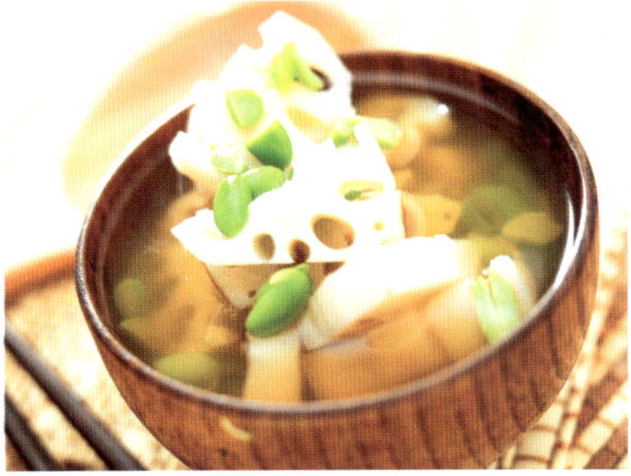

毛豆莲藕汤

原料 莲藕300克，毛豆仁200克。

调料 姜末5克，精盐5克，鸡精3克，料酒10克，高汤1500克，植物油30克。

制作步骤

❶ 将毛豆仁洗净，切成碎粒；莲藕去皮、洗净，切成小片。

❷ 坐锅点火，加油烧热，先下入姜末、毛豆仁、莲藕片翻炒片刻，再烹入料酒，添入高汤，加入精盐、鸡精煮至入味，即可出锅装碗。

降压食疗偏方⑥

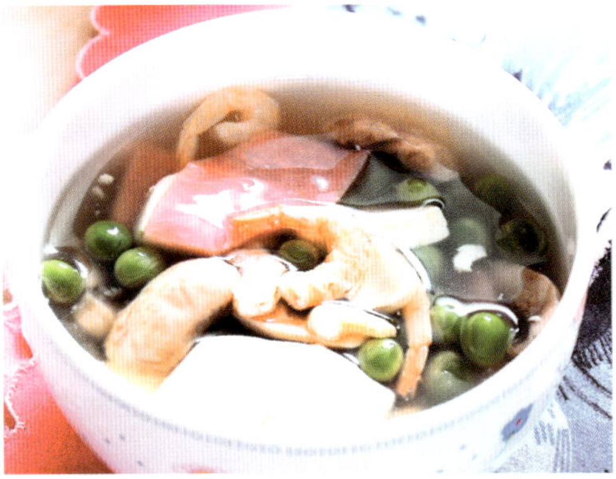

毛豆仁豆腐汤

原料 豆腐2块，鲜毛豆仁100克，熟鸡皮50克，熟火腿、水发口蘑各15克，海米10克。

调料 姜末、精盐、味精、料酒、香油、鲜汤各适量。

制作步骤

❶ 将毛豆仁洗净，放入沸水中焯透，捞出冲凉，挤去外皮；口蘑洗净，切成小片；火腿切成“象眼片”；海米用温水洗净，上屉蒸软，取出备用。

❷ 将豆腐洗净、切块，和鸡皮分别用沸水焯烫一下，捞出沥干待用。

❸ 锅再上火，加入鲜汤，放入豆腐、鸡皮、口蘑、毛豆仁、火腿、海米、料酒、精盐、味精烧开，再撇去浮沫，淋上香油，即可出锅装碗。

降压食疗偏方⑦

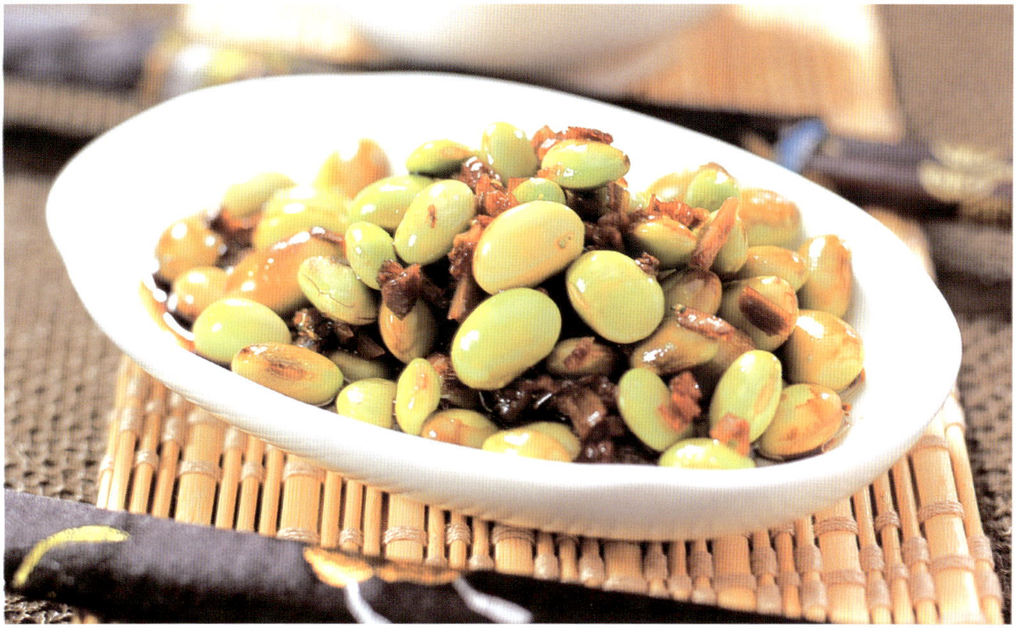

雪菜煮毛豆

原料 新鲜毛豆300克，雪菜100克，红椒圈少许。

调料 香油、酱油各5克，白糖10克。

制作步骤

❶ 毛豆去皮、留仁，毛豆仁洗净，汆烫；雪菜洗净，沥水，切粒。

❷ 煮滚清水1杯，放入毛豆煮20分钟，加入雪菜再煮2～3分钟，盛起放凉后放入调味料，缀上红椒圈，拌匀后是下酒的最佳凉菜。

鸡肉蘑菇毛豆汤

降压食疗偏方⑧

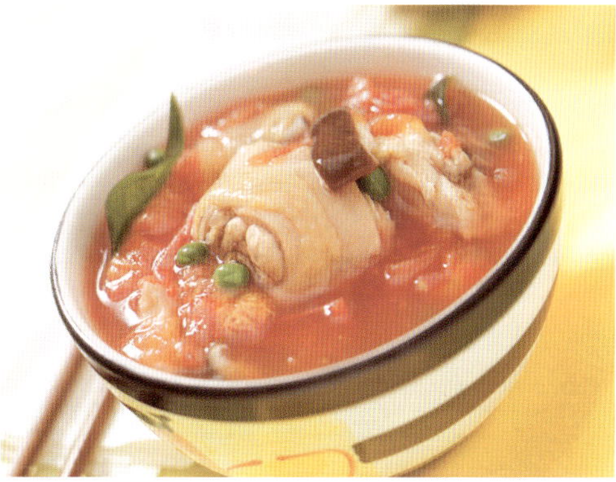

原料 鸡腿150克，鲜香菇、毛豆仁各80克，番茄1个，水发海带50克，洋葱粒30克。

调料 精盐5克，味精、蚝油各7克，料酒15克，植物油30克。

制作步骤

❶ 将鸡腿洗净，剁成大块，再放入沸水锅中焯烫一下，捞出冲净。

❷ 海带洗净，切成菱形片。

❸ 香菇去蒂,洗净，切片。

❹ 番茄去蒂，洗净，切成小块。

❺ 锅中加油烧热，先下入洋葱、番茄炒软，再添入适量清水，放入鸡腿炖煮30分钟，然后加入香菇、毛豆仁、海带、精盐、味精、蚝油、料酒煮至入味，即可出锅装碗。

别名
交豆、青小豆、植豆

中医食性
性寒，味甘

不适用者
脾胃虚弱者

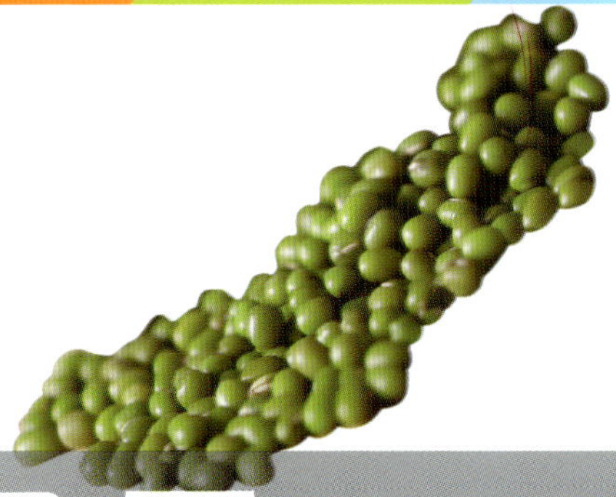

绿豆 lüdou

食材简介

绿豆是豆科、蝶形花亚科豇豆属，一年生草本植物。原产印度、缅甸地区，在中国已有两千多年的栽培历史，我国南北各地均有栽培。绿豆不但有食用价值，还有药用价值，有“济世之良谷”的说法。

营养分析

绿豆含有丰富无机盐、维生素，主要营养成分有蛋白质、脂肪、碳水化合物、维生素B_1、维生素B_2、叶酸、胡萝卜素、矿物质钙、磷、铁。其组成中富含赖氨酸、亮氨酸、苏氨酸，但蛋氨酸、色氨酸、酪氨酸比较少。

营养优势

绿豆具有清热解毒，它属凉性食物。绿豆中含有大量钾元素，可用绿豆汤来补充营养，达到清热解毒之效。绿豆中含有的多糖，能够增强血清脂蛋白酶的活性，以降低血脂。

营养吃法

绿豆用于煮饭、煮粥、做绿豆汤。绿豆常用来做成豆沙，以供各种糕点的馅料，美味可口；绿豆还可发制绿豆芽，可与蔬菜或者肉类一同炒着吃，营养丰富。

选购储存

❶ **选购:** 挑选绿豆的时候一定要注意挑选无霉烂、无虫口、无变质的绿豆，新鲜的绿豆应是鲜绿色的，老的绿豆颜色会发黄。看绿豆是否被污染一是看绿豆是否干瘪、有皱纹，二是看绿豆是否有刺激性的化学气味。

❷ **储存:** 储存绿豆时，可以先把绿豆放到太阳下晒一下，然后用塑料袋装起来，再在塑料袋里放几瓣大蒜。

搭配宜忌

宜：绿豆宜与燕麦搭配，能够有效控制血糖含量。

忌：绿豆不宜与狗肉搭配，凉热两性食物相冲，会引起腹泻等。

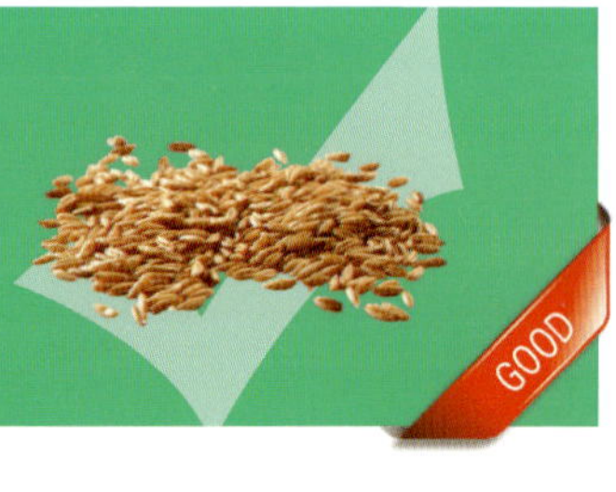

降压食疗偏方①

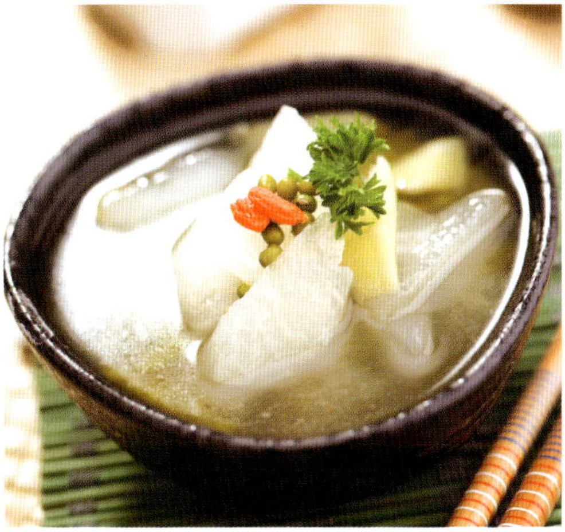

绿豆冬瓜汤

原料 冬瓜800克，绿豆300克。

调料 鲜汤480克，姜、葱各10克，精盐3克。

制作步骤

❶ 锅洗净置武火上，倒入鲜汤烧沸，捞去泡沫；姜洗净拍破，放入锅内；葱去根洗净，切成段入锅；绿豆淘洗干净，去掉浮于水面的豆皮，然后入汤锅内炖烧。

❷ 将冬瓜去皮、去瓤，洗净，切块，投入汤锅内，炖至酥而不烂，加少许精盐即可。

降压食疗偏方②

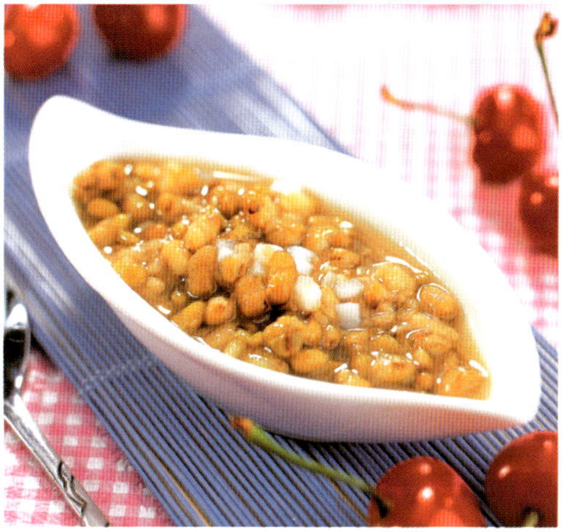

绿豆马蹄爽

原料 绿豆、马蹄各100克。

调料 冰糖100克，糖桂花3克，精盐5克。

制作步骤

❶ 将绿豆洗净，用清水泡2个小时；马蹄洗净，放入盐水中泡一下，捞出备用。

❷ 锅中加入清水、绿豆煮至开花，再放入马蹄煮20分钟，然后加入冰糖、糖桂花煮至溶化，晾凉即可。

降压食疗偏方③

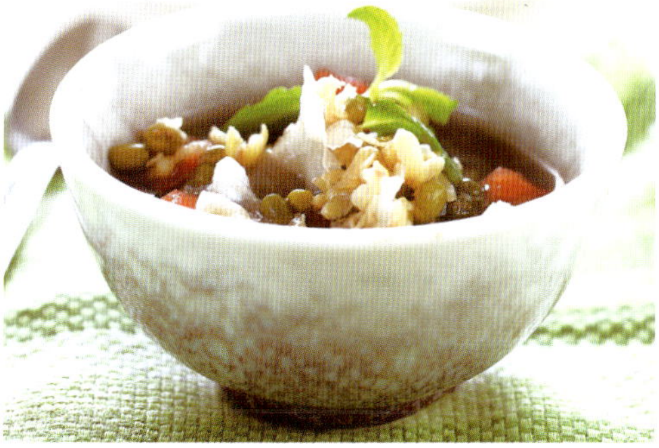

消暑绿豆粥

原料 西瓜150克，水蜜桃100克，绿豆75克，银耳10克。

调料 冰糖45克。

制作步骤

❶ 银耳用冷水浸泡回软，择洗干净；西瓜去皮及籽，切成小块；水蜜桃去掉果核，切成小瓣。

❷ 锅中加入清水和绿豆，用武火烧沸，转文火煮40分钟，再下入银耳及冰糖搅匀，煮约20分钟。

❸ 然后放入西瓜块和蜜桃瓣，续煮3分钟，离火自然冷却，装入大碗中，用保鲜膜密封，放入冰箱内冷冻20分钟，食用时取出，装碗上桌即可。

降压食疗偏方④

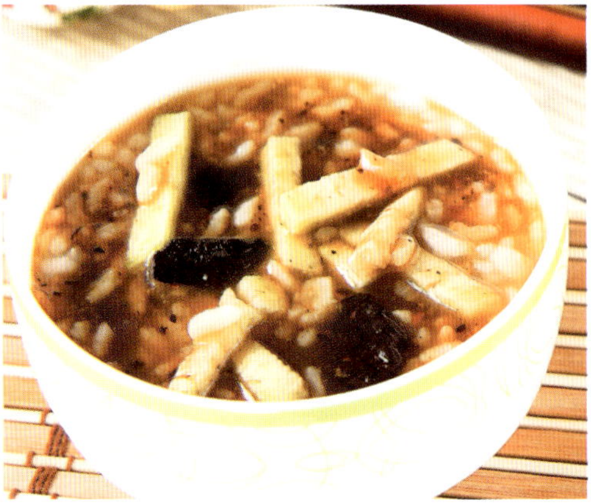

追风茄粥

原料 绿豆粉、黑豆皮各50克，茄子250克，何首乌10克。

调料 鸡精少许。

制作步骤

❶ 将茄子择除根蒂后，清洗干净，去皮，切条。

❷ 将何首乌整理后清洗干净，切小块。

❸ 将茄条和何首乌块放入锅中，加入适量清水，置火上煎煮至茄子烂熟，再加入黑豆皮和绿豆粉煮至熟透，充分搅拌成糊即可。

降压食疗偏方⑤

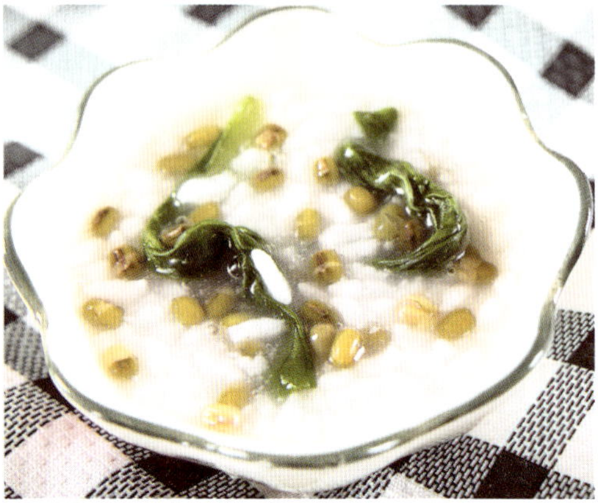

油菜绿豆粥

原料 大米100克，油菜150克，绿豆50克。

调料 精盐少许。

制作步骤

❶ 将大米淘洗干净；油菜洗净，切成小段；绿豆洗净备用。

❷ 锅置火上，加入适量清水，先放入绿豆煮约30分钟，再加入大米、油菜武火烧沸，然后转文火煮至米烂粥成，再加入精盐调味，即可出锅装碗。

加味绿豆粥

原料 绿豆50克，薏苡仁30克，杏仁10克，大米100克。

调料 冰糖50克，鲜汤1000克。

制作步骤

❶ 将绿豆、薏苡仁、杏仁淘洗干净，浸泡后待用。

❷ 大米100克用水洗净，加入300克清水浸泡30分钟捞出，控水。

❸ 锅中加入鲜汤煮沸，撇净浮沫加盖，转文火煮约1小时至米粒软烂时，加入绿豆、薏苡仁、杏仁、冰糖同煮成稀粥。

降压食疗偏方⑥

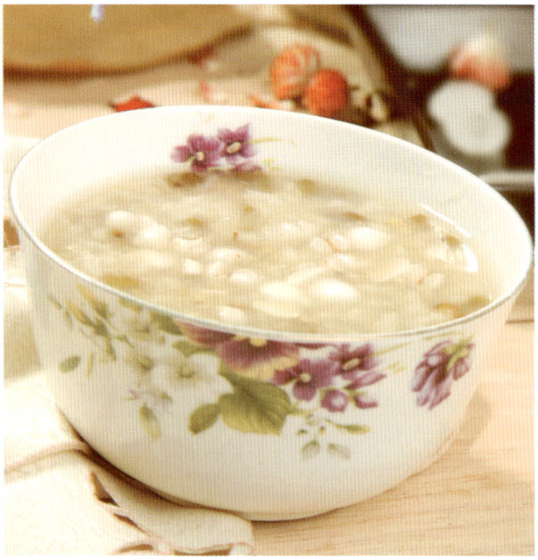

降压食疗偏方⑦

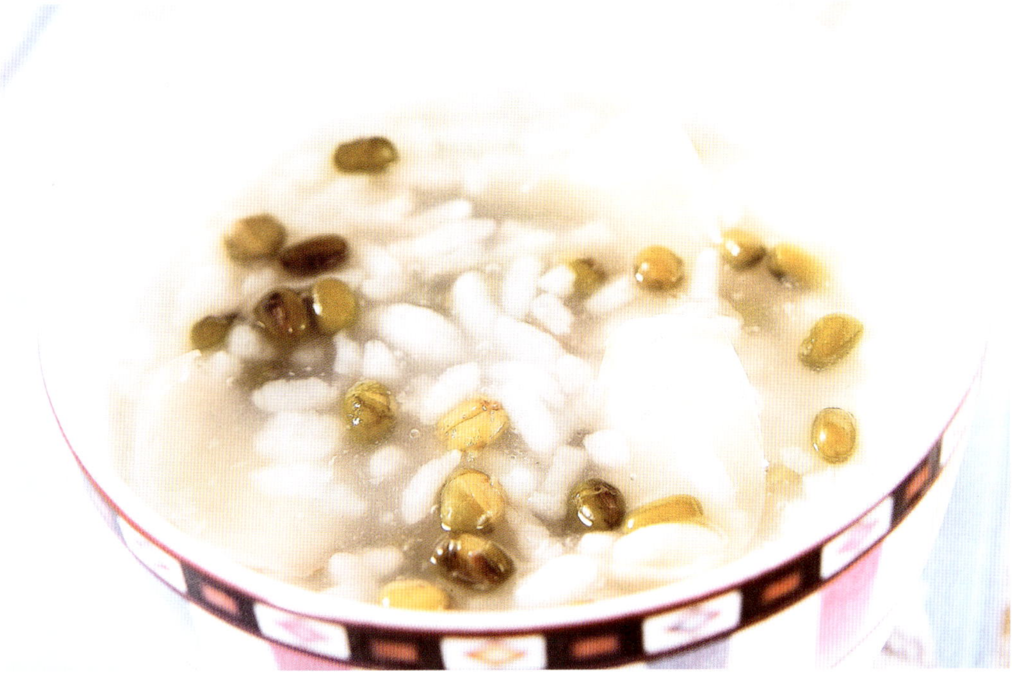

百合绿豆粥

原料 大米150克，百合20克，绿豆50克。

调料 无。

制作步骤

❶ 将百合、绿豆洗净，去除泥沙。

❷ 大米淘洗干净备用。

❸ 将绿豆、百合、大米一同放入锅中，加入适量清水，先用武火烧沸，再改用文火煮约35分钟，即可出锅装碗。

降压食疗偏方⑧

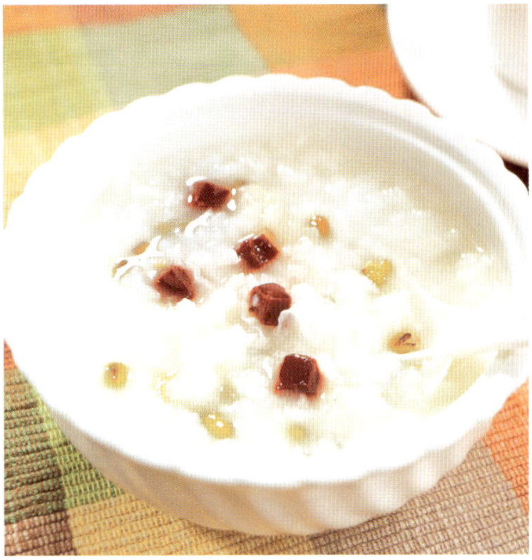

绿豆银耳京糕粥

原料 大米150克，绿豆50克，银耳30克。

调料 白糖、山楂糕（又名京糕）各适量。

制作步骤

❶ 绿豆洗净，提前放清水中浸泡2小时；银耳泡发后洗净，撕成小片；山楂糕切小丁；大米淘洗干净备用。

❷ 锅内放清水，加入绿豆煮软，放入大米煮至绿豆开花，加入银耳、白糖、山楂糕煮至黏稠即可。

别名	中医食性	不适用者
无	性凉，味甘	腹胀、脾虚者

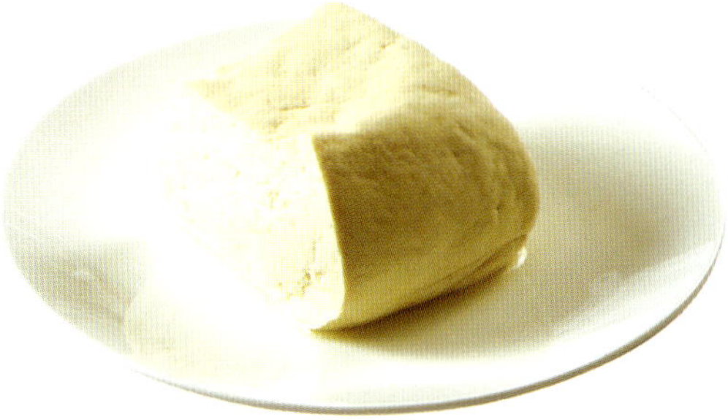

豆腐 doufu

食材简介

豆腐是以大豆为原料加工而成的，是由我国发明、制造的，已有两千多年的历史。豆腐可以常年生产，不受季节限制，在冬季蔬菜生产的淡季，豆腐可以调剂菜肴品种。豆腐历来受到人们的欢迎，被人们誉为“植物肉”。

营养分析

豆腐中主要营养成分有钙、钾、磷、镁、蛋白质、钠、碳水化合物、脂肪、维生素B_1、维生素B_2、维生素E、烟酸、硒、铁、锌、锰等。

营养优势

豆腐中含有大量类黄酮，可以刺激雌激素，延缓更年期；豆腐中含有异黄酮，可以调整乳腺对雌激素的反应，可降低乳腺癌的危险；豆腐可以预防心脑血管疾病。

营养吃法

豆腐常见吃法有炒食、烧食、炖食、炸食、煮食等。豆腐与鱼或者菌类煮汤吃最有营养。豆腐每次不宜吃太多，且不宜天天吃，建议每天食用量约400克。

选购储存

①选购：豆腐应挑选结构均匀，无杂质，呈均匀的乳白色或淡黄色，稍有光泽，软硬适度，有一定弹性，并具有豆腐特有香味的。

②储存：豆腐很容易变质，买回家后，应马上浸泡于水中，并放入冰箱冷藏，食用前再取出，最好在购买当天吃完，吃不掉的豆腐可以放冰箱冷冻室储存。

搭配宜忌

宜：豆腐宜与白萝卜搭配，可促进消化。豆腐宜与带鱼搭配，可促进钙物质吸收。

忌：豆腐不宜与蜂蜜搭配，易引起腹泻。

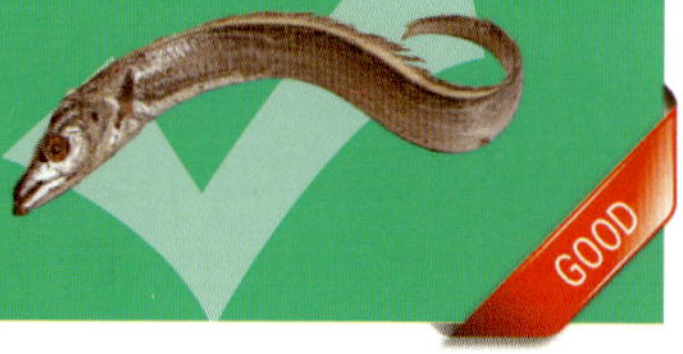

降压食疗偏方①

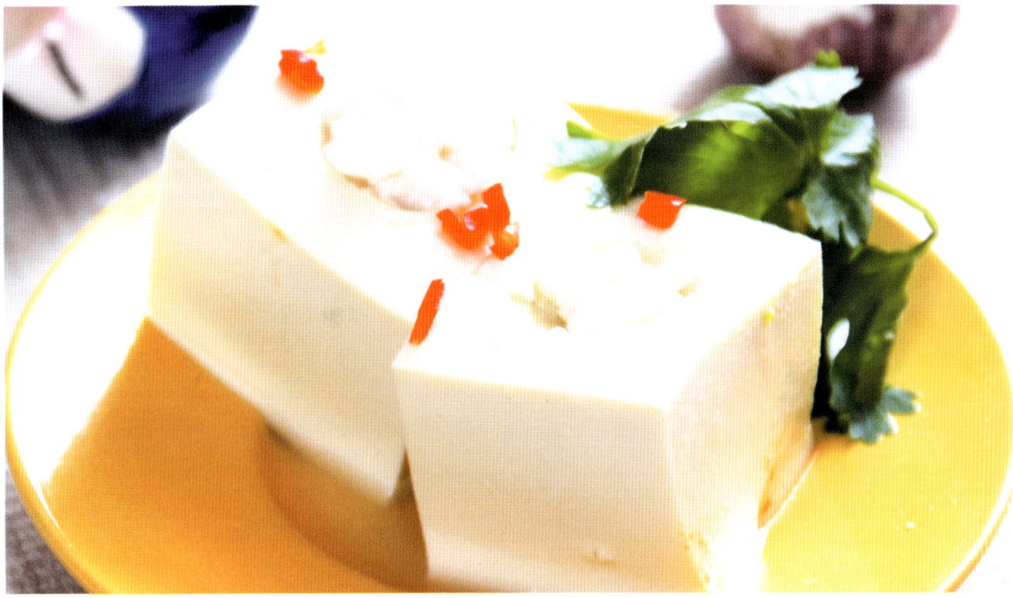

鱼滑酿豆腐

原料 豆腐500克，鱼滑100克，鸡蛋清、红椒末各少许。

调料 香菜少许，精盐5克，水淀粉10克，上汤45克。

制作步骤

❶ 将豆腐切块，中间挖空做成豆腐盅；鱼滑加入精盐拌匀，酿入豆腐中备用。

❷ 将酿豆腐上笼，用武火蒸5分钟，取出待用。

❸ 锅中加入上汤、精盐拌匀烧沸，用水淀粉勾芡，淋入鸡蛋清，浇在酿豆腐上，撒上红椒末、香菜即可。

家常豆腐

原料 豆腐500克，红椒1个。

调料 葱段、姜片各适量，精盐5克，蚝油15克，胡椒粉少许，上汤45克，水淀粉适量，植物油500克（实耗50克）。

制作步骤

❶ 将豆腐用盐水浸泡，捞出沥干，切成三角形；红椒切成菱形片备用。

❷ 锅中加油烧至八成热，放入豆腐块，用武火炸至金黄色，捞起沥油待用。

❸ 锅中加油烧热，下入葱段、姜片炒香，再放入红椒片略炒，添入上汤，加入精盐、蚝油、胡椒粉调味，放入豆腐略焖，勾芡，淋明油即可。

降压食疗偏方②

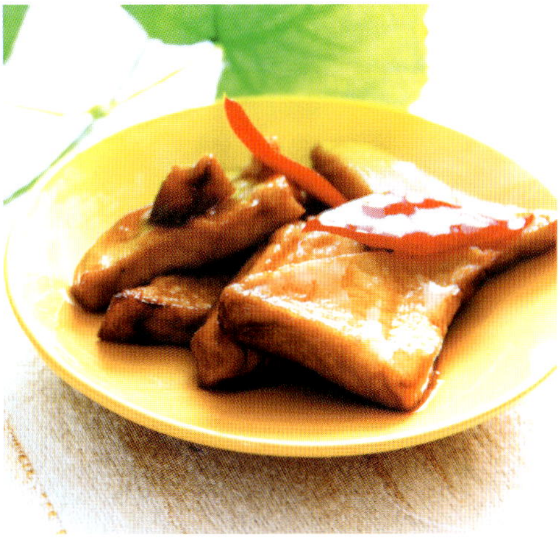

降压食疗偏方③

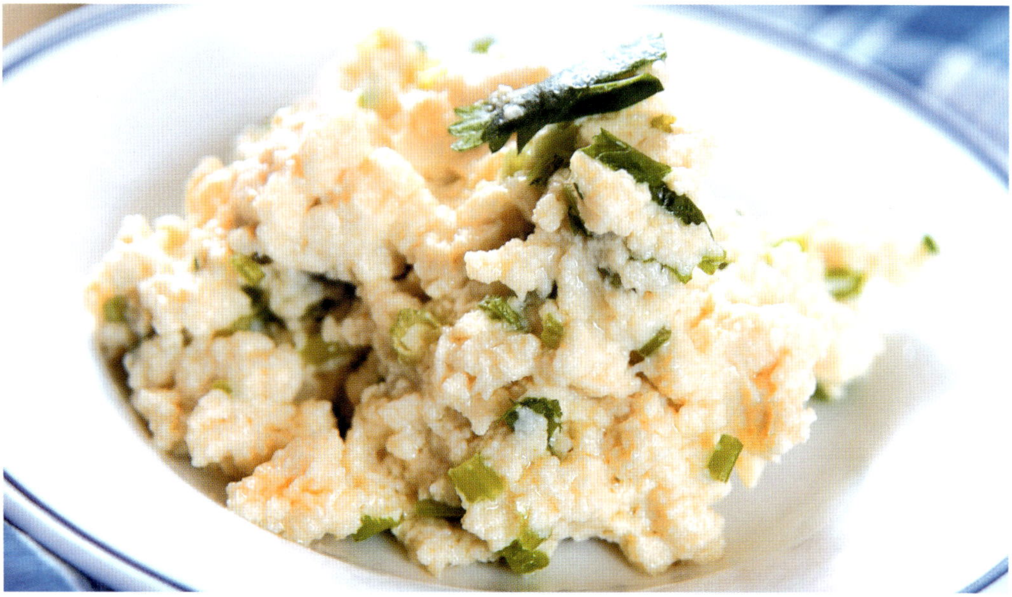

鸡汤小豆腐

原料 豆腐、茼蒿各200克，鸡蛋3个。

调料 葱花、葱末、香菜末、精盐、味精、胡椒粉、酱油、香油、浓鸡汤、植物油各适量。

制作步骤

❶ 将豆腐剁成细泥；茼蒿带叶洗净，切成细末；鸡蛋磕入盆内，加入豆腐、茼蒿、精盐、味精、胡椒粉拌匀成蛋液豆腐备用。

❷ 锅中加入植物油烧热，先下入葱花烹香，再放入鸡蛋液豆腐翻炒，然后加入浓鸡汤煨炖，出锅时加入胡椒粉、香菜末、香油。

❸ 将葱末、酱油、味精、香油调匀成汁，与小豆腐一同上桌即可。

金牌豆腐

原料 日本豆腐500克，百合粒、番茄粒各10克，黄桃粒15克。

调料 白糖、白醋各15克，淀粉45克，水淀粉10克，植物油500克（实耗30克）。

制作步骤

❶ 将日本豆腐切成块，拍上淀粉，入六成热油锅中炸至呈金黄色时，捞出备用。

❷ 锅置火上，加入少许清水、白糖、白醋烧开，再用水淀粉勾芡，然后放入日本豆腐、百合粒、番茄粒、黄桃粒翻炒，淋入明油，出锅装盘即可。

降压食疗偏方④

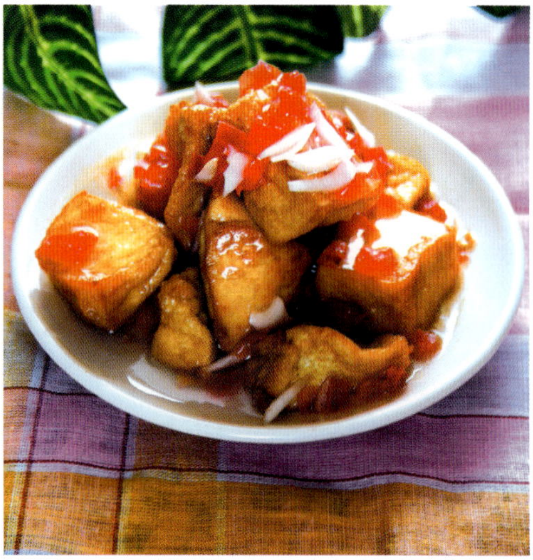

降压食疗偏方⑤

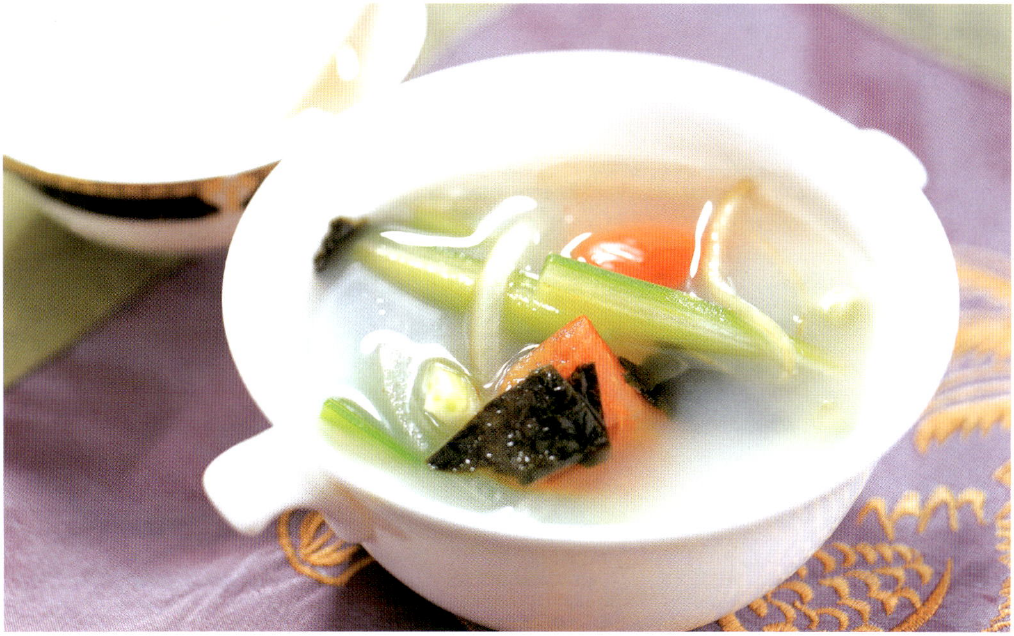

鲫鱼豆腐煲

原料 鲫鱼1条，豆腐200克，火腿10克，冬笋、雪里蕻、红椒各50克，青蒜、豆芽各20克。

调料 精盐、料酒各5克，鸡精3克。

制作步骤

❶ 将鲫鱼去鳞、去鳃、去内脏，洗净，切成块；火腿、冬笋、雪里蕻、红椒匀切片备用。

❷ 将鲫鱼块放入锅中煎至上色，再烹入料酒，加入少许清汤烧沸，然后放入豆腐、火腿、冬笋、雪里蕻、红椒、青蒜、豆芽，加入精盐、鸡精续煮10分钟，待汤白味醇，即可。

双鲜豆腐

原料 日本豆腐500克，茶树菇、鲜蘑各50克。

调料 豆瓣辣酱30克。

制作步骤

❶ 将日本豆腐切成小段，入沸水锅中焯水，捞出装盘；茶树菇、鲜蘑洗净，分别入沸水锅中焯水，捞出装盘备用。

❷ 食用时浇上豆瓣辣酱，或用豆瓣辣酱蘸食即可。

降压食疗偏方⑥

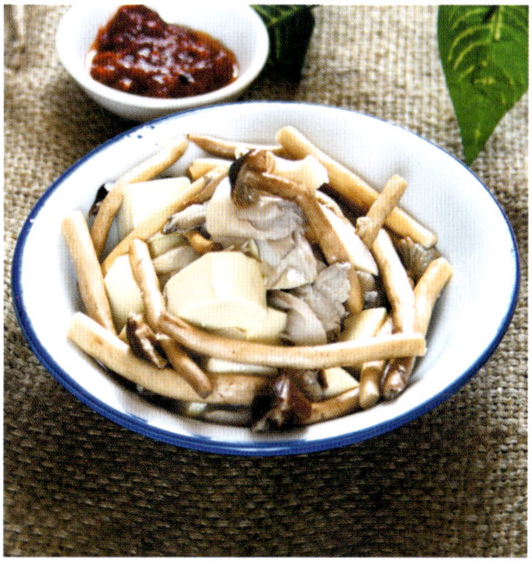

降压食疗偏方④

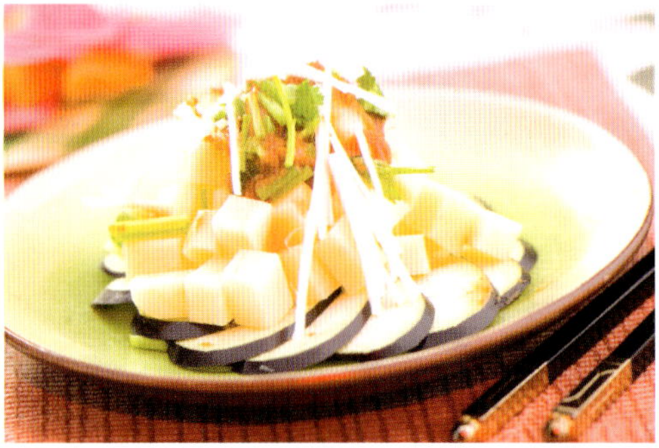

豆酱拌茄子

◎原料 紫茄子250克，土豆200克，香菜20克。

◎调料 大葱50克，大豆酱30克。

☞制作步骤

❶ 将紫茄子去蒂，洗净，斜切成大片；土豆洗净，削去外皮，切成1厘米见方的丁。

❷ 大葱去皮及根，洗净，切成3厘米长的丝；香菜择洗干净，切成2厘米长的段。

❸ 将紫茄子片呈放射状围摆在盘子的外侧，土豆丁堆放在盘子中间，放入蒸锅内，盖上锅盖，用武火烧开，蒸约8分钟，至熟烂取出。

❹ 撒上葱丝、香菜段，浇上大豆酱调拌均匀，即可上桌。

降压食疗偏方⑤

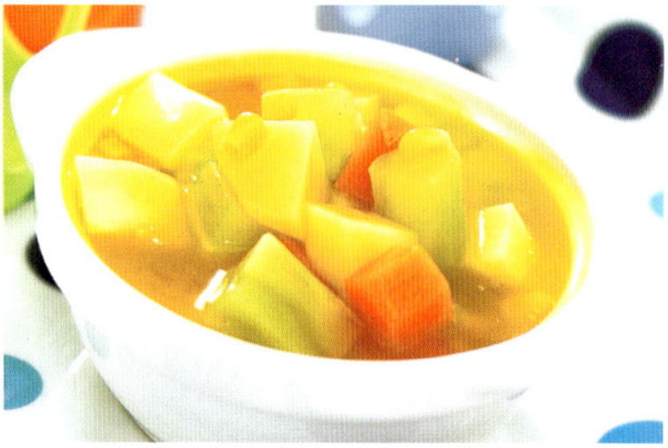

土豆玉米浓汤

◎原料 土豆300克，莴苣100克，玉米粒50克，胡萝卜1/2根。

◎调料 精盐适量，咖喱粉、鱼露、柠檬汁各15克，清汤1000克。

☞制作步骤

❶ 将土豆去皮、洗净，切成块；莴苣去皮、留叶，洗净；玉米粒控水；胡萝卜去皮、洗净，切成块备用。

❷ 汤锅中加入清汤烧沸，下入所有原料，再加入咖喱粉、鱼露、柠檬汁、精盐煮至入味即可。

降压食疗偏方⑥

茄汁香菜土豆

◎原料 土豆500克，鸡蛋1个，面粉75克，香菜50克。

◎调料 葱花、姜末各10克，精盐、香油各10克，味精少许，白糖、番茄酱、水淀粉各45克，清汤适量，植物油500克（实耗50克）。

☞制作步骤

❶ 香菜择洗干净；鸡蛋磕入碗中，加入面粉、适量水淀粉及清水调制成糊；用番茄酱、白糖、清汤、水淀粉和香油调成汁备用。

❷ 土豆去皮洗净，切条，用精盐腌软。

❸ 锅中加油烧至六成热，放入裹匀鸡蛋糊

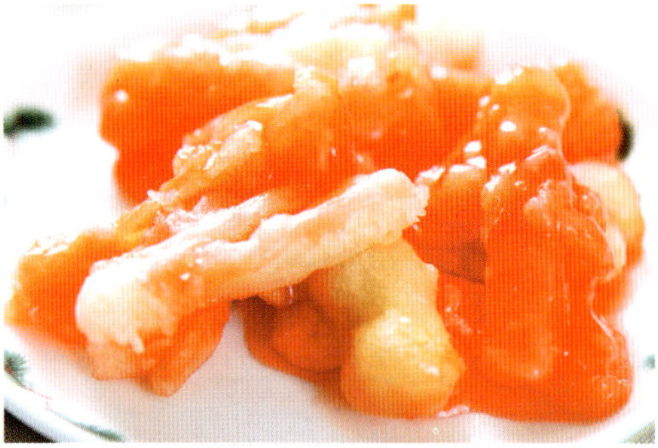

的土豆条炸至焦酥呈金黄色，沥油，入盘。

❹ 锅中留少许油烧热，放入姜末略炒，再加入调好的汁烧沸，然后加入少许热油，出锅浇盖在土豆上，撒上葱花、香菜叶即可。

降压食疗偏方⑦

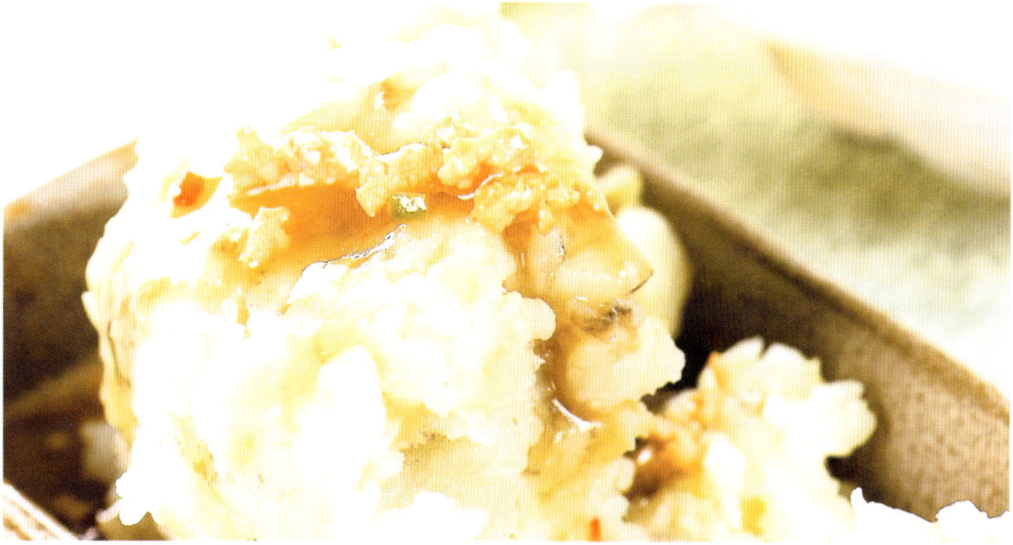

鸡汁土豆泥

◎原料 土豆350克，鸡胸肉75克，青椒丁、红椒丁各25克。

◎调料 葱末、味精、鸡精、胡椒粉各少许，精盐、白糖、香油各5克，植物油15克，鸡汤150克。

☞制作步骤

❶ 土豆去皮，洗净，切块，蒸熟，晾凉碾成土豆泥，加上少许植物油拌匀；鸡胸肉洗净，切成碎粒。

❷ 锅中加油烧热，先下入葱末和鸡肉粒炒至变色，再倒入鸡汤烧沸，下入土豆泥用武火炒匀。

❸ 然后加入精盐、味精、鸡精、白糖、青椒丁、红椒丁炒匀，最后撒上胡椒粉调匀，淋上香油即可。

红蘑土豆片

降压食疗偏方⑧

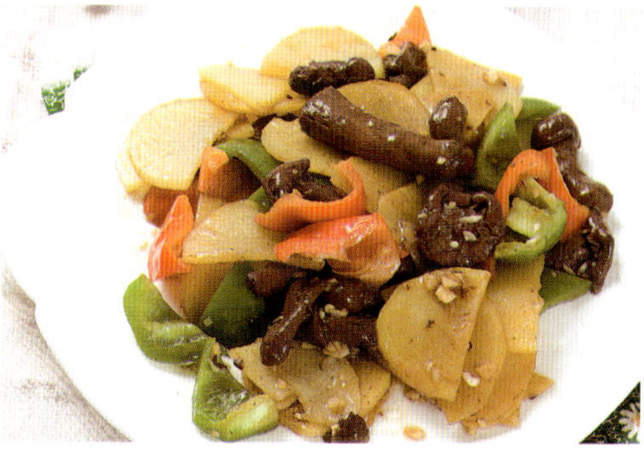

◎原料 土豆400克，红蘑50克，青、红椒各15克。

◎调料 葱末、姜末、蒜末各少许，精盐、味精各5克，胡椒粉3克，酱油30克，鲜汤150克，香油10克，植物油750克（实耗50克）。

☞制作步骤

❶ 土豆削去外皮，洗净，切薄片；青椒、红椒整理干净后，切块；红蘑用温水泡软，整理干净后清洗干净，放入沸水锅内烫透，沥水，加入葱段、姜片和鲜汤，上锅蒸1小时，取出。

❷ 净锅置火上，加入植物油烧热，放入土豆片炸熟，捞出沥油；锅留底油烧热，下入葱末、姜末、青椒块、红椒块稍炒，放入红蘑块、土豆片翻炒均匀出香味。

❸ 加入酱油，滗入蒸红蘑的原汁烧沸；加入蒜末、精盐、味精、胡椒粉和香油炒匀，即可。

别名
山芋、地瓜

中医食性
性平，味甘

不适用者
胃溃疡、胃酸过多、糖尿病患者

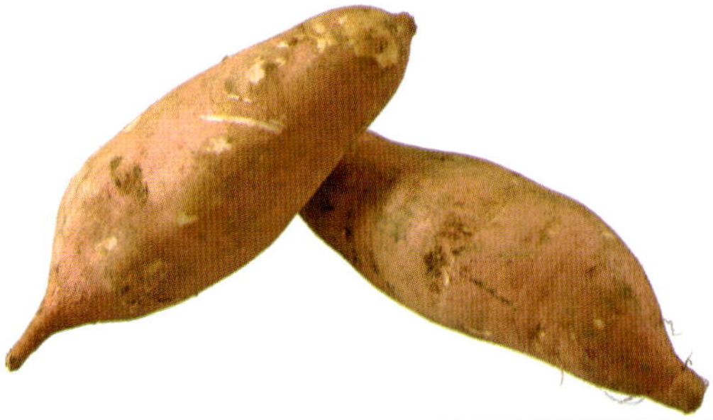

红薯 hongshu

食材简介

红薯为旋花科一年生植物，原产于热带亚热带地区，起源于南美洲、非洲南亚地区。红薯富含蛋白质、淀粉、果胶、纤维素、氨基酸、维生素及多种矿物质，有“长寿食品”之誉。红薯具有抗癌、保护心脏等功效。

营养分析

鲜红薯含有丰富的淀粉、膳食纤维、胡萝卜素、维生素A、B族维生素、维生素C、维生素E以及钾、铁、铜、硒、钙等十余种微量元素和亚油酸等，是很好的低脂肪、低热能食品。

营养优势

红薯是低热、低脂、营养丰富的均衡食品，具有降脂、减肥的作用。红薯中所含的膳食纤维，对促进肠道蠕动和防止便秘非常有益，还可以延缓餐后血糖的升高。红薯中的硒元素，可以起到辅助调节血糖的作用。

营养吃法

红薯一定要蒸熟煮透再食用。否则，红薯中淀粉的细胞膜不经高温破坏，难以消化；红薯含有一种氧化酶，不经高温破坏，吃后会产生腹胀、胃灼热、打嗝儿、泛酸、排气等不适感。

选购储存

❶ **选购:** 选择外表干净、光滑、形状好、坚硬、发亮外表无损伤的红薯。

❷ **储存:** 不宜放在塑料袋中，用木箱或纸箱装好，应保持干燥，放在温暖（10℃~14℃）、通风良好处即可。

搭配宜忌

宜：红薯宜与大米搭配，可有利于润肠通便。

忌：红薯宜与番茄搭配，会使胃酸分泌增多，和番茄三中的鞣质、果胶反应发生沉淀凝聚，产生硬块，量多严重时可使肠胃出血或造成胃溃疡。

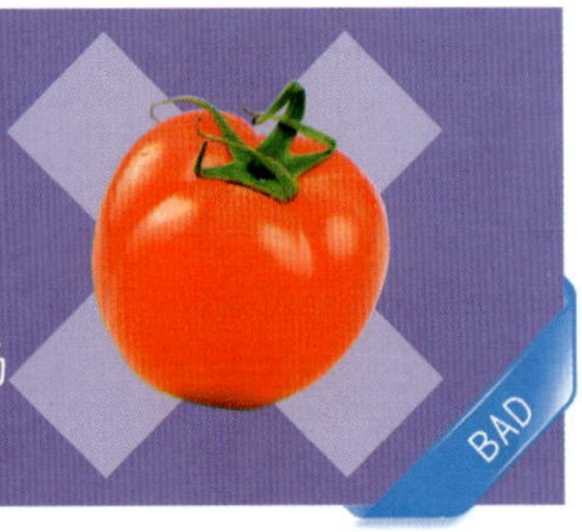

降压食疗偏方①

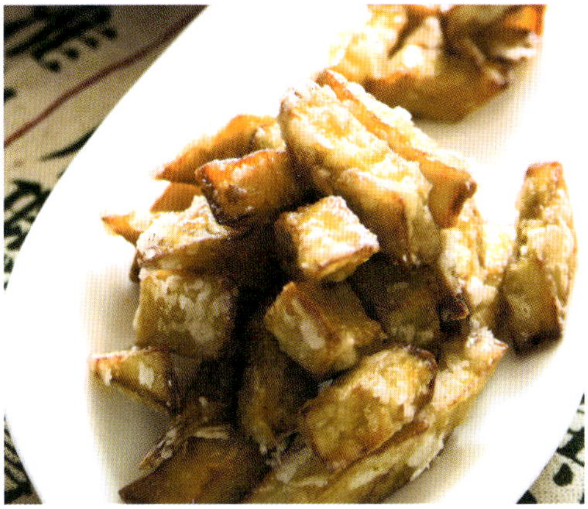

蜜汁红薯

原料 红薯500克。

调料 白糖、蜂蜜、淀粉、植物油各适量。

制作步骤

❶ 将红薯去皮、洗净，切成红薯丸，放入锅中加水煮10分钟，取出拍匀淀粉备用。

❷ 锅中加油烧热，放入红薯丸炸至变硬，捞出沥油待用。

❸ 锅中加入白糖和适量清水，用文火熬成糖浆，再加入蜂蜜、红薯丸煮至浓稠，出锅装盘即可。

降压食疗偏方②

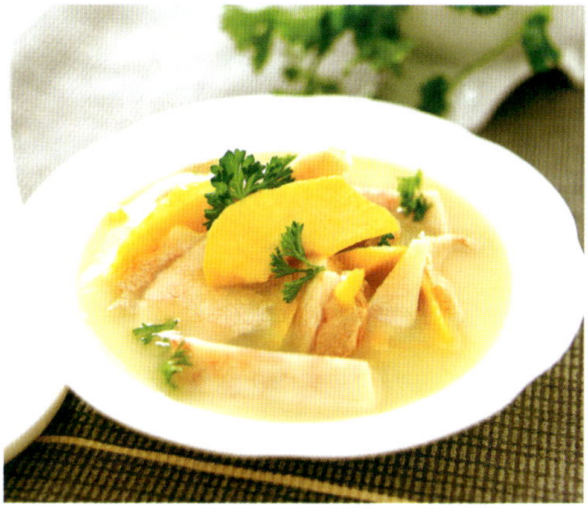

红薯姜汤

原料 红薯300克。

调料 姜100克，白糖10克，精盐5克。

制作步骤

❶ 将红薯去皮、洗净，切大块；姜去皮、洗净，切块，备用。

❷ 锅置火上，放入足量清水烧开，放入红薯、姜块；武火煮开后，转文火煮约30分钟。

❸ 加入精盐、白糖搅匀，待白糖溶化即可。

红薯鸡腿

原料 红薯1000克，面粉300克，熟黄豆面适量。

调料 红糖100克，碱面、白糖各适量，植物油300克（实耗50克）。

制作步骤

❶ 红薯去皮、洗净，放入蒸锅中蒸熟，取出晾凉、碾碎，加入面粉100克及红糖、碱面揉合成泥状，均匀地分成10份。

❷ 剩余面粉加入清水揉成面团，稍饧，下成10个剂子，擀成面皮，分别包入红薯泥馅呈椭圆形，在中间斜切一刀成为两个“鸡腿”。

降压食疗偏方③

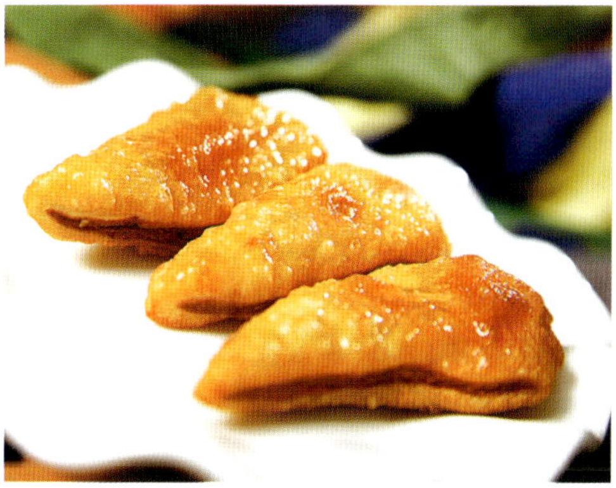

❸ 锅中加入植物油烧至六成热，逐个放入“鸡腿”炸至呈金黄色、浮起时，捞出沥油，装入盘中，撒上少许白糖、熟黄豆面即可。

降压食疗偏方④

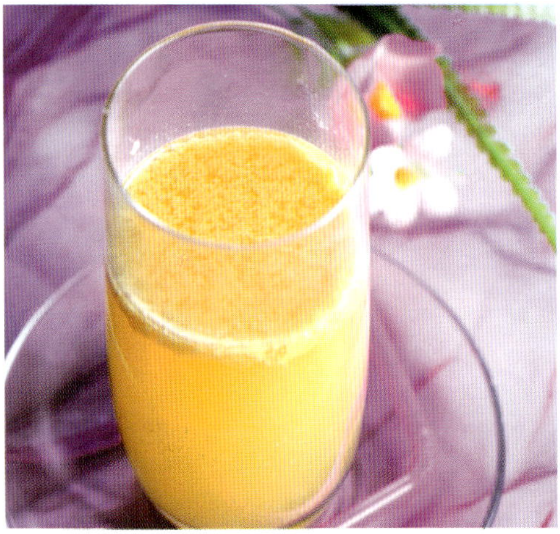

红薯玉米汁

原料 红薯200克，灌装玉米粒100克，鲜奶100克。

调料 冰糖50克，冰块适量。

制作步骤

❶ 将红薯洗净，放入锅中蒸熟备用。

❷ 将红薯肉、鲜奶、玉米粒、冰糖一同放入果汁机中搅打成汁。

❸ 倒入杯中，再加入冰块拌匀即可。

降压食疗偏方⑤

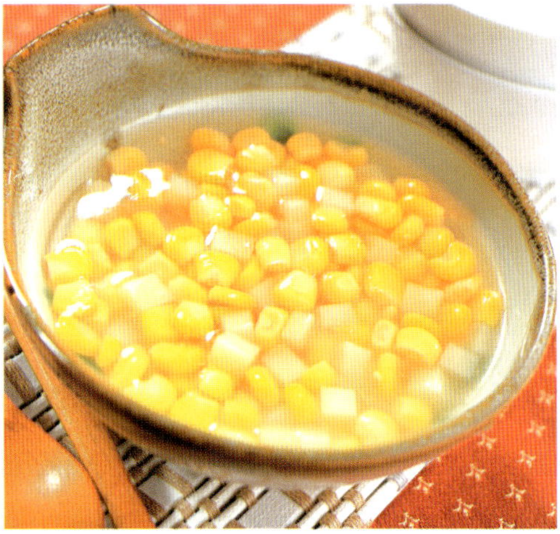

红薯玉米粥

原料 红薯350克，新鲜玉米粒250克。

调料 冰糖10克。

制作步骤

❶ 红薯清洗干净，去皮，切丁备用。

❷ 新鲜玉米粒清洗干净，备用。

❸ 锅内放清水，加入新鲜玉米粒煮滚，放入红薯丁同煮至熟透即可。

红薯香粥

原料 红薯250克，大米200克，油菜50克。

调料 精盐、植物油各2克。

制作步骤

❶ 大米淘洗干净，放入清水中浸泡1小时。

❷ 油菜去根和老叶，洗净，沥去水分，切段，放入加有少许植物油的沸水中焯烫，捞出。

❸ 红薯洗净，削去外皮，切成滚刀块。

❹ 锅中加入清水烧沸，放入红薯块焯烫，捞出，过凉，沥干。

❺ 锅置火上，加入适量清水，放入大米用武火烧沸。

降压食疗偏方⑥

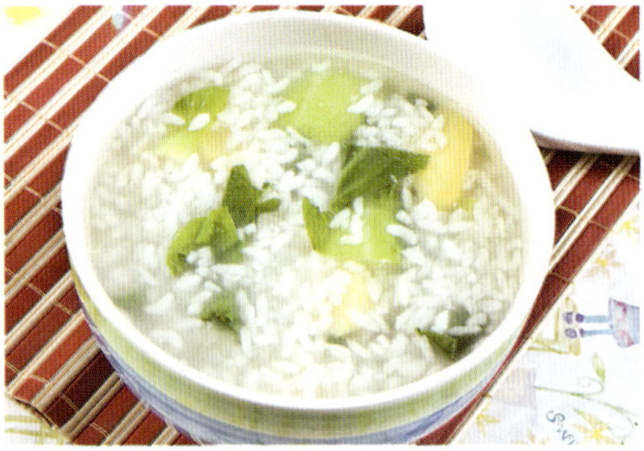

❻ 转文火煮至六分熟，放入红薯块，用文火煮约10分钟至粥熟。

❼ 加入植物油、精盐调匀，放入油菜段搅匀，即可出锅装碗。

降压食疗偏方⑦

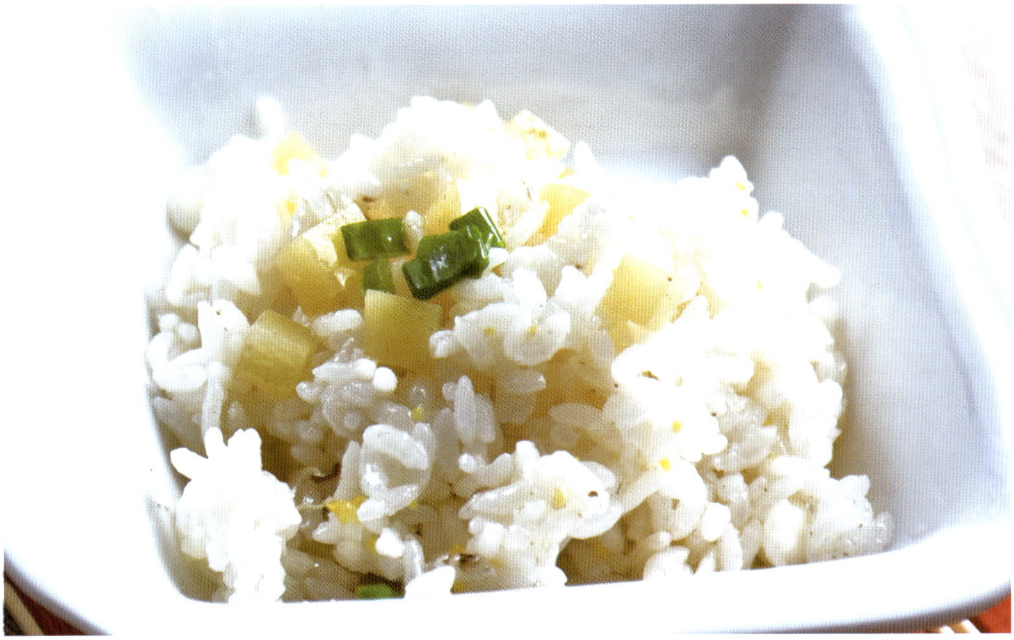

红薯米饭

原料 大米500克，红薯300克。

调料 葱20克。

制作步骤

❶ 将红薯洗净、去皮，切成2厘米见方的块，备用。

❷ 葱洗净后，切成葱花，备用。

❸ 大米淘洗干净，备用。

❹ 将红薯块和大米一起放入高压锅内，加入适量清水，置火上焖煮至米饭熟香即可。

红薯鸡腿饭

原料 米饭400克，鸡腿肉、红薯各150克，胡萝卜丁100克，泡萝卜丁40克，四季豆30克。

调料 精盐、胡椒粉、酱油、料酒各适量，高汤100克。

制作步骤

❶ 将鸡肉洗净，切成丁；红薯去皮，洗净，也切成丁，再下入热油锅中炸透。

❷ 锅置火上，加油烧热，下入鸡肉丁、胡萝卜丁、泡萝卜丁、四季豆爆炒至鸡丁变色，再放入红薯炒匀，出锅装盘。

❸ 锅中加入高汤和炒好的丁料烧开，再加入酱油、精盐、料酒、胡椒粉炒匀，浇在米饭上即可。

降压食疗偏方⑧

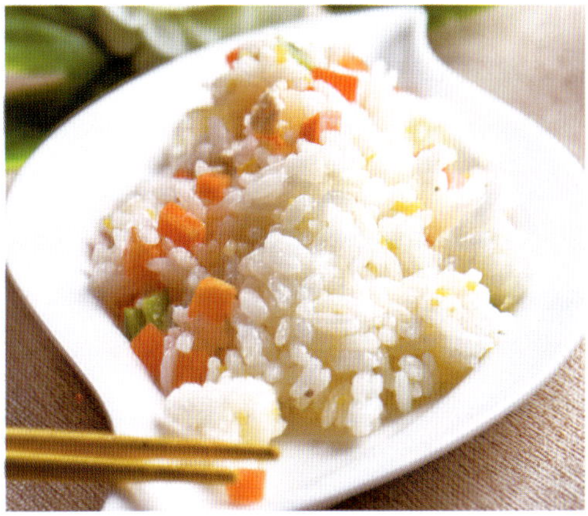

别名 毛芋、芋艿、香芋、里芋

中医食性 性平，味甘

不适用者 小儿食滞、肠胃湿热者

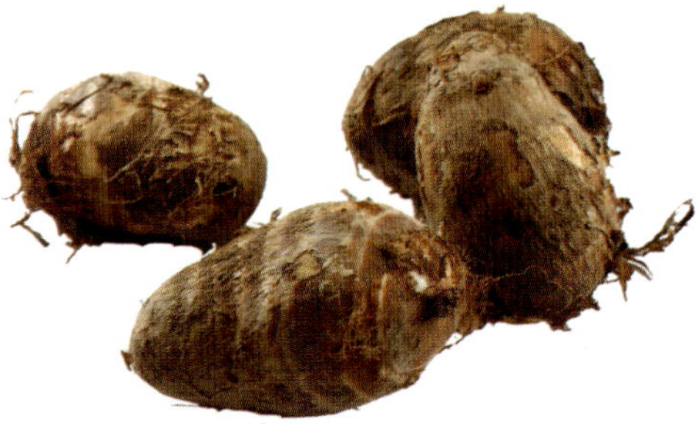

芋头 yutou

食材简介

▶ 芋头是天南星科植物多年生草本芋的地下块茎，原产我国和印度、马来西亚等热带地区。芋头又称芋艿，口感细软，绵甜香糯，营养价值近似于土豆，又不含龙葵素，易于消化而不会引起中毒，是一种很好的碱性食物。

营养分析

每100克芋头中，含有热量79卡，碳水化合物18.1克，主要营养成分有脂肪、蛋白质、纤维素、维生素A、维生素C、维生素E、胡萝卜素、维生素B_1、维生素B_2、烟酸、胆固醇、镁、钙、铁、锌、铜、锰、钾、磷、钠、硒等。

营养优势

芋头能增强人体的免疫功能，可作为防治癌瘤的常用药膳主食；芋艿含有一种黏液蛋白，被人体吸收后能产生免疫球蛋白，或称抗体球蛋白，可提高机体的抵抗力，可用来防治肿瘤及淋巴结核等病症。

营养吃法

芋头宜熟食，生食会导致食道瘙痒，刺激黏膜。大的芋头剥皮后可切成小冰砖大小，先用少许水把芋头煮到差不多熟后，再放入与之相搭配的肉类炒食即可。可根据个人口感爱好选择将芋头煮软或稍爽口。

选购储存

❶ **选购**：选择较结实的芋头，且没有斑点的芋头。芋头必须体型匀称，拿起来重量轻，就表示水分少，切开来肉质细白的，就表示质地松，这就是上品。注意外形不要有烂点，否则切开一定有腐败处，此外也可以观察芋头的切口，切口汁液如果呈现粉质，肉质则香脆可口。

❷ **储存**：将芋头放置于干燥阴凉的地方且要通风，在购买之后尽快将芋头食用完，因为芋头容易变软，芋头不耐低温，故鲜芋头一定不能放入冰箱，在气温低于7℃时，应存放于室内较温暖处，防止因冻伤造成腐烂。

搭配宜忌

宜：芋头宜与牛肉搭配，具有养血补血的功效。

忌：芋头不宜与香蕉搭配，会引起腹胀腹痛。

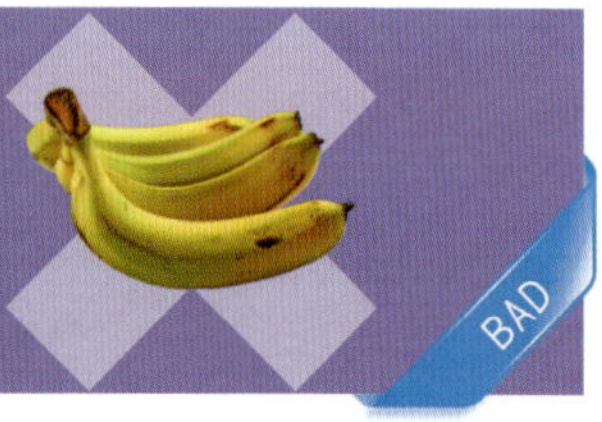

降压食疗偏方①

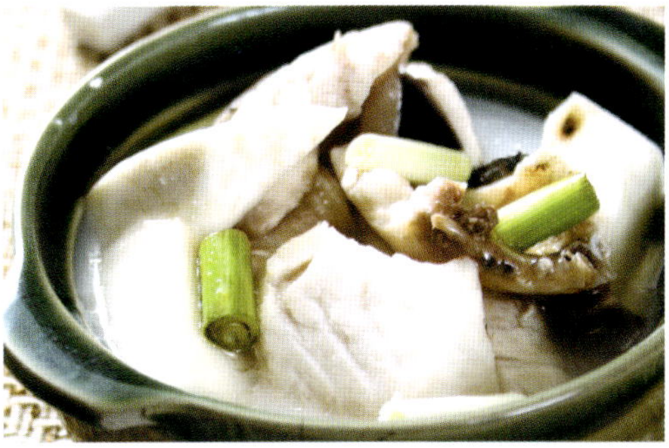

芋头鲩鱼腩

原料 鲩鱼腩400克，芋头500克。

调料 精盐5克，葱段、蒜末、胡椒粉、香油、淀粉各适量。

制作步骤

❶ 将鱼腩洗净、沥干，放入碗中，用精盐、胡椒粉、香油、淀粉腌15分钟；芋头蒸熟后去皮，切成大块备用。

❷ 锅中加油烧热，放入鱼腩炸成金黄色，捞出沥油待用。

❸ 锅中留底油烧热，先爆香蒜、葱，再放入芋头块、鱼腩，添入清水，盖严盖，用文火焖熟即可。

降压食疗偏方②

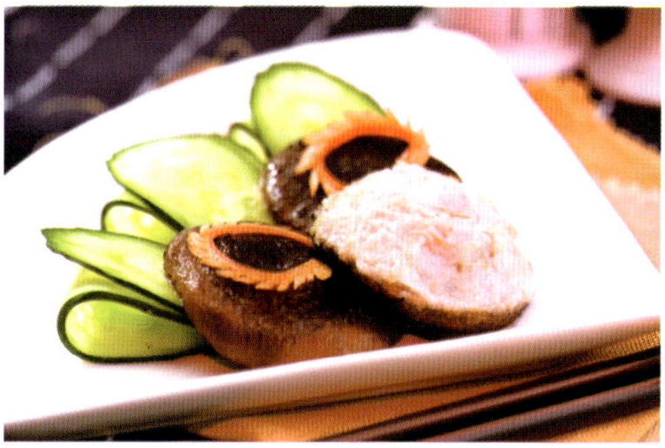

芋头泥酿冬菇

原料 冬菇20只，芋头400克，玉米淀粉30克，五香豆腐干适量。

调料 精盐、白糖、干淀粉各10克，番茄汁适量，植物油15克。

制作步骤

❶ 将芋头洗净，切片蒸熟，趁热压成芋蓉。

❷ 在滚水中放玉米淀粉，用筷子拌匀成浓糊状，加入精盐、白糖、油，关火，加芋蓉拌匀，同时放入五香豆腐，加调料揉匀即成馅料。

❸ 冬菇用清水浸软，剪去硬梗，加精盐、白糖拌匀，蒸10分钟，菇底沾少许干淀粉，酿入馅料，蘸上炸浆，入油炸至金黄，配番茄汁即可。

鸡汁芋头烩豌豆

原料 芋头300克，豌豆粒100克，鸡肉50克，鸡蛋1个。

调料 葱段、姜片各10克，料酒10克，精盐、胡椒粉各5克，水淀粉15克，植物油30克。

制作步骤

❶ 将芋头洗净，入锅蒸30分钟至熟，取出去皮，切成滚刀块；豌豆粒洗净、沥水。

❷ 鸡肉洗净、切块，放入粉碎机中，加入葱段、姜片、鸡蛋液、料酒、胡椒粉、清水打成鸡汁。

❸ 锅置火上，加入植物油烧热，倒入打好的鸡汁不停地搅炒均匀。

降压食疗偏方③

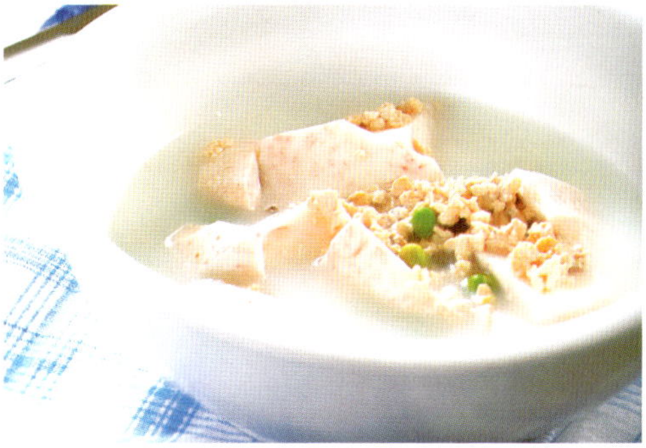

❹ 再放入芋头块，加入精盐炖煮5分钟，然后放入豌豆粒烩至断生。

❺ 用水淀粉勾芡，加入胡椒粉推匀，倒入砂煲中，置火上烧沸，原锅上桌即可。

降压食疗偏方④

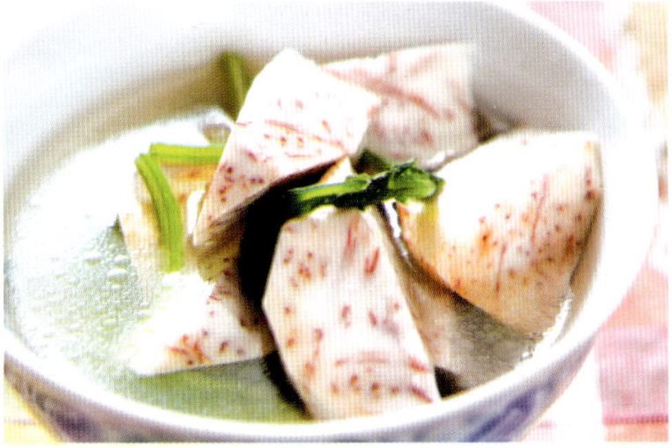

芋头煮萝卜菜

原料 芋头、萝卜菜各500克。

调料 精盐5克，味精少许，鲜汤500克，植物油75克。

制作步骤

❶ 将芋头洗净，放入锅中，加入适量清水煮至熟透软烂，捞出晾凉，去皮，切成小块；萝卜菜择洗干净，切成6厘米长段。

❷ 锅置武火上，加入植物油烧至六成热，放入芋头块，加入精盐、味精、鲜汤烧至入味。

❸ 另取锅，加入熟植物油烧至六成热，先放入萝卜菜略炒，再加入精盐、味精炒熟，倒入芋头锅中烧沸拌匀，装入碗中即可。

降压食疗偏方⑤

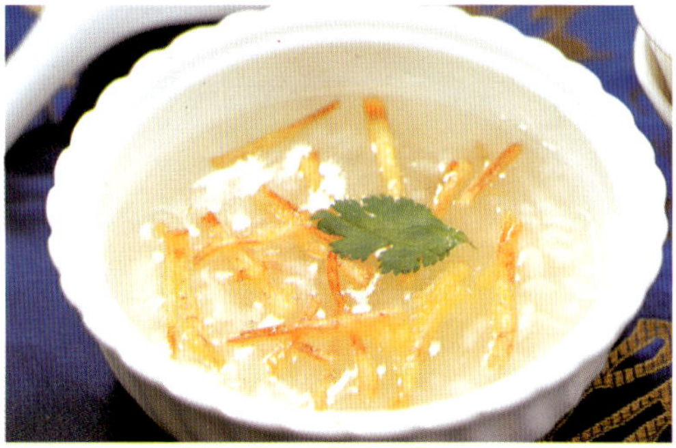

鳄梨芋头粥

原料 大米100克，鳄梨75克，芋头200克。

调料 精盐5克，面粉、玉米粉各15克，植物油适量。

制作步骤

❶ 大米淘洗干净，放入清水锅内，武火烧沸后改用文火煮熟成米粥。

❷ 鳄梨洗净，去皮及核，捣成泥，放入碗中，加入面粉、玉米粉、精盐调拌成鳄梨糊；芋头洗净，去皮，清水浸泡，沥水，切丝，裹上鳄梨糊。

❸ 净锅置火上，将植物油烧至六成热，下入芋头丝炸至酥黄，沥油，放到煮好的粥中稍煮即可。

芋头荸荠汤

原料 芋头300克，荸荠150克。

调料 树椒、花椒粒各少许，精盐适量，鸡精3克，黄油30克，高汤1000克。

制作步骤

❶ 将芋头去皮、洗净，切成薄片；荸荠洗净，切片备用。

❷ 锅置火上，加入黄油烧热，下入树椒、花椒粒、芋头、荸荠炒至断生，再倒入高汤，加入精盐、鸡精煮至入味即可。

降压食疗偏方⑥

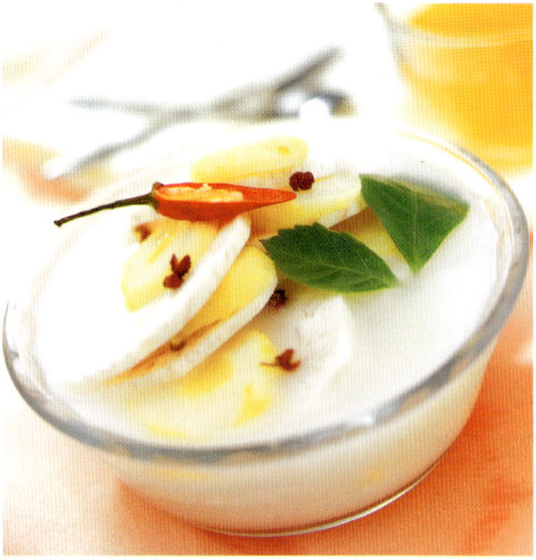

降压食疗偏方⑦

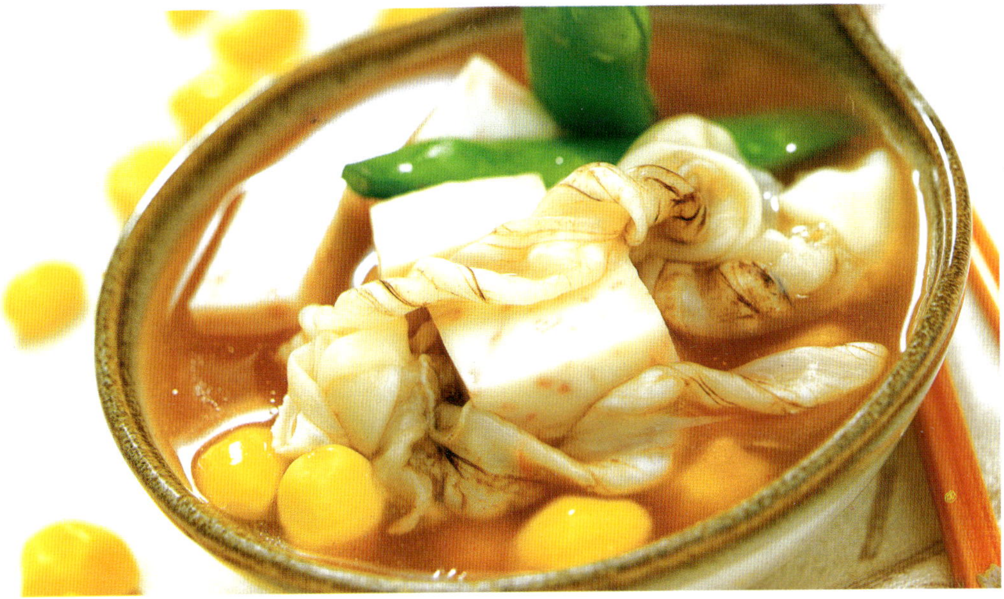

银杏芋头鱼肚汤

◎原料 芋头300克，鲜鱼肚100克，四季豆50克，银杏30克。

◎调料 精盐5克，鸡精、鲍鱼汁各3克，鸡汤1500克。

☞制作步骤

❶ 将芋头去皮、洗净，切成滚刀块；鲜鱼肚洗净，切成小块，再放入沸水锅中焯烫一下，捞出沥干；四季豆去老筋、洗净，切成小段。

❷ 锅中加入鸡汤，放入芋头、鱼肚、四季豆、银杏、精盐、鸡精、鲍鱼汁煮至入味，即可出锅。

白菜烧芋头

降压食疗偏方⑧

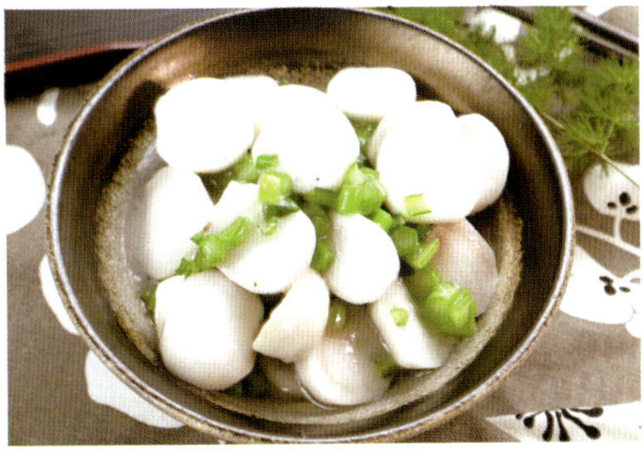

◎原料 小芋头400克，小白菜150克。

◎调料 葱花15克，精盐5克，味精、胡椒粉各少许，奶汤250克，植物油、熟鸡油各适量。

☞制作步骤

❶ 把小而均匀的芋头浸泡在清水中，刮去粗皮，再换清水洗净；取出小芋头，切成两半，放入淡盐水中浸泡；小白菜去掉菜根，取嫩菜心，用清水洗净，沥水，切成小段。

❷ 净锅置火上，放入植物油烧至四成热时，下入芋头块，用文火炸至熟，捞出。

❸ 滗去锅内余油，加入奶汤烧沸，放入芋头块，加上精盐、味精和胡椒粉，用文火烧至芋头块耙软入味。

❹ 再放入小白菜烧至断生，加入熟鸡油推匀，撒入葱花，出锅装盘即可。

别名 荞子、甜荞

中医食性 性凉，味甘

不适用者 肿瘤患者、消化功能不佳者

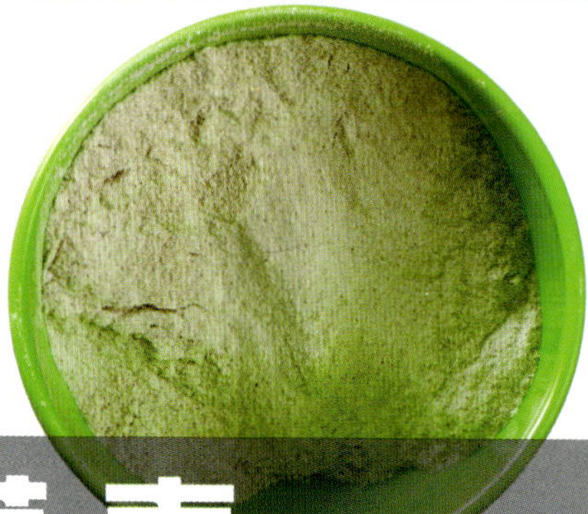

荞麦 qiaomai

食材简介

荞麦原产于亚洲，属于一年生草本双子叶植物纲，蓼科栽培植物。荞麦的花呈圆锥状，白色，花梗细长；果实为干果，呈不规整三角形，表面光滑，颜色为深褐色。荞麦在我国北方内蒙古和龙贵地区有产区，是人们主要粮食品之一。

营养分析

荞麦中含有的主要营养成分有碳水化合物、脂肪、蛋白质、纤维素、维生素A、维生素E、胡萝卜素、维生素B_1、维生素B_2、烟酸、镁、钙、铁、锌、铜、锰、钾、磷、钠、硒等。

营养优势

荞麦含有丰富的膳食纤维和镁元素，能够溶解人体内的纤维蛋白，调节血脂，降低人体的血脂和胆固醇。荞麦所含的维生素P，可以增强血管的弹性，使血管扩张，保持血管的流通性，抵制血块形成。

营养吃法

荞麦每次不宜食用过多，容易造成消化不良，可适量放在米饭、粥水中配搭食用；将荞麦制作成糕饼或面条，加以酱油或汤汁食用；荞麦叶所含营养丰富，可制作成荞麦茶饮用。

选购储存

❶ **选购:** 选购荞麦时应选择大小均匀，颗粒饱满，表面有光泽的荞麦，如果是大小不均匀，有的干瘪或是没发育好的，则可能将好坏荞麦掺合在一起销售。

❷ **储存:** 荞麦应密封储存在常温、干燥、通风的环境，储存时间不宜超过3个月。

搭配宜忌

宜: 荞麦宜与牛奶搭配，可补充荞麦所含蛋白质中缺少的精氨酸和络氨酸。

忌: 荞麦不宜与黄鱼搭配，易造成消化不良。荞麦不宜与猪肉搭配食用，易造成脱发。

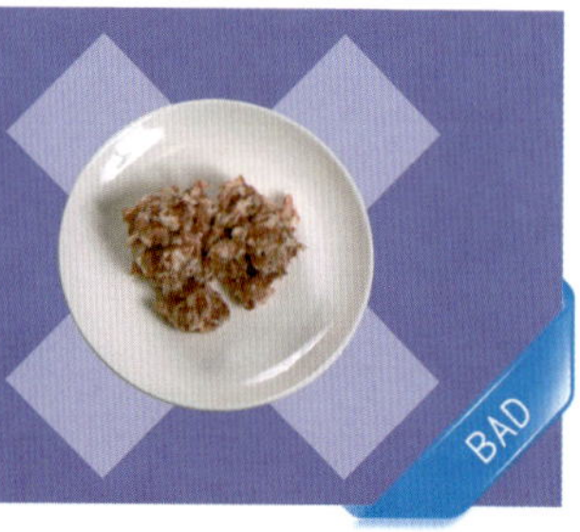

降压食疗偏方①

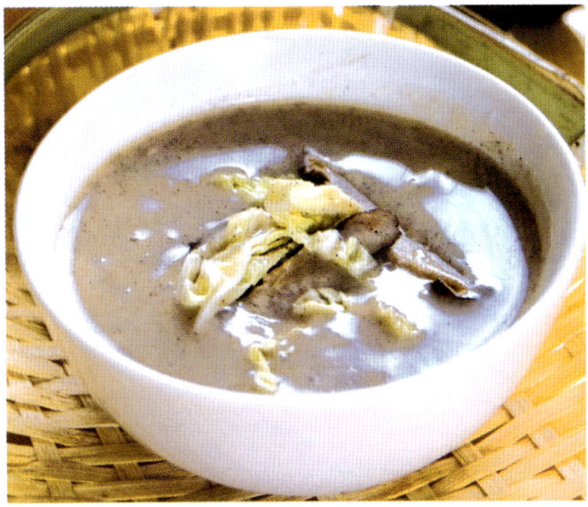

荞麦白菜粥

原料 荞麦面150克，白菜200克，香菇5朵。

调料 精盐、味精各少许，香油5克。

制作步骤

❶ 将荞麦面放入碗中，加入开水调匀成稀糊；白菜洗净、沥干，切成细丝；香菇去蒂、洗净，切成细丝备用。

❷ 将净炒锅置火上，加入香油烧至四成热时，加入白菜丝、香菇丝炒匀，再加入清水、精盐、味精烧开，加入荞麦糊搅拌均匀，煮至熟透即可。

降压食疗偏方②

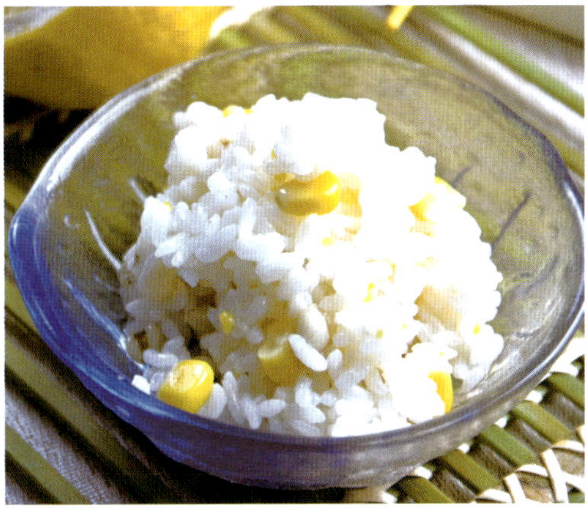

粟米荞麦饭

原料 粟米150克，玉米80克，荞麦100克，高粱50克。

调料 无。

制作步骤

❶ 将粟米、玉米、荞麦和高粱分别淘洗干净备用。

❷ 锅置火上，加入适量清水和玉米煮至熟软，再加入粟米、荞麦、高粱拌匀，然后倒入少许清水，用武火煮沸，再改用文火焖至熟香即可。

荞麦面扒糕

原料 荞麦面500克，咸胡萝卜丝100克。

调料 精盐、酱油、醋、芝麻酱、芥末酱、辣椒油各3克，蒜泥5克。

制作步骤

❶ 锅中入水烧至将沸时，舀出一半水备用，将荞麦面倒入水锅中，用木棍旋搅成面团，把舀出的一半水再倒入面团锅内。

❷ 用木棍将面团划成若干小块，把水烧沸煮熟后，用木棍搅匀，盛入数个方盘中，盖上湿布，用手按平，待晾凉结成坨后取出，切很薄的菱形片，分盛碗中。

降压食疗偏方③

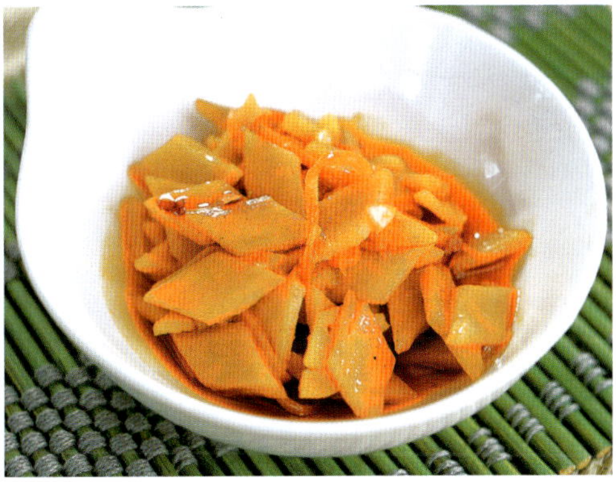

❸ 将精盐、蒜泥、酱油、醋、芝麻酱、咸萝卜丝、辣椒油、芥末酱用冷水适量稀释后倒入扒糕上拌匀即可。

降压食疗偏方④

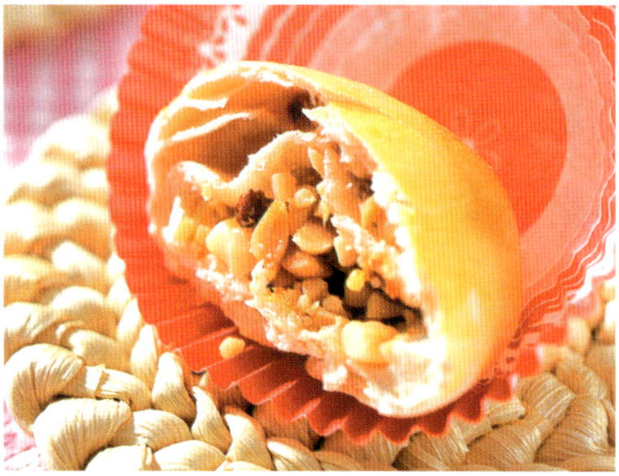

无糖荞麦面饼

原料 荞麦面300克。

调料 黄油30克，花生20克，枸杞子15克，木糖醇10克，精盐5克。

制作步骤

❶ 荞麦面、黄油加适量水，和成面团，搓成长条，下挤。

❷ 将花生擀碎，加入枸杞子、荞麦面、木糖醇、少许精盐，拌匀成馅料。

❸ 剂子擀皮，包入馅料，用手按成圆饼，四周刷上鸡蛋液即成生坯。

❹ 将生坯放入180℃烤箱中烤熟即可。

降压食疗偏方⑤

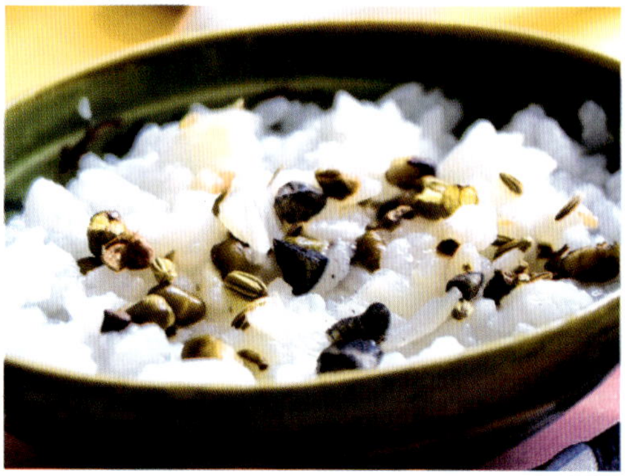

翅荞豆粥

原料 荞麦150克，大米100克，绿豆80克，鱼翅60克。

调料 小茴香、精盐和味精各适量。

制作步骤

❶ 将鱼翅放入温水中浸泡2小时，再用刷子反复刷洗干净，切成小块；荞麦、绿豆、大米、小茴香分别去除杂质，洗净备用。

❷ 将荞麦、大米、绿豆、鱼翅、小茴香一起放入铝锅内，加入适量清水，先用武火煮沸，再转文火煮至荞麦开花，然后撒入精盐、味精拌匀，略煮即可。

降压食疗偏方⑥

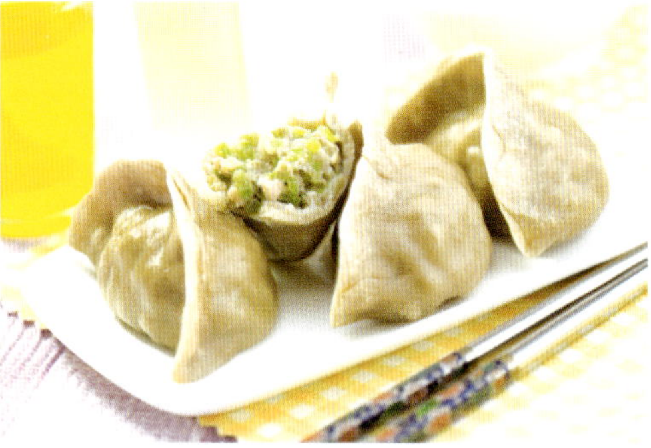

荞麦面蒸饺

原料 荞麦面300克，高筋面粉100克，猪瘦肉400克，芹菜、茄子、青椒各75克。

调料 葱末、姜末各10克，料酒、酱油、精盐、味精、十三香粉、泡打粉、高汤、香油各适量。

制作步骤

❶ 荞麦面、高筋面粉各一半放入容器内拌匀，加开水烫搅匀，再加凉水和剩下的另一半面和成面团，略饧。

❷ 芹菜、青椒均切成末，挤去水分；茄子去皮，切成末，挤去水分；猪瘦肉剁成细末；猪肉末内加入所有调料搅匀上劲，再加入配料拌匀成馅料。

❸ 面团搓成长条，揪成剂子，擀成薄皮，包入馅料，捏成饺子坯，摆入蒸锅内，用武火蒸15分钟至熟，取出即可。

降压食疗偏方⑦

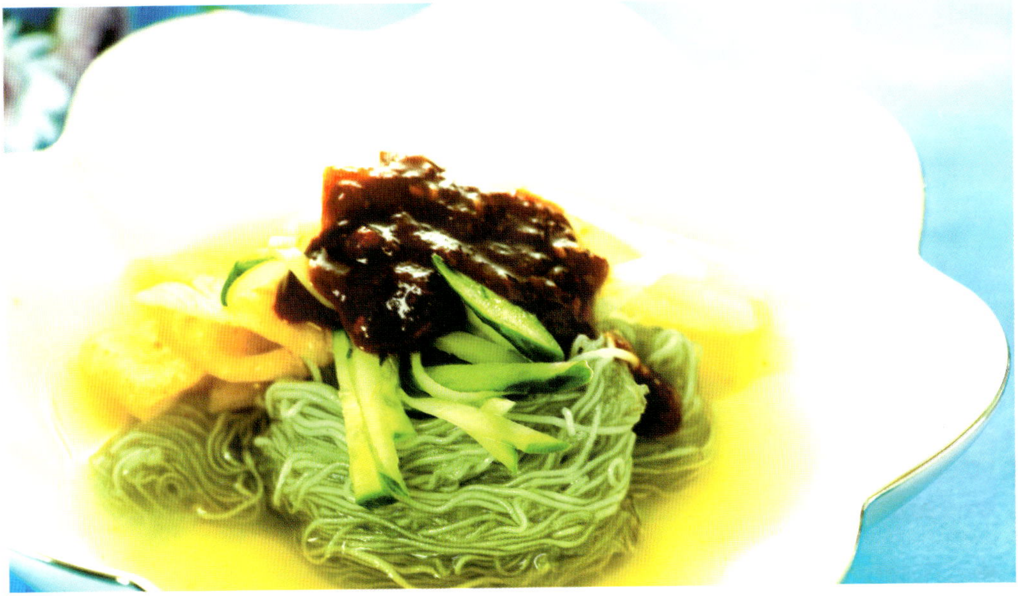

麻酱荞麦凉面

原料 荞麦面条、黄瓜、辣白菜各适量。

调料 芝麻酱、精盐、白糖、香油、辣椒油、花椒油、蒜蓉、海鲜酱油各适量。

制作步骤

❶ 把芝麻酱、精盐、白糖、香油、辣椒油、花椒油、蒜蓉、海鲜酱油搅匀，调成麻酱汁。

❷ 黄瓜洗净后切条，辣白菜切小片。

❸ 将荞麦面煮熟后盛入容器，然后倒香油拌匀，放到一个通风的地方自然晾凉。

❹ 荞麦面盛入碗中，放入黄瓜条及辣白菜片，倒入调好的麻酱汁加入适量白开水，即可拌食。

降压食疗偏方⑧

日式荞麦面线

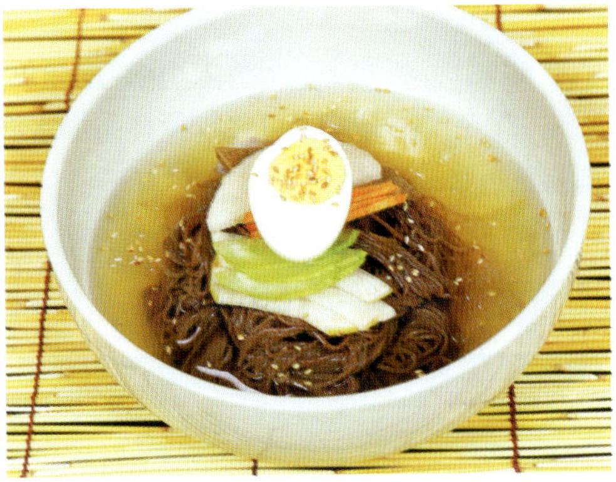

原料 荞麦面条500克，雪梨30克，泡菜黄瓜20克，橙汁5克，黄瓜20克，尖椒15克，番茄10克，泡菜胡萝卜20克，煮熟的鸡蛋1个，熟牛肉30克。

调料 熟芝麻15克，白糖、香油、醋精、精盐、牛肉粉各5克，蒜10克，酱油12克。

制作步骤

❶ 先把荞麦面条用水浸3小时备用。

❷ 把雪梨洗干净切片，泡菜黄瓜切片，泡菜胡萝卜切丝，熟牛肉切片备用。

❸ 把纯净水中加入蒜、尖椒、番茄、黄瓜拍碎，再加入调味料，调成汤放入冰箱冷藏备用。

❹ 把备好的荞麦面条煮熟投凉放入碗内，加上配菜、汤，放半个熟鸡蛋，撒上芝麻即可。

别名
苞谷、苞米

中医食性
性平，味甘

不适用者
腹胀、尿失禁患者

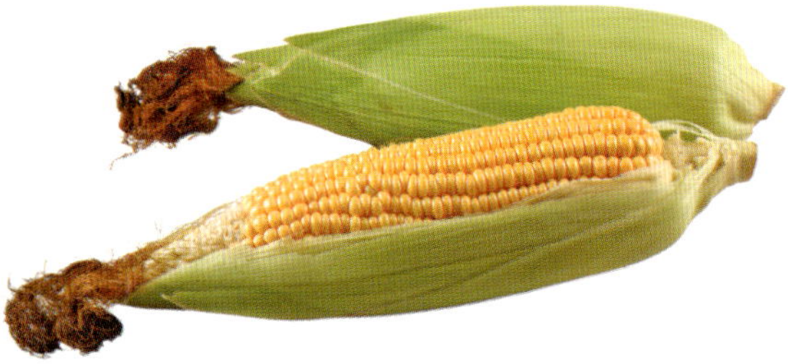

玉米 yumi

食材简介

▶ 玉米是禾本科植物玉蜀黍的种子。原产于中美洲墨西哥和秘鲁，16世纪传入我国，至今有四百余年的栽培历史。目前全国各地都有种植玉米，尤以东北、华北和西南各省较多。

营养分析

玉米中主要营养成分有碳水化合物、脂肪、蛋白质、纤维素、镁、钾、磷、钠、硒、维生素B_1、烟酸、铁、维生素B_2等。

营养优势

玉米中纤维素含量很高，有助于排便、预防便秘；含丰富的维生素E，能促进新陈代新、延长衰老；含可抗老化的黄体素，具有明目、增强人体记忆力的功效；丰富的镁、硒元素能清除脑、体内的代谢物。

营养吃法

鲜玉米清蒸，最能保存玉米原有营养；玉米刨粒，然后与松子、坚果煎炒；用玉米制出的碎米叫玉米渣，可用于煮粥、焖饭；尚未成熟的极嫩的玉米称为玉米笋，可用于制作菜肴。

选购储存

❶**选购**：选购散装玉米面的时候，用手握成团，久而不散的玉米粉含有水分较高，不宜储存。选购时，要了解是甜玉米还是硬玉米，区别在于马齿型玉米是甜玉米，多来自东北、华北地区。

❷**储存**：保存玉米需要将外皮和毛须去除，清洗干净后擦干，用保鲜膜包起来放入冰箱冷藏即可。由于玉米中含有较多的脂肪，所以玉米在贮存过程中易酸败变质，所以要尽早进食。

搭配宜忌

宜：玉米宜与鸡蛋搭配，可防止胆固醇过高。玉米宜与鸽肉搭配，可防止神经衰弱。玉米宜与小麦搭配，能提高蛋白质吸收率。

忌：玉米不宜与田螺搭配，易中毒。

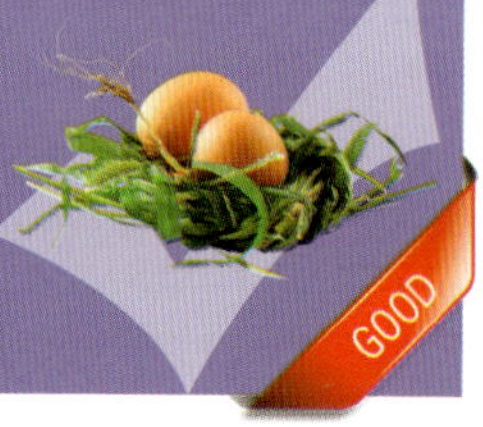

降压食疗偏方①

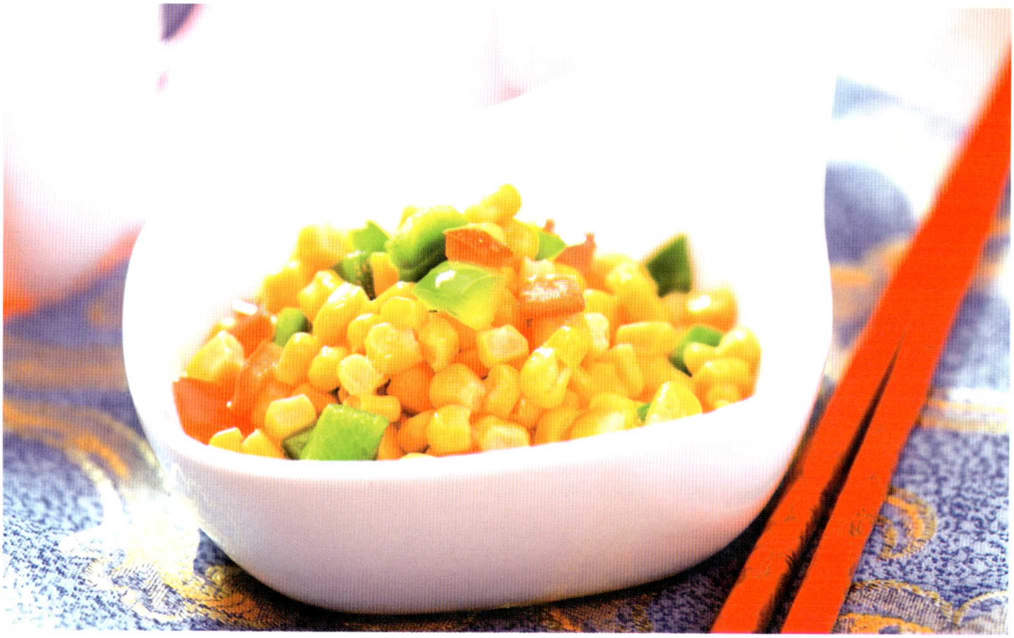

青椒爆玉米粒

◎原料 玉米粒150克，青辣椒25克。

◎调料 精盐10克，植物油30克。

☞制作步骤

❶ 将玉米粒清洗干净后，沥干水分，备用。

❷ 青辣椒去除根蒂及辣椒籽后清洗干净，切丁，备用。

❸ 锅中加入适量清水，烧开，放入玉米粒焯一下，捞出沥水。

❹ 起锅放入底油烧热，放入青椒丁煸炒，加入玉米粒，加精盐一起煸炒匀，起锅即可。

玉米脆皮虾

降压食疗偏方②

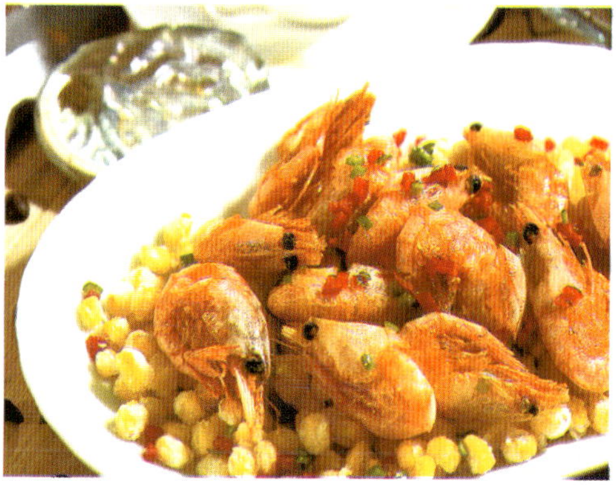

◎原料 子虾150克，玉米粒50克，青椒粒、红椒粒各15克。

◎调料 葱末、姜末、精盐、胡椒粉、椒盐、味精、白糖、淀粉、脆浆粉、料酒、植物油各适量。

☞制作步骤

❶ 将子虾挑除沙线，洗涤整理干净，加入精盐、味精、料酒、胡椒粉腌约15分钟，再沾上淀粉。

❷ 锅中加油烧热，下入子虾炸至酥脆，捞出沥油，再下入挂匀脆浆粉的玉米粒炸透，捞出沥油。

❸ 锅中加入植物油烧热，先下入葱末、姜末炝锅，再放入青椒粒、红椒粒、子虾，加入椒盐、白糖、玉米粒炒匀，出锅装盘即可。

降压食疗偏方③

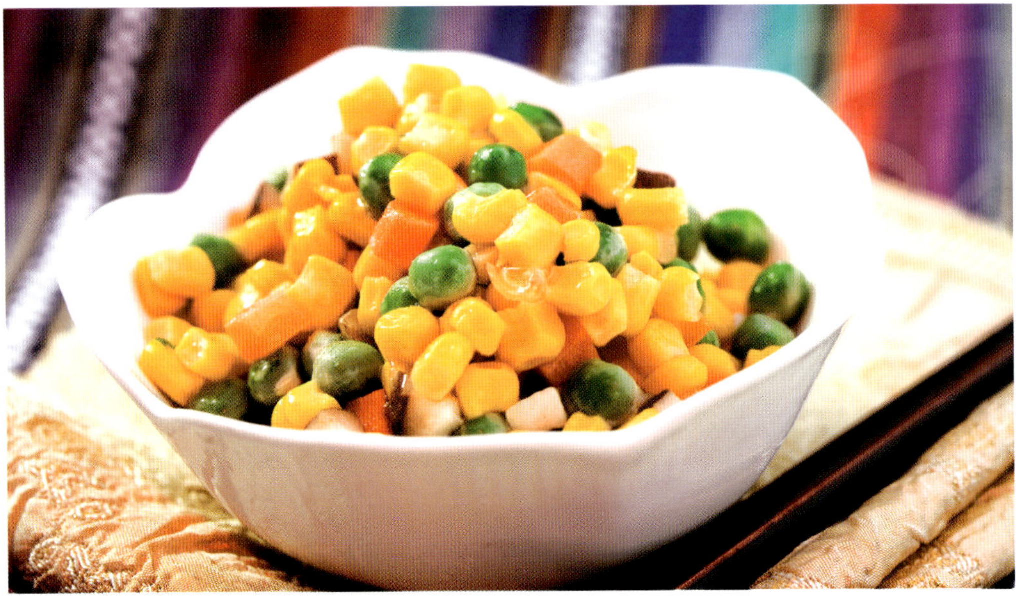

三丁玉米

◎原料 玉米粒200克，青豆20克，胡萝卜、鲜香菇各20克。

◎调料 精盐3克，素高汤50克，水淀粉10克，白糖、香油各8克，植物油30克。

☞制作步骤

❶ 胡萝卜洗净，切丁；玉米粒、青豆一起洗净，和胡萝卜丁一起入开水锅中焯透，捞出沥水；鲜香菇去蒂，洗净，切丁。

❷ 锅置火上，倒油烧至五六成热，将所有材料下锅过油，捞起控净油；锅内留底油，倒入胡萝卜丁、玉米粒、青豆及香菇丁，加入素高汤、白糖、精盐炒匀，勾芡，淋香油即可。

五色炒玉米

降压食疗偏方④

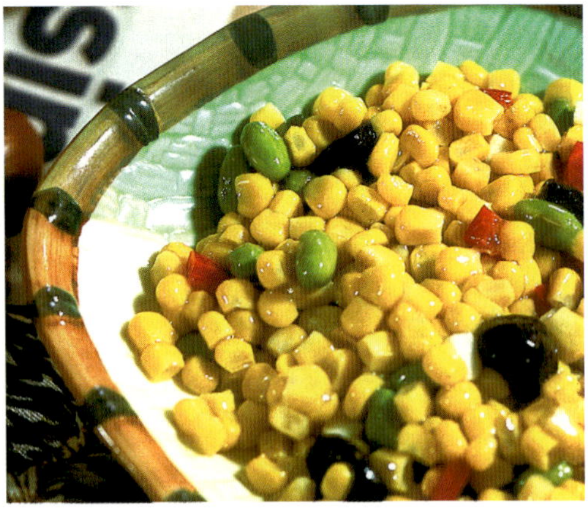

◎原料 玉米粒150克，豌豆、小香菇、红辣椒、冬笋各适量。

◎调料 葱末、姜末、精盐、味精、料酒、水淀粉、奶油、植物油各适量。

☞制作步骤

❶ 将香菇用温水泡发回软，洗净沥干；红辣椒、冬笋分别洗净，切丁备用。

❷ 将玉米粒、豌豆、小香菇、红辣椒、冬笋放入沸水中焯透，捞出沥干待用。

❸ 坐锅点火，加少许底油烧热，先用葱、姜炝锅，再烹入料酒，添入清汤，然后加入精盐、味精、奶油，下入五色原料炒至入味，再以水淀粉勾芡，淋入明油，即可出锅装盘。

降压食疗偏方⑤

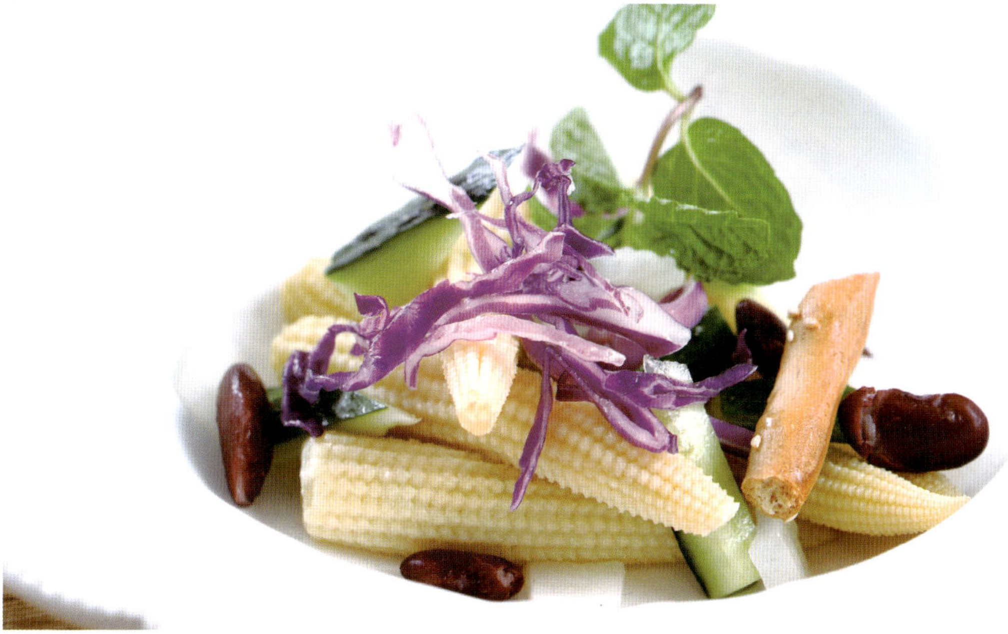

黄瓜玉米笋沙拉

◎原料 黄瓜1根，玉米笋100克，红腰豆50克，洋葱50克，紫甘蓝丝30克。

◎调料 精盐、油醋汁各适量。

☞制作步骤

❶ 将玉米笋、红腰豆开罐后沥干备用。

❷ 将黄瓜洗净，切成小条备用。

❸ 将玉米笋洗净，切成小段备用。

❹ 将洋葱洗净、切丁，与玉米笋、黄瓜、紫甘蓝丝、红腰豆一起放入碗中。

❺ 再加入其他配料拌匀，即可上桌。

三色玉米

◎原料 玉米粒400克，胡萝卜80克，青豆仁100克，香菇50克。

◎调料 精盐3克，水淀粉、白胡椒粉、香油各适量，高汤250克，植物油适量。

☞制作步骤

❶ 将香菇洗净、泡软，去蒂后切成丁；胡萝卜去皮、洗净，切丁备用。

❷ 坐锅点火，加油烧热，先放入香菇丁、胡萝卜丁炒香，再加入青豆仁和玉米粒炒匀，然后加入精盐、高汤、白胡椒粉调味，用水淀粉勾薄芡，淋入香油，即可出锅装盘。

降压食疗偏方⑥

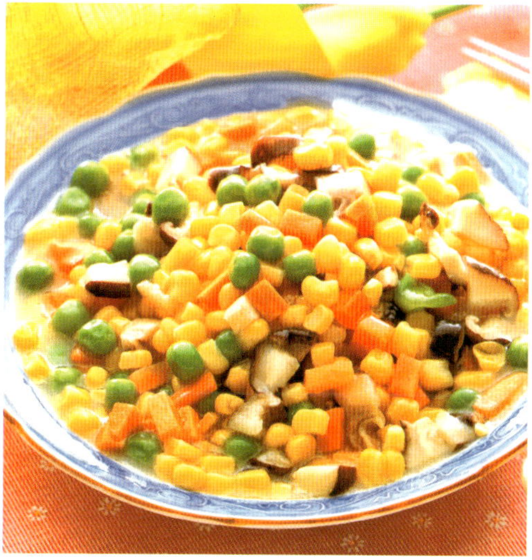

降压食疗偏方④

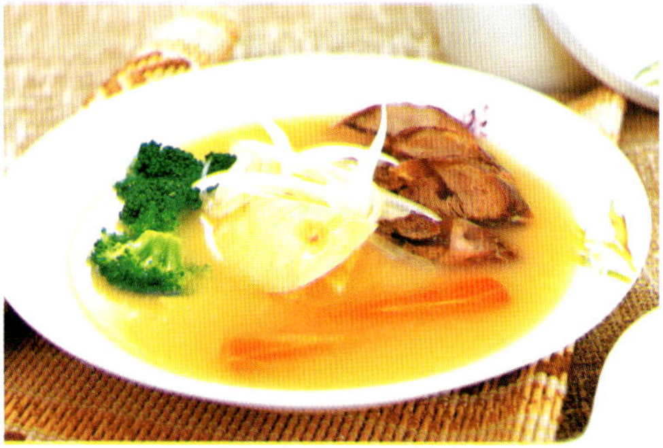

牛肉什蔬汤

原料 酱牛肉400克，胡萝卜、土豆各100克，西蓝花50克，洋葱丝少许。

调料 精盐适量，料酒30，姜汁15克，牛骨汤1000克。

制作步骤

❶ 酱牛肉切成厚片；土豆去皮、洗净，切成小块；西蓝花洗净，掰成小朵；胡萝卜去皮、洗净，切成小块。

❷ 汤锅置火上，加入牛骨汤，放入酱牛肉片煮沸，再放入胡萝卜、土豆、西蓝花、洋葱丝、精盐、料酒、姜汁，转文火煮20分钟，出锅即可。

降压食疗偏方⑤

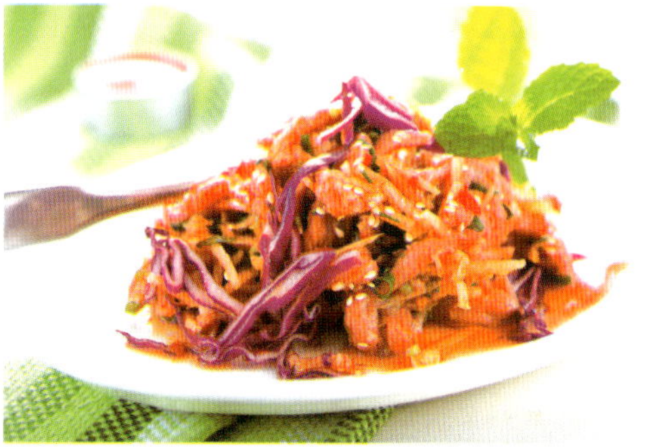

生拌牛肉

原料 牛肉丝200克，甘蓝、白梨、香菜、熟芝麻各适量。

调料 葱末、蒜蓉、精盐、白糖、鲜露、辣椒酱、醋精、香油各适量。

制作步骤

❶ 牛肉丝用醋精拌匀，再洗净，沥干水分。

❷ 甘蓝用淡盐水洗净，放入盘中；香菜择洗干净，切成末；白梨洗净，去皮及果核，切成丝。

❸ 把牛肉丝、香油、香菜末、蒜蓉、熟芝麻、辣椒酱、鲜露、精盐、葱末、白糖、白梨丝拌匀，放在盛有甘蓝的盘内，上桌即可。

苹果百合牛肉汤

原料 牛肉600克，鲜百合100克，苹果2个。

调料 陈皮10克，精盐10克，葱花少许。

制作步骤

❶ 将牛肉去筋膜、洗净，切成小块；苹果洗净，挖去果核，切成大块；鲜百合去黑根、洗净，掰成小片；陈皮洗净。

❷ 砂锅置火上，加入适量清水，先下入苹果块、牛肉块、百合瓣、陈皮武火烧沸，再转文火煲约3小时，然后放入精盐煮至入味，撒葱花即可出锅装碗。

降压食疗偏方⑥

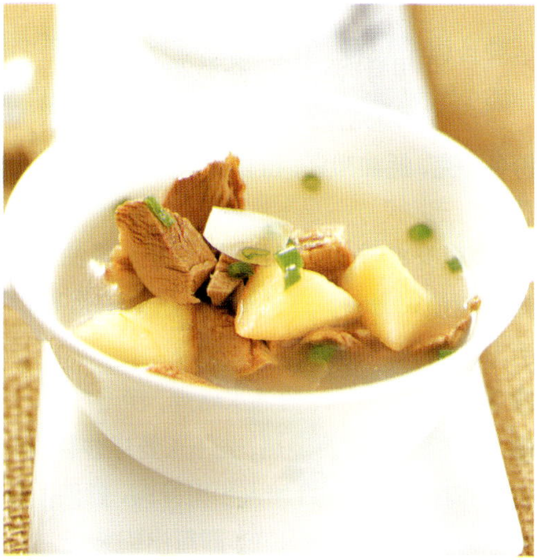

降压食疗偏方⑦

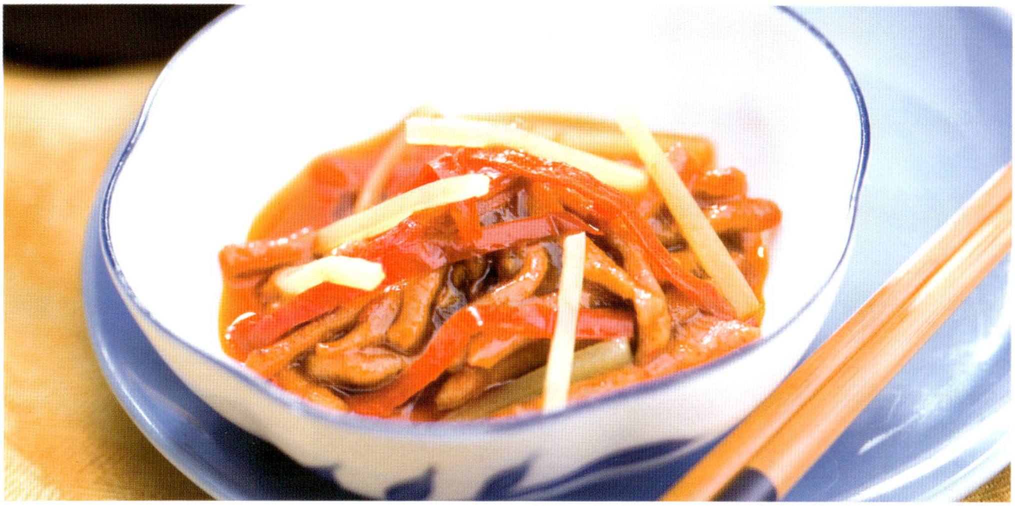

鱼香牛肉丝

原料 牛肉300克，青笋150克，泡椒20克，鸡蛋清1个。

调料 葱花、姜末、蒜泥各5克，精盐6克，味精3克，白糖20克，花椒粉少许，水淀粉适量，米醋10克，酱油、料酒各7克，植物油500克（实耗50克）。

制作步骤

❶ 牛肉切丝，放入碗中，加入鸡蛋清、水淀粉、精盐、少量水搅拌均匀；青笋、泡椒切成丝。

❷ 炒锅加油烧至五成热，放入牛肉丝滑一下取出；锅中留少量底油，将泡椒丝、姜末、蒜泥、笋丝入锅炒香，下入牛肉丝，用武火翻炒片刻。

❸ 把白糖、料酒、米醋、水淀粉、葱花、酱油、味精等调成的汁芡倒入锅中，翻炒均匀，撒上葱花，淋入明油，出锅装盘即可。

手撕牛肉

原料 牛肉1000克。

调料 葱段、姜片、山楂、茶叶、桂皮、大料、花椒、香叶、陈皮、肉蔻、草果、酱油、酱汁、料酒、植物油各适量。

制作步骤

❶ 将牛肉切条，洗净沥干，备用。

❷ 将山楂与茶叶用纱布扎包放入牛肉中，用桂皮、大料、花椒、香叶、陈皮、肉蔻、草果垫底，然后加入适量酱油、料酒，放入冰箱腌渍24小时待用。

❸ 锅中加入酱汁、葱段、姜片及适量清水烧沸，将腌好的牛肉下入锅中烧沸，撇净浮沫，再放入高压锅中加热，待喷气后用文火烧12分钟，取出晾凉，切成小条，放入油锅炸至外表焦脆即可。

降压食疗偏方⑧

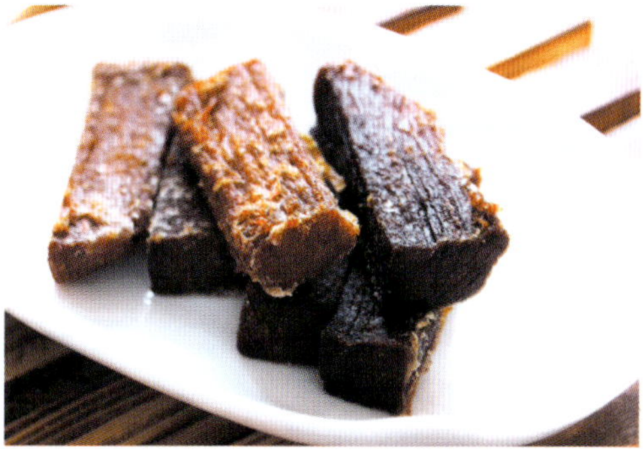

降压食疗偏方③

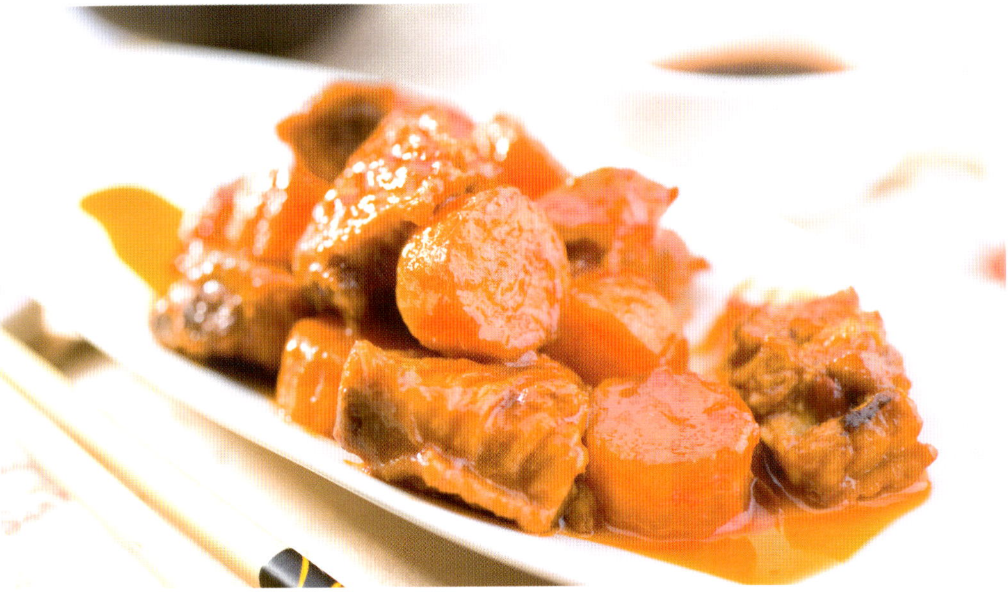

胡萝卜烧鸡

原料 鸡肉1000克，胡萝卜300克。

调料 葱段15克，姜片10克，精盐3克，味精5克，豆瓣酱45克，料酒、水淀粉各15克，植物油适量。

制作步骤

❶ 将鸡肉洗净，剁成3厘米大小的块；胡萝卜洗净、去皮，切成滚刀块。

❷ 锅中加油烧热，先下入葱、姜炒香，再放入鸡块略炒，然后加入豆瓣酱、精盐、料酒和适量清水烧开，再撇去浮沫，转文火烧约30分钟，最后放入胡萝卜续煮5分钟，用水淀粉勾芡即可。

雪菜毛豆鸡丁

降压食疗偏方④

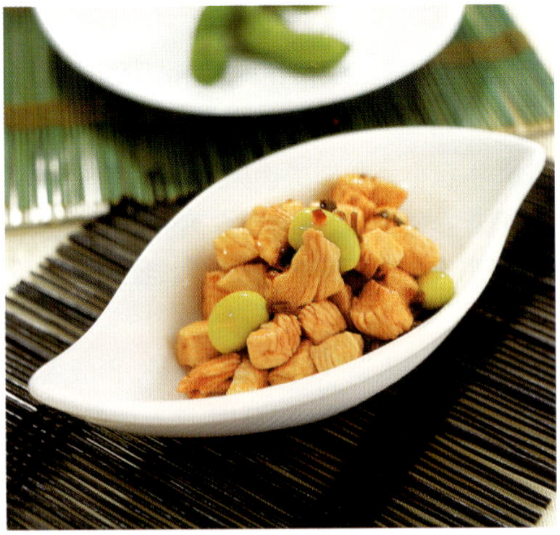

原料 鸡肉300克，雪里蕻40克，毛豆15克，红辣椒末10克。

调料 精盐少许，鸡精3克，酱油15克，料酒5克，淀粉、香油各适量，植物油30克。

制作步骤

❶ 鸡肉洗净，切丁，放入碗中，加入酱油、淀粉抓匀；雪里蕻洗净，切末；毛豆去皮、洗净。

❷ 锅中加油烧热，下入辣椒末、毛豆炒香，再加入鸡肉丁，放入雪里蕻翻炒至熟。

❸ 然后加入精盐、鸡精、料酒炒至入味，淋入香油，即可出锅装碗。

降压食疗偏方⑤

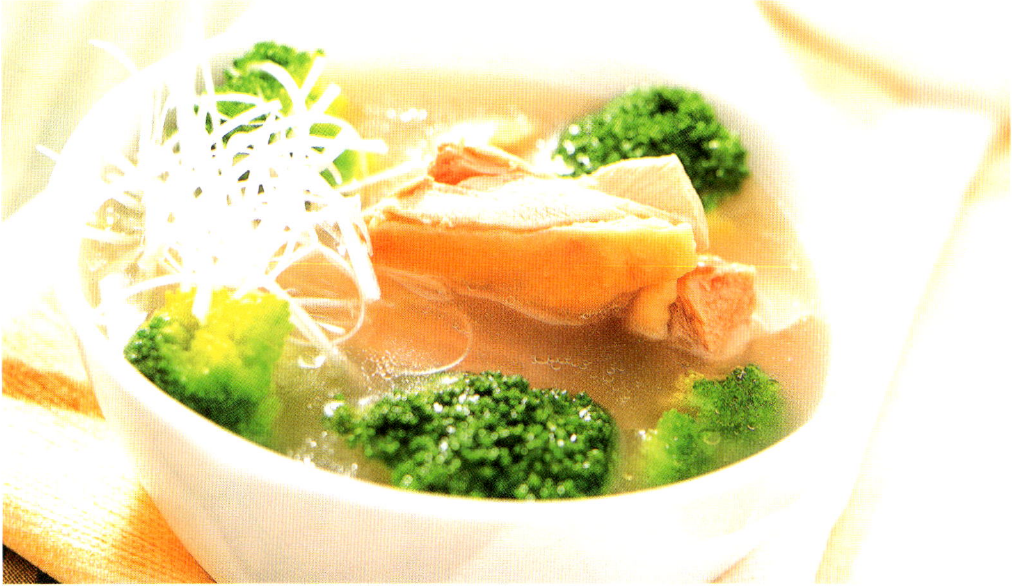

鸡肉西蓝花汤

原料 鸡腿肉300克，西蓝花100克。

调料 葱丝15克，姜片10克，精盐10克，料酒30克，淡色酱油15克。

制作步骤

❶ 鸡腿肉洗净，剔去骨头，切成大块，再放入沸水中焯烫一下，去除多余油脂，捞出冲净。

❷ 西蓝花洗净，掰成小朵，用淡盐水浸泡。

❸ 锅中加入适量清水，先下入鸡腿肉、姜片、料酒、淡色酱油武火烧沸，再转文火煮约30分钟，待汤汁浓香时，放入精盐、西蓝花续煮5分钟，撒入葱丝即可。

鸡丝炒蕨菜

原料 鸡肉300克，蕨菜100克，春笋50克，红辣椒15克，鸡蛋清2个。

调料 葱丝、姜丝各15克，精盐、白糖、料酒、香油各5克，淀粉7克，植物油30克。

制作步骤

❶ 蕨菜择洗干净，切成小段；春笋洗净、切丝；鸡肉洗净，切成细丝，再放入碗中，加入精盐、鸡蛋清、料酒、葱丝、姜丝、淀粉，拌匀上浆。

❷ 锅中加油烧热，先下入鸡肉丝炒散，再放入调料炒匀，然后加入春笋、蕨菜炒熟，再淋入香油即可。

降压食疗偏方⑥

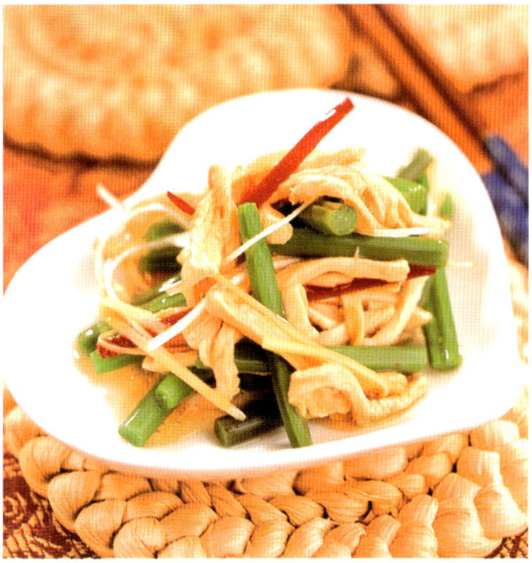

别名	中医食性	不适用者
刀鱼、裙带鱼	性平，味甘	湿疹、痛风

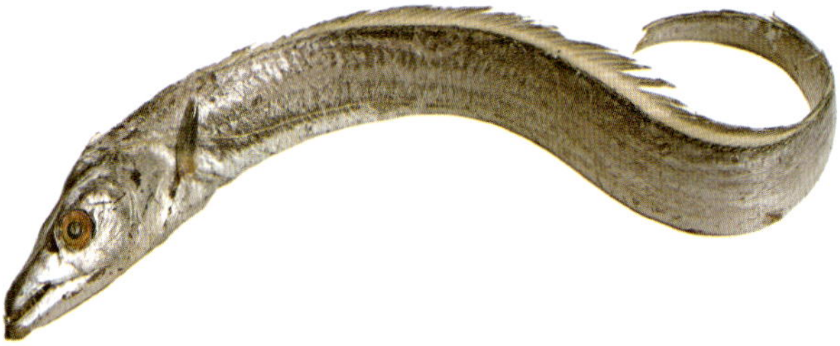

带鱼 daiyu

食材简介

带鱼体长扁侧呈带状，头窄长，口大、且尖，牙锋利，眼大位高，尾部细鞭状。带鱼体表银灰色，无鳞，但表面有一层银粉，侧浅在胸鳍上方向后显著弯下沿腹线直达尾端，背鳍极长，无腹鳍。

营养分析

带鱼肉中富含优质蛋白质，带鱼的鱼鳞中还含有多种不饱和脂肪酸、纤维性物质（硬蛋白中）、6-硫代鸟嘌呤等有效成分。

营养优势

带鱼的脂肪含量高于一般鱼类，多为不饱和脂肪酸，具有降低胆固醇的作用。带鱼含有丰富的镁元素，对心血管系统有很好的保护作用，有利于预防高血压、心肌梗死等心血管疾病。

营养吃法

由于带鱼腥气重，所以红烧或糖醋更好。带鱼适宜身体虚弱、头晕、腰酸者食用。

带鱼吃法多样，可干煎、焖烧、盐后食用，也可制成汤品或拌饭。

选购储存

①**选购**：新鲜的带鱼鱼鳞不易脱落或少量脱落，呈银灰白色，略有光泽，无黄斑，无异味，肌肉有坚实感。

②**储存**：将带鱼清洗干净，擦干，剁成大块，抹上一些盐和料酒，再放到冰箱冷冻，这样就可以长时间保存，并且还能腌制入味。如不冷冻，则需尽快食用。

搭配宜忌

宜：带鱼宜与黄芪搭配，可治疗脱肛、胃下垂。带鱼宜与木瓜搭配，可补脾、益气、养肝、养血。

忌：带鱼不宜与毛豆搭配，会破坏维生素B_1。

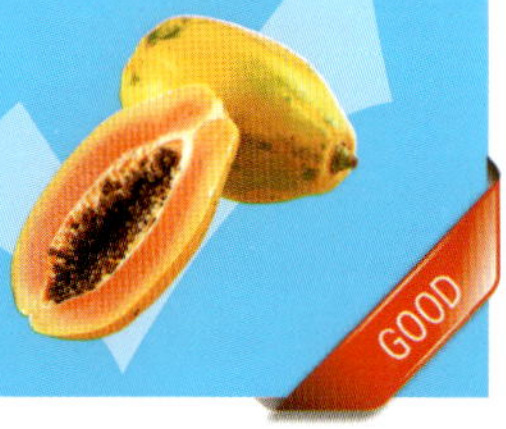

降压食疗偏方①

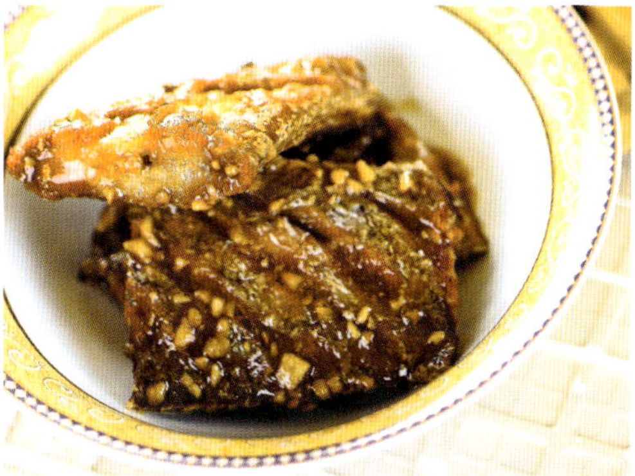

蒜香带鱼

原料 带鱼500克。

调料 蒜末50克，精盐10克，味精3克，料酒、蒜香粉各20克，淀粉45克，植物油1000克（实耗50克）。

制作步骤

❶ 将带鱼洗涤整理干净，切成4厘米长的段，再放入盆中，加入蒜香粉、蒜末、精盐、料酒、味精及适量清水腌制10分钟，然后捞出沥干，拍匀淀粉备用。

❷ 坐锅点火，加油烧至七成热，下入带鱼段炸成金黄色，捞出沥油，装入盘中即可。

降压食疗偏方②

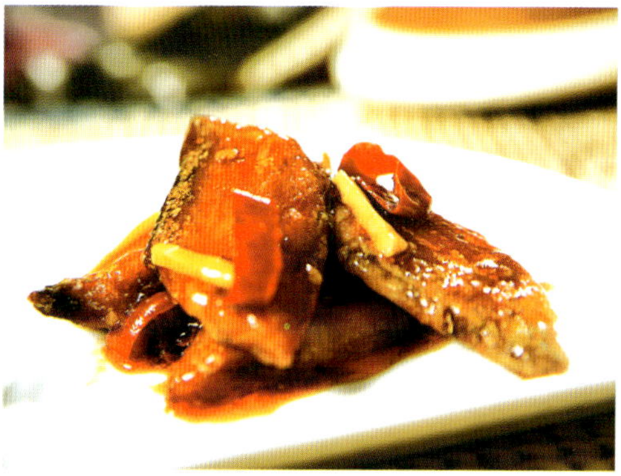

干烧带鱼

原料 带鱼500克，水发竹笋100克。

调料 泡椒段20克，姜片、葱段各10克，花椒5克，精盐、味精、胡椒粉各少许，醪糟汁30克，酱油、香油各10克，鲜汤150克，植物油500克（实耗125克）。

制作步骤

❶ 带鱼洗涤整理干净，切成段，入锅炸至浅黄色，捞出；水发竹笋入锅煮一下，捞出，切段。

❷ 锅中加油烧热，下入花椒、姜片、葱段、泡椒段炒香，再加入鲜汤、调料，放入带鱼、笋段，转文火烧至汤汁收干，淋入香油，装盘即可。

带鱼萝卜煲

原料 白萝卜100克，带鱼500克，鸡蛋2个。

调料 葱段、姜片各5克，精盐、味精、胡椒粉、葱姜汁各15克，鸡精、料酒各10克，淀粉45克，鲜汤480克，香油5克，植物油750克（实耗85克）。

制作步骤

❶ 带鱼清理干净，剁段，放入盆中，加精盐、料酒和葱姜汁拌匀，腌10分钟，沥干；鸡蛋磕入碗中，加精盐搅匀；白萝卜去皮、洗净，切块。

❷ 锅置文火上，入油烧至四成热，将带鱼段拍上淀粉，再拖上蛋液，下入油锅中炸至皮硬

降压食疗偏方③

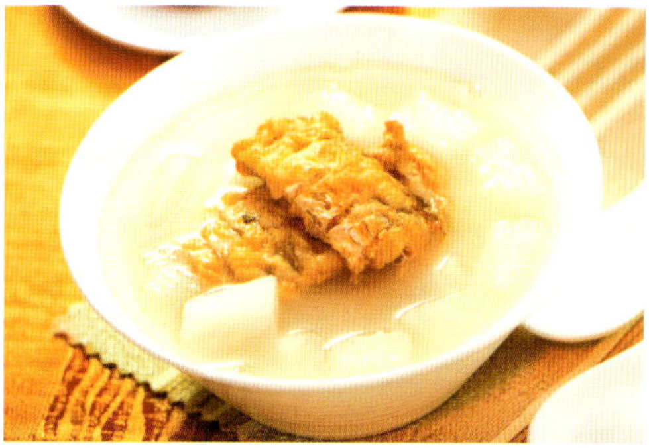

定形、呈金黄色时，捞出沥油。

❸ 锅留底油烧热，入葱段、姜片炸香，加鲜汤，入白萝卜、带鱼块，入料酒、精盐和胡椒粉烧沸，转文火炖12分钟，调入味精、香油即可。

降压食疗偏方④

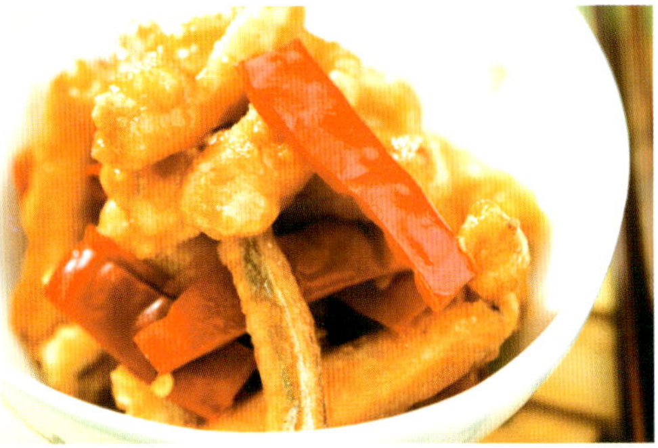

老妈带鱼

原料 带鱼500克。

调料 姜30克，泡红椒50克，精盐、味精、米醋各少许，番茄酱5克，红油、料酒各15克，香油3克。

制作步骤

❶ 带鱼洗净，切成段，加入葱、姜、料酒、精盐、味精、米醋腌约15分钟，再放入热油中炸至金黄色，捞出沥油。

❷ 锅中加入红油、番茄酱、泡红椒炒至上色，再加入适量清水烧开。

❸ 放入炸过的带鱼焖至入味，再改用文火收浓汤汁，淋入香油，出锅装盘即可。

降压食疗偏方⑤

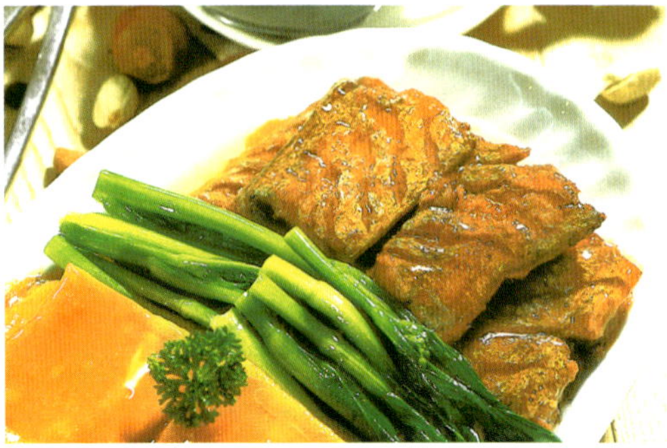

带鱼菜心烧豆腐

原料 带鱼、豆腐各500克，净菜心50克。

调料 葱段、姜块、蒜片、料酒、酱油、白糖、精盐、鸡粉、蚝油、鱼露、植物油各适量。

制作步骤

❶ 将带鱼洗涤整理干净，剁成小段，在鱼身两侧剞上花刀，过油炸透，倒入漏勺；豆腐切成厚片，过油炸至金黄，捞出沥油。

❷ 锅中留底油，用葱、姜、蒜炝锅，再加入料酒、酱油、白糖、精盐、鸡粉、蚝油、带鱼、豆腐及清水烧至入味，勾芡，淋入明油，出锅装盘，再将"鱼露炒菜心"码在中间即可。

降压食疗偏方⑥

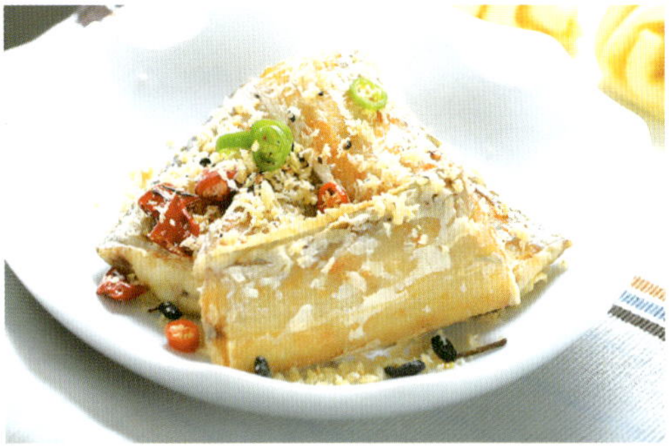

避风塘带鱼

原料 带鱼500克，青、红椒各50克。

调料 蒜蓉75克，花椒水30克，精盐、白糖、料酒、豆豉、香油、豆瓣酱、味精各适量，淀粉适量，植物油750克（实耗75克）。

制作步骤

❶ 带鱼清理干净，沥水，切成大块，加上花椒水、料酒及少许精盐拌匀，腌制片刻。

❷ 将青、红椒去蒂及籽，洗净，切成椒圈；沥干后的带鱼抹上少许淀粉。

❸ 净锅置火上，加入植物油烧热，放入带鱼炸酥，捞出；将蒜蓉入锅中炸至金黄捞出。

❹ 锅中留少许炸蒜蓉的油烧热，倒入豆豉煸炒片刻出香味，加入豆瓣酱、料酒、白糖、精盐和味精快速翻炒均匀，放入青、红椒圈、蒜蓉和带鱼块炒匀，出锅装盘即可。

降压食疗偏方⑦

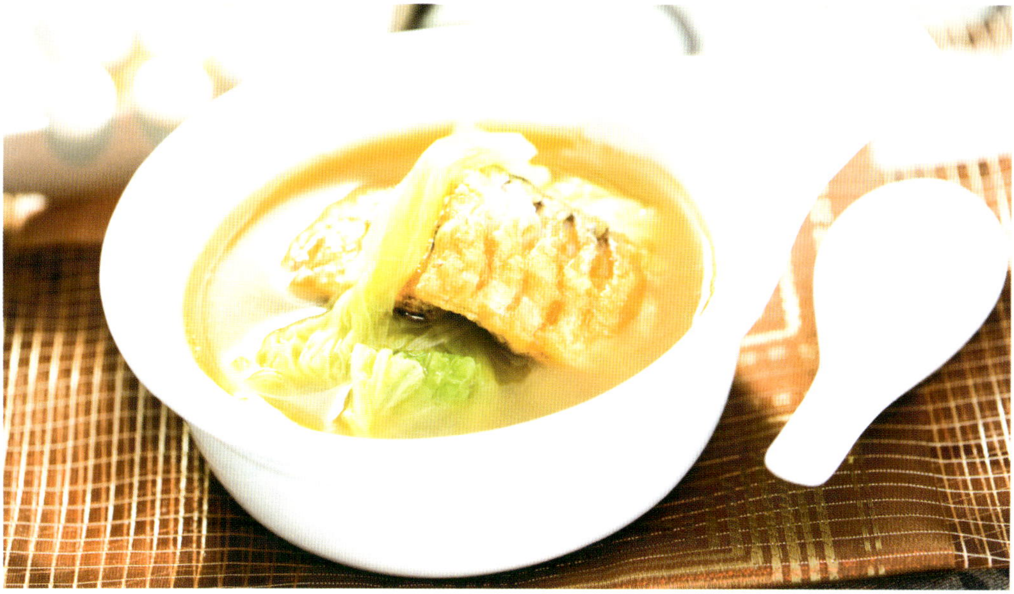

家常带鱼煲

◎原料 带鱼500克，白菜、水发粉丝各75克。

◎调料 葱花、姜末、蒜末各少许，精盐、鸡精各15克，白糖、酱油、香醋、香油各10克，豆瓣酱、料酒各5克，鲜汤、植物油各适量。

☞制作步骤

❶ 带鱼去内脏、洗净，切段，再用精盐、料酒、酱油略腌，下入热油中炸透，捞出沥油。

❷ 白菜洗净、焯水，同粉丝一起放入砂锅。

❸ 锅中加油烧热，下入葱、姜、蒜、豆瓣酱炒香，放入料酒、鲜汤、带鱼、精盐、鸡精、白糖、酱油、香醋炖至入味，再倒入砂锅，淋上香油即可。

带鱼煮南瓜

◎原料 带鱼200克，南瓜150克，红椒圈少许。

◎调料 葱花5克，精盐4克，味精3克，酱油75克，料酒、植物油各15克，高汤适量。

☞制作步骤

❶ 带鱼去内脏，剁掉头尾，洗净，斜剞上一字花刀，斩成块；南瓜去皮、去瓤，洗净，切块。

❷ 煎锅置火上，加入植物油烧热，下入带鱼段煎至金黄色，取出沥油。

❸ 锅置火上，加入高汤烧沸，放入带鱼段、南瓜块，加入调料煮25分钟至入味，撒入红椒圈，出锅装碗即可。

降压食疗偏方⑧

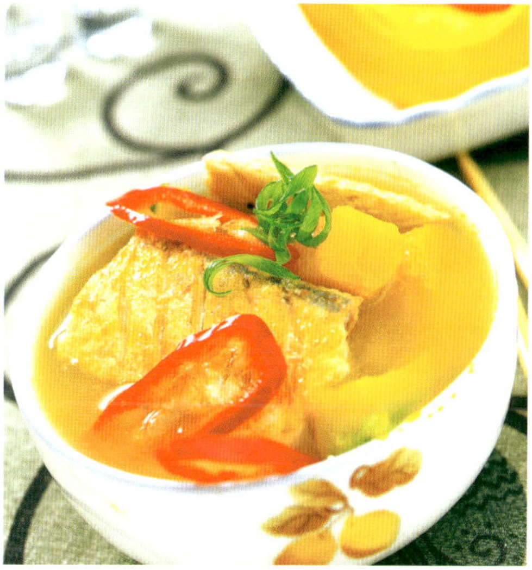

别名 草根、鲩鱼

中医食性 性温，味甘

不适用者 风湿头痛患者

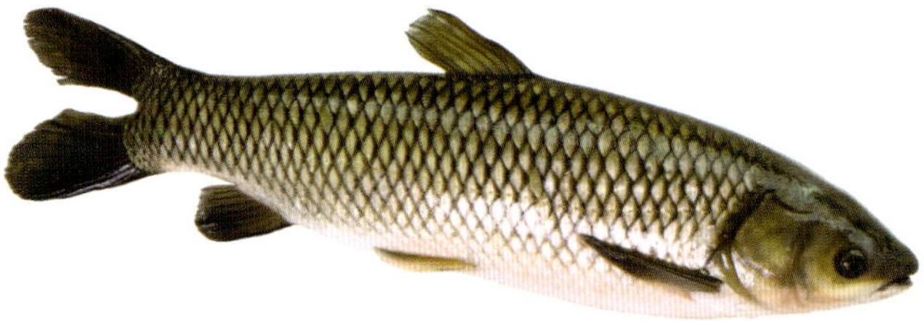

草鱼 caoyu

食材简介

草鱼亦称“鲩”，鱼纲，鲤科，草鱼与青鱼是比较相近的鱼种，体色则近于鲫鱼的体色，有灰白，草黄和金黄等色。草鱼与青鱼、鳙鱼、鲢鱼并称中国四大淡水鱼。草鱼以草为食，故北方饲养草鱼也较多。

营养分析

草鱼中营养成分有蛋白质、脂肪、热量、钙、磷、铁、维生素B_1、维生素B_2、烟酸等，其中富含的蛋白质为优质蛋白质，钙含量远高于牛奶中的含量。

营养优势

草鱼中不饱和脂肪酸含量非常高，能够促进血液循环，对于患有心血管的病人非常有好处。草鱼的硒元素含量名列前茅，时常食用能达到抗衰老、养颜的效果，并且能够预防和治疗肿瘤。

营养吃法

烹调草鱼时不用味精就很鲜美。草鱼要新鲜，煮时火候不能太大，以免把鱼肉煮散。不宜过量进食草鱼，否则可能会引致各种疥疮的发生。由于草鱼的鱼胆存在一定的毒性，所以在进食草鱼时应取出鱼胆。

选购储存

① **选购**：看鱼眼，饱满凸出、角膜透明清亮的是新鲜草鱼。眼球不凸出，眼角膜起皱或眼内有淤血的则不新鲜。

② **储存**：在草鱼的鼻孔里滴一两滴白酒，然后把鱼放在通气的篮子里，上面盖一层湿布，在两三天内鱼不会死去。

搭配宜忌

宜：草鱼宜与豆腐搭配，可补中调胃、利水消肿。草鱼宜与冬瓜搭配，可治疗头痛眼花、高血压、水肿等。草鱼宜与猴头蘑搭配，可健脾养胃、化湿止泻。

忌：草鱼不宜与驴肉搭配，否则会引发心脑血管疾病。

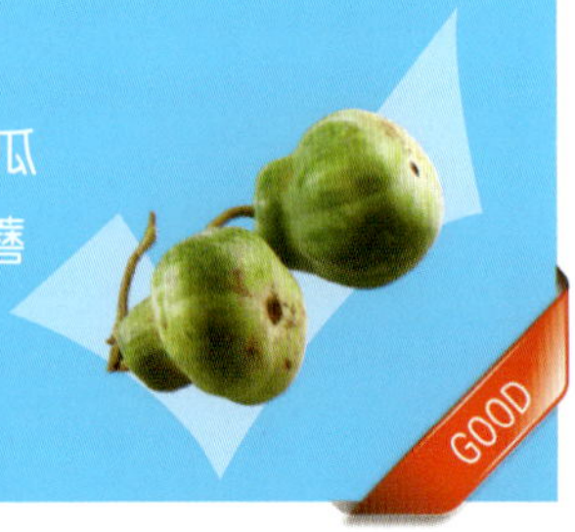

降压食疗偏方①

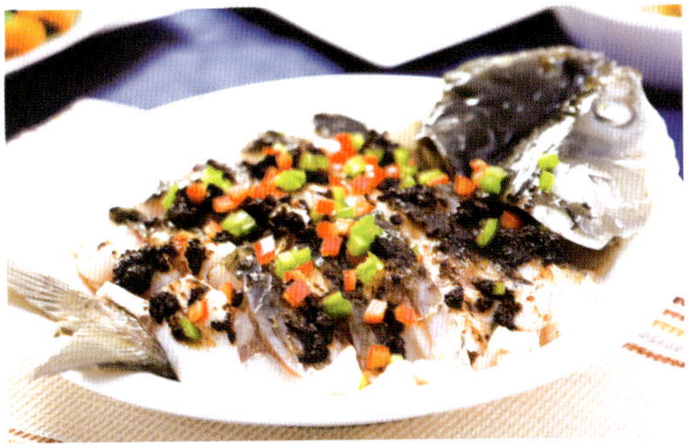

豉椒蒸草鱼

原料 净草鱼700克，青椒丁、红椒丁各少许。

调料 葱花、蒜末、豆豉、蚝油、海鲜酱油、白糖、胡椒粉、味精、香油、料酒、植物油各适量。

制作步骤

❶ 豆豉剁碎，与蒜末分别下入热油中滑散，捞出晾凉，放入碗中，加入蚝油、海鲜酱油、白糖、胡椒粉、味精、香油、料酒调成蒜泥豉汁。

❷ 草鱼洗净，切下头尾，摆放在盘子的两端，再将草鱼去骨、取肉，切成厚片，放入盘中。

❸将豉汁均匀地浇在鱼片上，再盖上保鲜膜，入蒸锅蒸8分钟至熟，取出后撒上青、红椒丁及葱花，再将植物油烧热，淋入盘中。

降压食疗偏方②

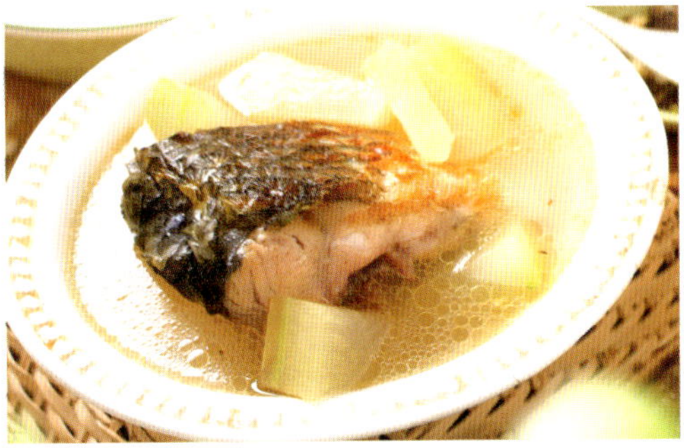

冬瓜草鱼汤

原料 草鱼300克，冬瓜250克。

调料 生姜2片，精盐、植物油各适量。

制作步骤

❶ 冬瓜去皮、去瓤，洗净，切成小块；草鱼洗涤整理干净，沥去水分。

❷ 锅置火上，加入植物油烧热，先下入姜片略煎，再放入草鱼煎至金黄色。

❸ 加入适量清水烧沸，放入冬瓜块，用武火煮沸。

❹ 转文火煲约1小时，加入精盐调好口味，出锅装碗即可。

草鱼豆腐

原料 豆腐、草鱼肉各500克，青蒜丝适量。

调料 葱段、姜片、味精、白糖、辣糊酱、酱油、料酒、清汤、植物油各适量。

制作步骤

❶ 将草鱼肉洗净，切成长方块；豆腐洗净，切成骨牌小块。

❷ 炒锅置火上，用冷油滑一下锅倒出，放入植物油烧热，下入葱段、姜片、鱼块，再烹入料酒，加盖略焖后揭盖，然后加入酱油、白糖烧至上色，注入清汤，用武火烧4分钟左右，再放入豆腐块、辣糊酱，用文火烧2分钟，淋入植物油，见汤汁浓稠时出锅装碗，撒入青蒜丝即可。

降压食疗偏方③

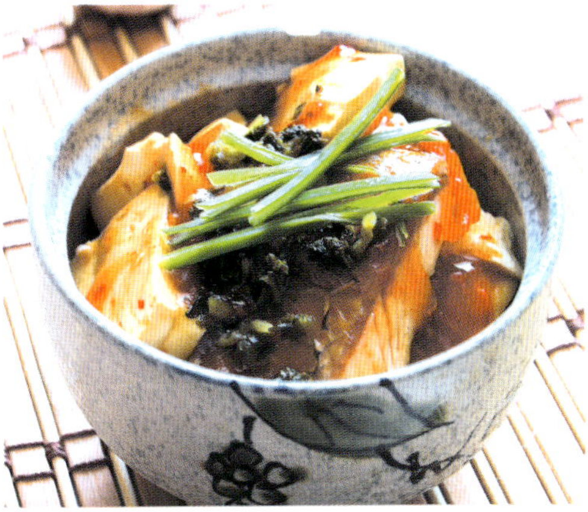

降压食疗偏方④

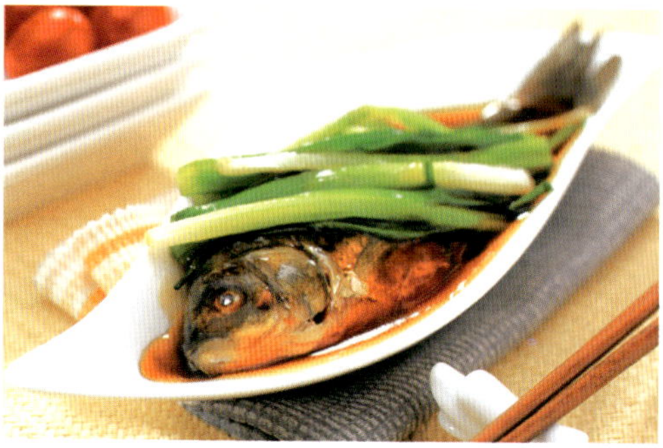

葱烧草鱼

原料 净草鱼700克，小葱50克。

调料 姜丝15克，精盐3克，白糖10克，白醋7克，料酒、酱油、植物油各30克。

制作步骤

❶ 草鱼洗净，两侧各剞数刀；小葱洗净，切成段。

❷ 锅中加油烧热，先放入草鱼，以文火煎至表面微黄，翻面，再加入葱段、姜丝煎香，再加入精盐、白糖、白醋、料酒、酱油和适量清水，烧开后转文火烧15分钟（中途翻面1次），收干汤汁即可。

降压食疗偏方⑤

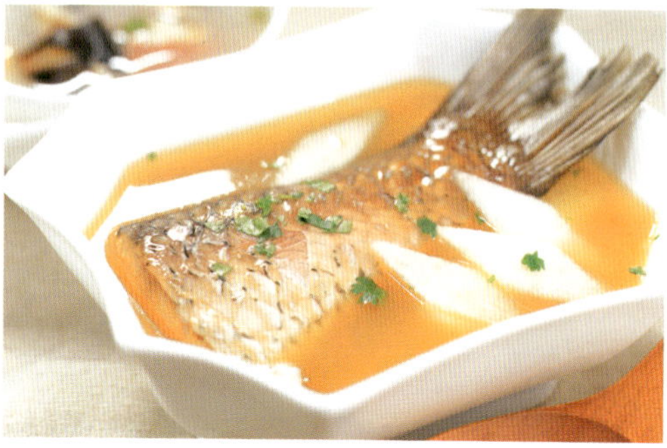

冬瓜烧鱼尾

原料 草鱼尾1个，冬瓜200克，香菜15克。

调料 葱、姜各5克，精盐、酱油、白糖各3克，米醋、料酒、水淀粉各5克，植物油适量。

制作步骤

❶ 将鱼尾洗净，用精盐、料酒腌渍10分钟；冬瓜去皮、籽，洗净，切成片；香菜洗净，切段。

❷ 锅中留底油烧热，放入鱼尾两面煎至上色，再放入葱、姜略炒，放入冬瓜，加入精盐、料酒、酱油、白糖及适量清水，用文火烧沸。

❸ 转武火收汁，用水淀粉勾芡，烹入米醋，撒上入香菜段，即可出锅装碗。

降压食疗偏方⑥

西湖醋鱼

原料 草鱼1000克。

调料 姜末、白糖、料酒、酱油、香醋、水淀粉各适量。

制作步骤

❶ 将草鱼整理干净，切成两半，鱼身剞十字花刀。

❷ 锅内加清水烧沸，放入鱼摆好，盖盖，待锅中水再沸时，掀开锅盖，撇去浮沫，将锅转动一下，继续用武火烧煮3分钟至熟，再加入酱油、料酒、姜末煮一下，出锅装盘时要鱼皮朝上，把鱼的两片背脊拼连待用。

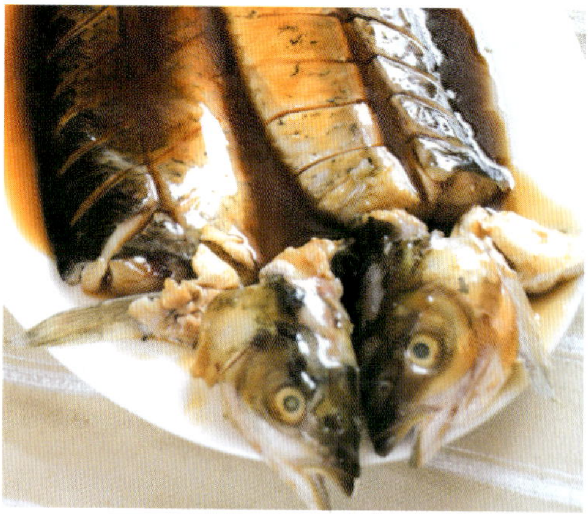

❸ 锅内汤汁加入白糖、姜末和香醋调匀，用水淀粉勾芡收汁，起锅浇在鱼上即可。

降压食疗偏方⑦

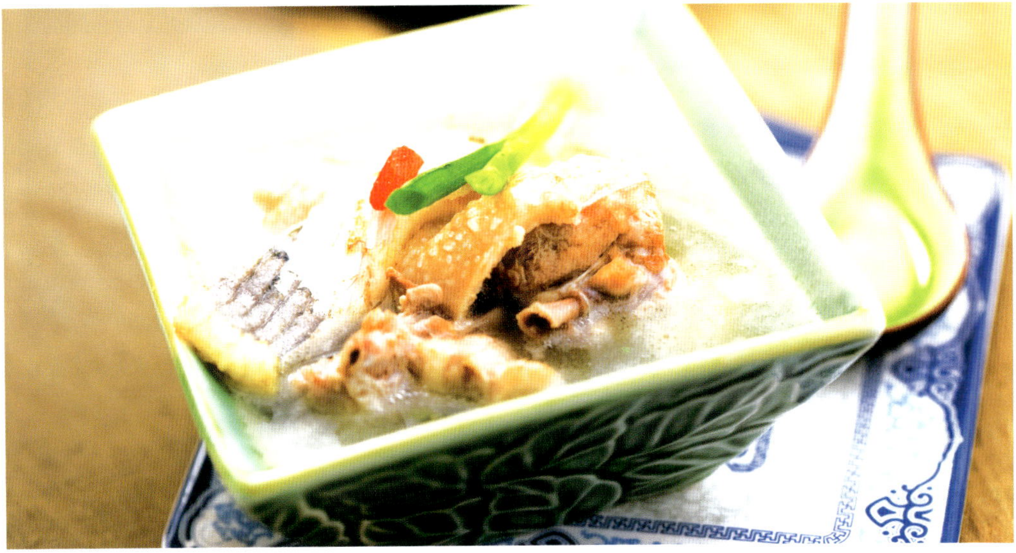

板鸭草鱼煲

○原料 草鱼300克，板鸭1/2只，香菜段少许。

○调料 葱段、姜片各10克，精盐、味精、胡椒粉、米酒、香油各10克，鸡精5克，植物油45克。

☞ 制作步骤

❶ 板鸭洗净，剁成骨牌块；草鱼洗净，切成块，加入精盐、料酒拌匀，腌约5分钟。

❷ 锅置火上，加入植物油烧至六成热，先放入鱼块煎至上色，再加入姜片、葱段、米酒、板鸭块翻炒片刻。

❸ 添入适量清水烧沸，用武火炖约5分钟至汤汁乳白，加入精盐、味精、鸡精和胡椒粉。

❹ 转文火续炖约5分钟至熟嫩入味，出锅装碗，淋入香油，撒上香菜段即可。

软熘草鱼

降压食疗偏方⑧

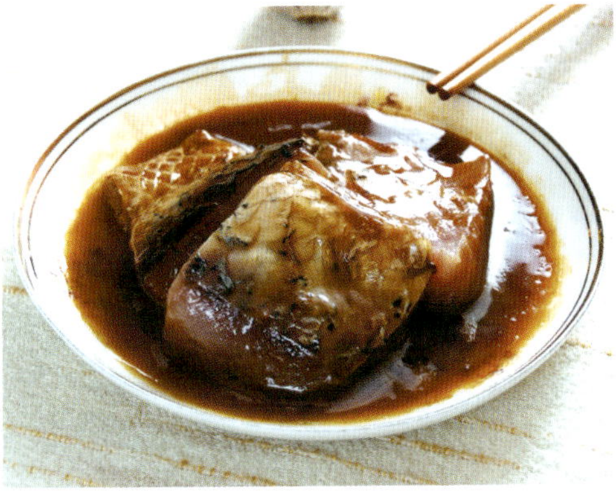

○原料 草鱼（中段）500克。

○调料 葱2根，姜片5克，蒜头2瓣，精盐6克，料酒15克，白糖30克，酱油、米醋、胡椒粉、水淀粉、香油各适量，上汤250克。

☞ 制作步骤

❶ 将草鱼洗涤整理干净，备用；葱1根切段，1根切末，备用。

❷ 锅中加入适量清水烧沸，放入草鱼段、葱段、姜片、料酒，盖严盖，用文火烧2分钟后取出，去皮及骨，整齐地摆入盘中，撒上胡椒粉待用。

❸ 锅中加油烧热，先下入蒜头爆香，再加入葱末、精盐、酱油、白糖、米醋、上汤煮滚，然后用水淀粉勾芡，浇在鱼身上，淋香油即可。

降压食疗偏方④

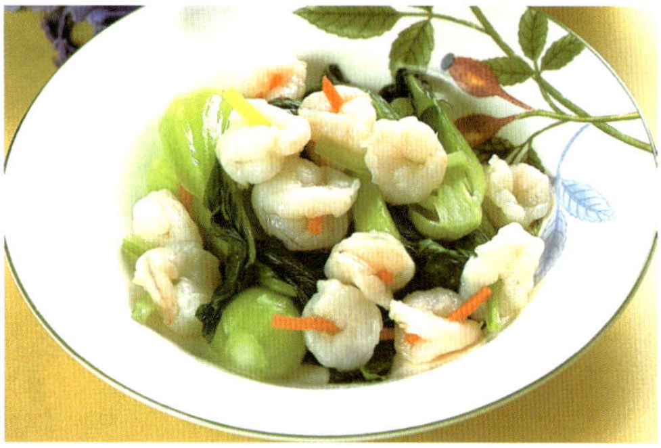

碧绿虾仁

原料 虾仁250克，油菜150克。

调料 葱花10克，精盐5克，味精、鸡精各3克，水淀粉10克，植物油15克。

制作步骤

❶ 虾仁去掉沙线，加上少许精盐拌匀；油菜去根和老叶，切成两半，洗净沥水。

❷ 将虾仁放入沸水锅焯烫一下，捞出沥水。

❸ 锅中加入植物油烧热，放入葱花炝锅，加入虾仁、油菜炒匀，放上精盐、鸡精、味精翻炒均匀入味，用水淀粉勾芡，出锅装盘即可。

降压食疗偏方⑤

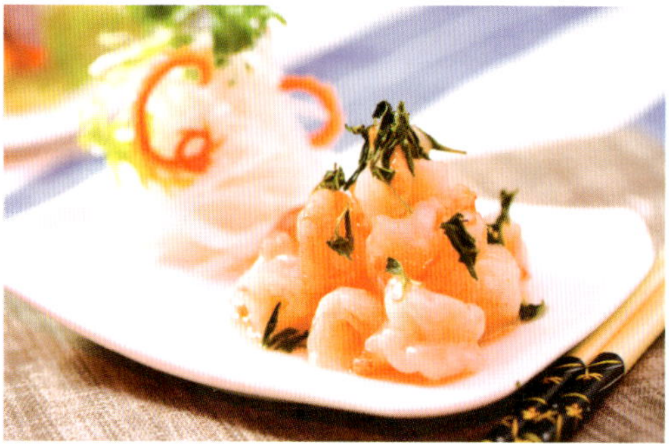

水晶五彩虾球

原料 虾仁500克，鸡蛋清1个，绿茶10克。

调料 葱花5克，精盐、味精各4克，姜汁10克，料酒、水淀粉各30克，植物油适量。

制作步骤

❶ 虾仁去沙线，洗净沥干，加入精盐、味精、鸡蛋清、料酒、淀粉腌渍8分钟，再下入四成热油中滑散、滑透，捞出沥油。

❷ 绿茶放入杯中，加入沸水泡开，沥干。

❸ 锅中留底油烧热，先放入葱花、姜汁、料酒炝锅，再下入虾仁炒匀，然后加入精盐、味精调味，用水淀粉勾茨，撒上绿茶，即可出锅。

豆苗炒虾片

原料 豌豆苗300克，虾仁200克，鸡蛋清2个。

调料 葱段25克，姜片10克，水淀粉30克，精盐、料酒各5克，味精、胡椒粉各少许，清汤50克，植物油45克。

制作步骤

❶ 虾仁去除沙线、洗净，从背部片开（腹部相连），加入少许精盐、料酒、水淀粉、鸡蛋清拌匀上浆。

❷ 豌豆苗择洗干净；剩余的料酒、味精、精盐、胡椒粉、水淀粉、清汤调匀成味汁。

❸ 锅中加植物油烧热，先下入虾片滑散至变

降压食疗偏方⑥

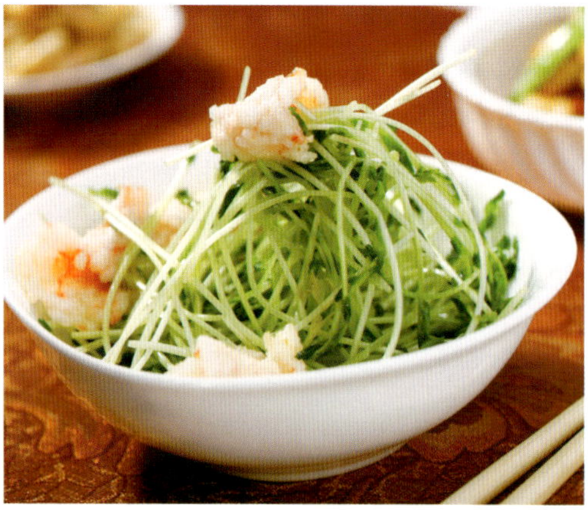

色，再放入豌豆苗炒匀，然后烹入味汁，武火翻炒至入味，出锅装盘即可。

降压食疗偏方⑦

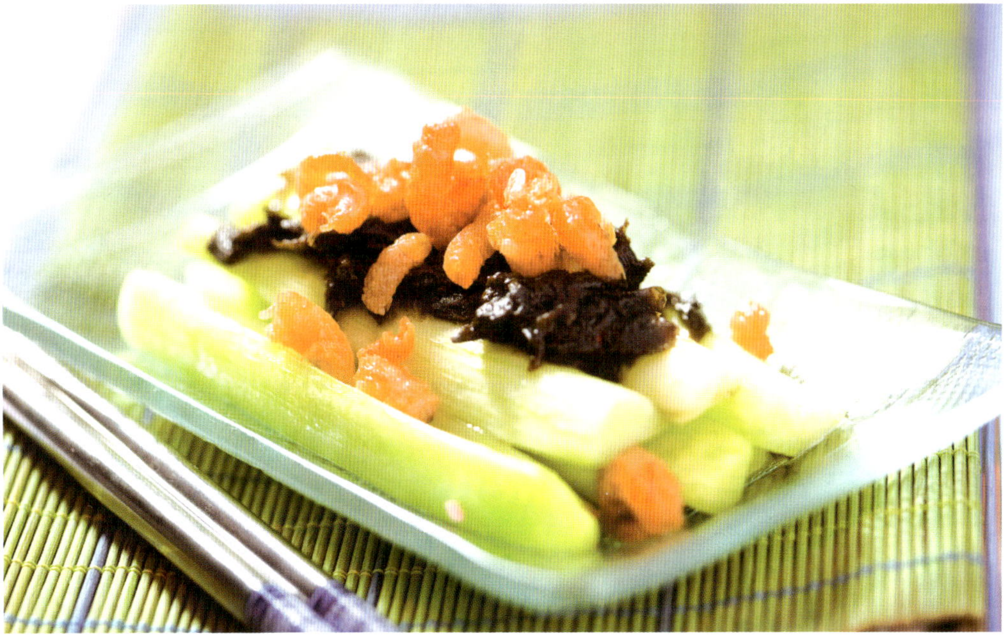

榄菜虾干蒸芥蓝

原料 芥蓝200克，虾干、橄榄菜各20克。

调料 葱花5克，精盐、香油各少许，海鲜酱油5克，植物油45克。

制作步骤

❶ 芥蓝去皮洗净，放入沸水锅中焯烫片刻，取出后用凉水冲凉，沥干水分，装入盘中。

❷ 锅中加油烧热，放入虾干、橄榄菜炒出香味，加盐炒匀，出锅倒在芥蓝上，上笼蒸4分钟，取出放入葱花，淋入香油，倒入海鲜酱油即可。

芦笋虾球

原料 虾仁400克，鲜芦笋100克。

调料 葱白、姜片、精盐、白糖、鸡精、粟粉、料酒、植物油各适量。

制作步骤

❶ 虾仁去沙线，洗净，背部划一刀(不要划断)，两面斜划两刀，再加入精盐、鸡精拌匀，然后放入热油锅中滑炒至变色，捞出沥油。

❷ 芦笋去根，洗净，切成斜刀段；葱白切成长段；精盐、白糖、粟粉放入碗中调匀成芡料。

❸ 锅中加油烧热，下入芦笋段略炒，再加入精盐、鸡精炒熟，盛出，摆放入盘中垫底。

降压食疗偏方⑧

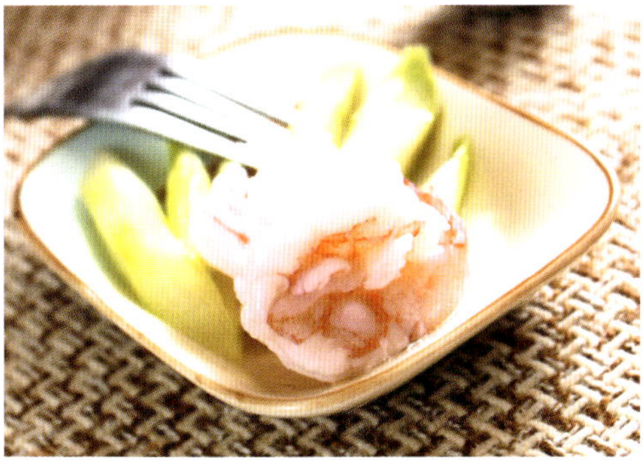

❹ 锅留底油烧热，先下入姜片、葱白段炒香，再放入虾仁，烹入料酒炒匀，拣出葱、姜，然后烹入芡料翻炒均匀，盛入装有芦笋段的盘中即可。

降压食疗偏方④

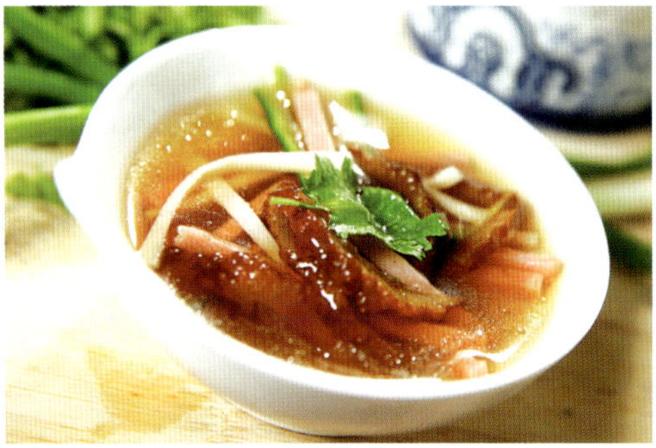

五彩海参汤

原料 水发海参100克，火腿、丝瓜、馓子各50克，熟冬笋25克，香菜10克。

调料 精盐、味精、胡椒粉、酱油、水淀粉、香油、鲜汤、植物油各适量。

制作步骤

❶ 海参、冬笋、火腿、丝瓜分别切成丝，焯烫一下，捞出；馓子拆成段；香菜洗净，切段。

❷ 锅中放油烧热，下入火腿、冬笋、丝瓜、海参、鲜汤、精盐、味精、酱油、胡椒粉煮沸。

❸ 改文火煮至熟烂入味，用水淀粉勾芡，倒入汤碗内，淋香油，撒上香菜段、馓子即可。

降压食疗偏方⑤

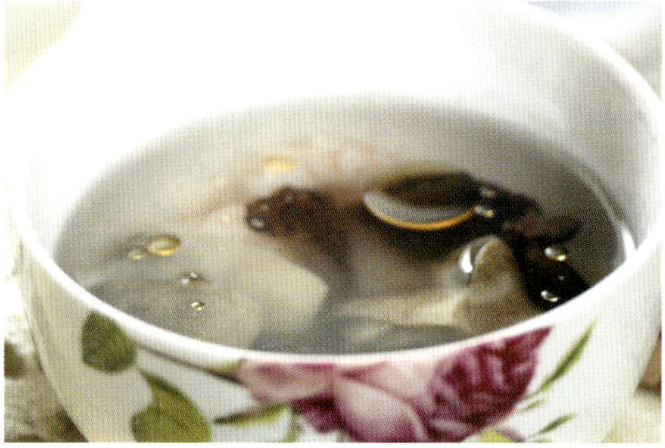

虾仁海参汤

原料 水发海参、虾仁、口蘑各100克，油菜心10棵。

调料 精盐、味精、胡椒粉各少许，香油、葱椒油各10克，香菜末15克，上汤750克。

制作步骤

❶ 将海参洗涤整理干净，片成抹刀片；口蘑洗净、切片；虾仁去沙线、洗净，片成两半；分别放入沸水中焯烫一下，捞出沥干备用。

❷ 坐锅点火，加入葱椒油烧热，先添入上汤，放入海参、虾仁、口蘑、油菜心烧开，再撇去浮沫，淋入香油，撒上胡椒粉，盛入大汤碗中，用精盐、味精调味，配香菜上桌即可。

酸菜海参汤

原料 海参300克，酸菜心200克，芦笋50克，胡萝卜30克。

调料 姜、葱、姜、料酒、胡椒粉各少许，米醋5克。

制作步骤

❶ 将海参洗净，切成斜片，放入锅中，加入适量清水、葱、姜、料酒煮约5分钟，捞出。

❷ 将酸菜心洗净，斜切成片；芦笋、胡萝卜分别去皮、洗净，入锅煮熟，取出切片。

❸ 锅中加水煮开，放入姜、海参、酸菜心、胡萝卜、笋片，加入胡椒粉、米醋煮沸即可。

降压食疗偏方⑥

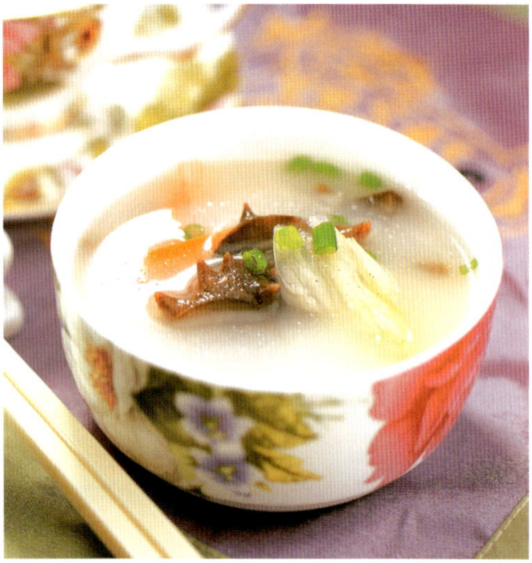

降压食疗偏方⑦

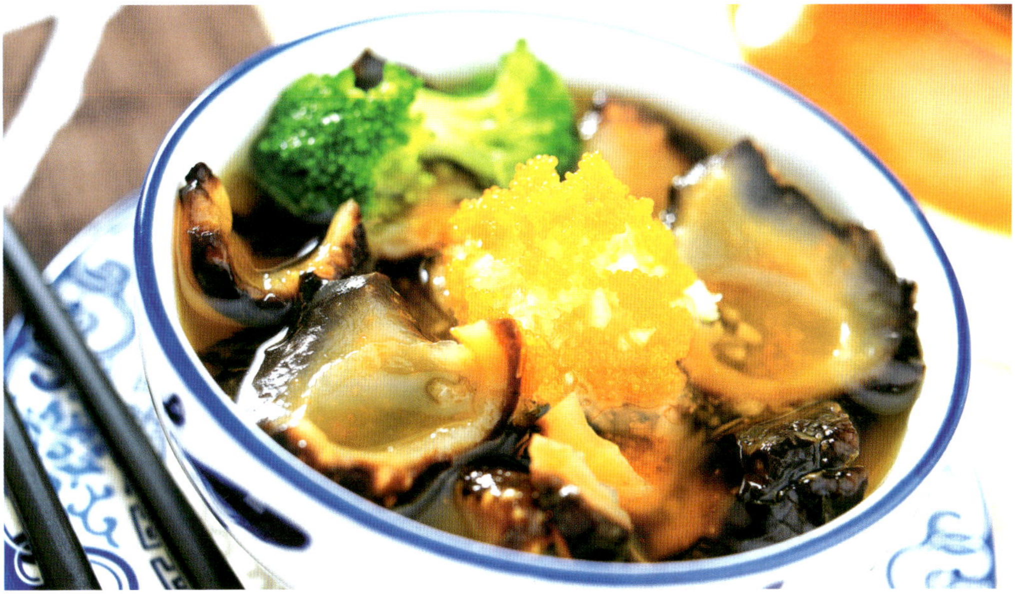

海参汤

原料 水发海参300克，西蓝花50克，白萝卜泥20克，虾籽10克。

调料 姜片5克，葱段10克，精盐4克，鸡粉2克，鲍鱼汁5克，料酒15克，高汤1500克。

制作步骤

❶ 海参洗净，片成大片，再用沸水焯透，捞出沥干；西蓝花洗净，用淡盐水浸泡，掰成小朵。

❷ 锅中加入高汤烧沸，先下入海参、姜片、精盐、鸡粉、鲍鱼汁、料酒煮开，再转文火煲至入味，然后放入西蓝花续煮3分钟，拣出葱、姜，出锅装碗，撒上白萝卜泥、虾籽即可。

降压食疗偏方⑧

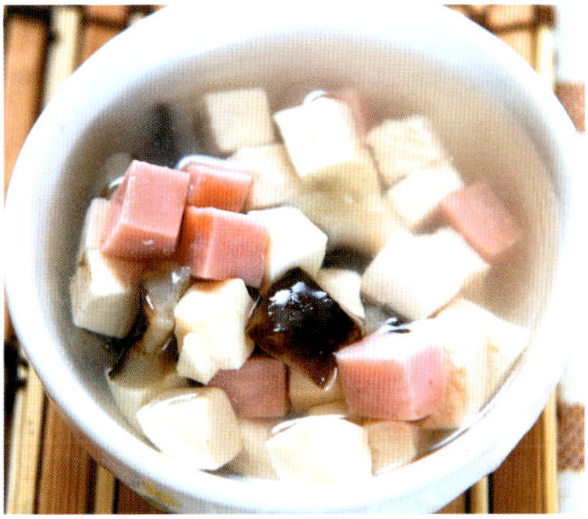

豆腐参汤

原料 豆腐500克，水发海参250克，熟鸡肉100克，熟火腿50克，虾籽少许。

调料 精盐、味精、胡椒粉、酱油、料酒、水淀粉各适量，香菜末5克，清汤1250克。

制作步骤

❶ 将豆腐切成玉米粒大的丁，用开水浸泡，换2次开水；水发海参洗净，用开水焯烫一下，同鸡脯肉、熟火腿均切成豆腐大小的方丁备用。

❷ 锅内加入清汤、料酒、精盐、虾籽、酱油、味精、海参、火腿、鸡丁煮开，撇去浮沫，再放入豆腐烧开至豆腐浮起，用水淀粉勾稀芡，出锅装碗，撒上胡椒粉、香菜末即可。

降压食疗偏方④

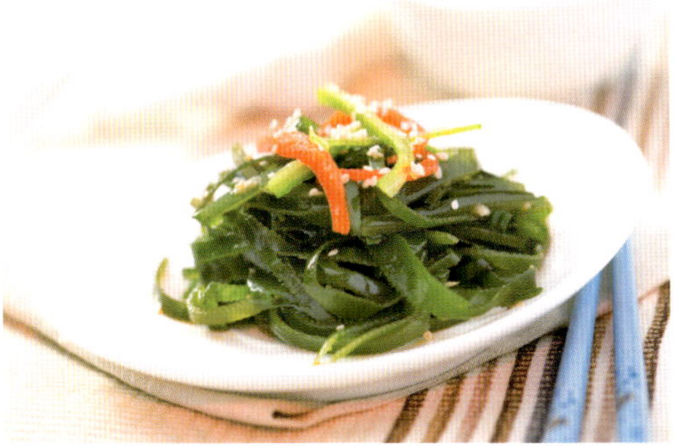

芝麻双丝海带

原料 海带丝150克，青、红尖椒各150克。

调料 熟芝麻、精盐、酱油、醋、白糖、姜末、葱末、辣椒粉、香油各适量。

制作步骤

❶ 将红青尖椒去蒂、籽，洗净，切成丝；海带丝洗净，分别放入开水中焯一下捞出，过凉开水，沥干水分。

❷ 取一器皿倒入海带丝、青红椒丝，放入精盐、酱油、醋、白糖、姜末、葱末、辣椒粉、香油，搅拌均匀，装入盘中，撒入熟芝麻即可。

降压食疗偏方⑤

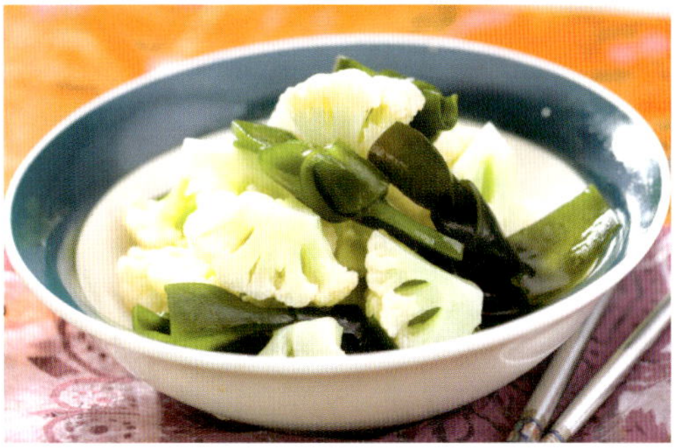

菜花炝海带结

原料 菜花300克，海带结150克。

调料 精盐7克，味精、白糖、香醋、花椒油、植物油各10克。

制作步骤

❶ 菜花洗净，切成小块，放入淡盐水中浸泡10分钟，捞出沥水；海带结洗净、沥水。

❷ 锅中加入清水、白糖烧沸，下入海带结煮约10分钟至熟烂，捞出沥水。

❸ 净锅加入清水、植物油烧沸，下入菜花块焯至熟透，捞出沥水，放入大碗中，再放入海带结，加入调料，淋入花椒油拌匀，装盘即可。

降压食疗偏方⑥

橘味海带丝

原料 干海带150克。

调料 陈皮25克，味精、白糖、酱油、白醋、香油各适量，香菜段适量。

制作步骤

❶ 锅置火上，加入清水烧开，海带放入屉内，火上蒸20分钟，取出，放入热水中浸泡发好，然后洗净沥干，切成细丝。

❷将切好的海带丝放入盘中，加入酱油、白糖、香油、味精搅匀待用。

❸ 将陈皮放入开水中浸泡，换两次水后捞出，去皮里的白肉，洗净沥干，剁成末，再放入碗中，加入白醋拌匀，然后倒入海带丝盘中拌匀，最后撒上香菜段即可。

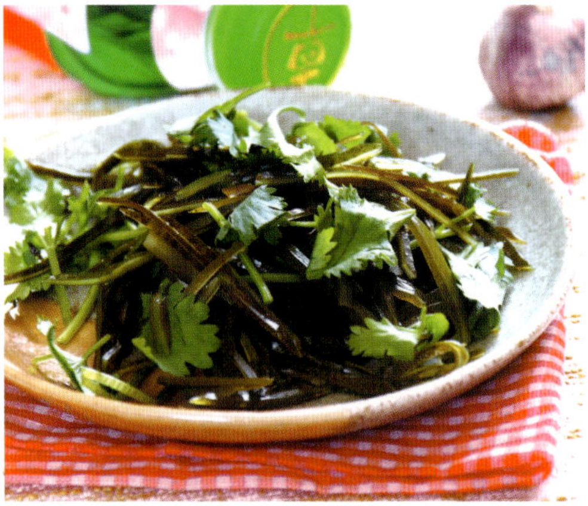

降压食疗偏方⑦

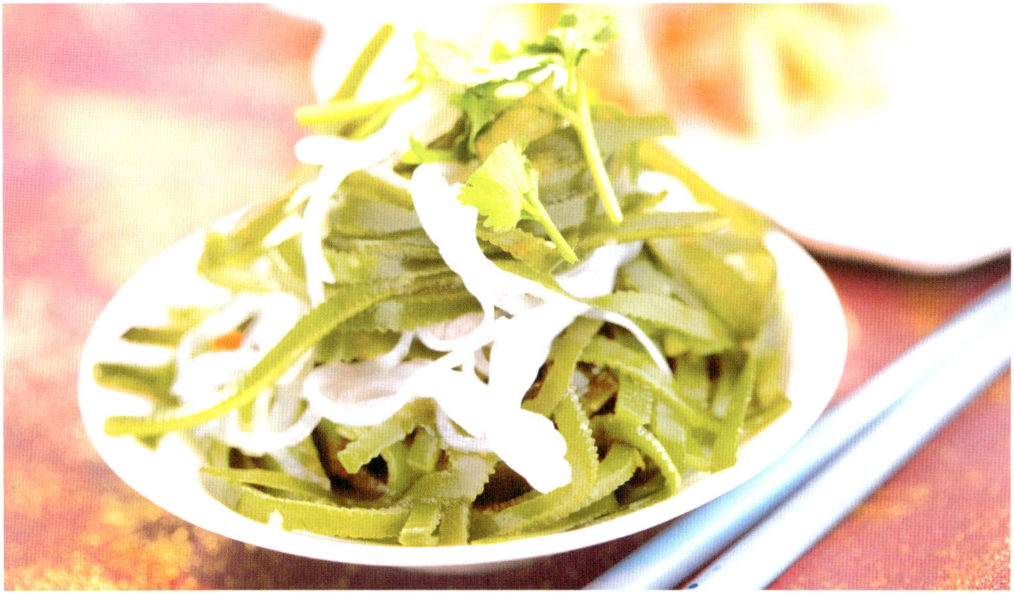

炝拌海带丝

原料 水发海带150克，粉丝100克。

调料 葱花、姜末、蒜泥各5克，精盐4克，香菜段10克，味精、香油各3克，白醋、酱油各8克。

制作步骤

❶ 将水发海带漂洗干净，切成细丝，放入沸水锅中焯烫一下，捞出沥干。

❷ 粉丝用温水泡软，切成长段，放入盆中，再加入海带丝、葱花、姜末、香菜段、蒜泥。

❸ 加入精盐、味精、香油、白醋、酱油调拌均匀，即可装盘上桌。

芝麻海带结

原料 泡好的海带结500克。

调料 葱油5克，精盐3克，鸡精2克，辣椒油6克，香醋4克，熟芝麻少许。

制作步骤

❶ 海带结用水冲洗干净，再用开水焯烫1分钟，捞出冲凉。

❷ 焯好的海带结放盘中加入精盐、鸡精、辣椒油、香醋、葱油等调料拌匀装盘，撒上熟芝麻即可。

降压食疗偏方⑧

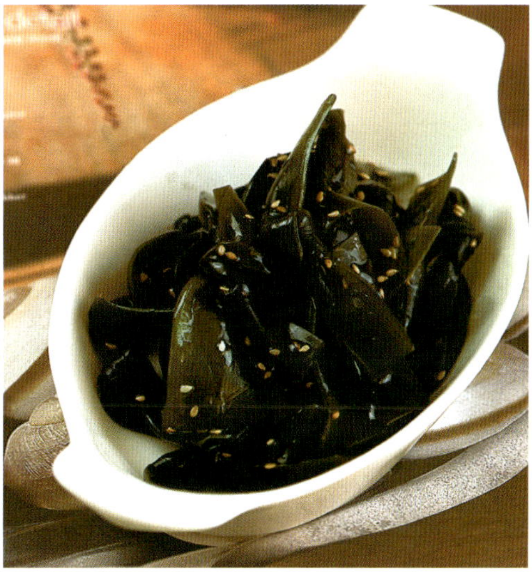

别名
海苔、子菜

中医食性
性凉，味甘、咸

不适用者
胃寒、肠胃炎、腹痛患者

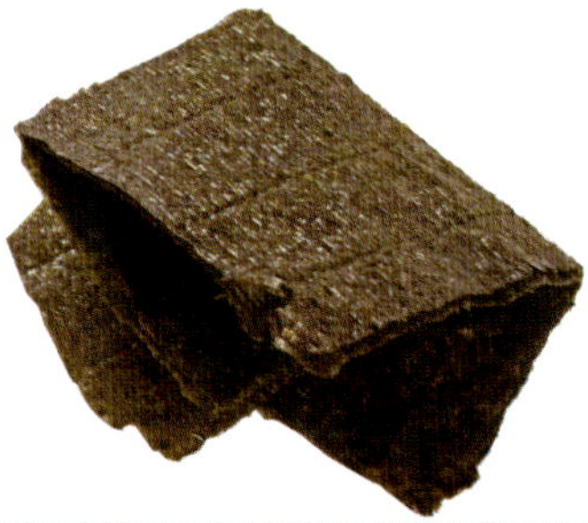

紫菜 zicai

食材简介

紫菜为藻类植物的藻体，藻体紫色，素有"岩礁骄子"之称，属红毛菜科海生植物，我国沿海的漫长海域均有生产，我国食用紫菜的历史悠久，据记载，在宋朝，紫菜是专供皇帝享用的贡品，如今，紫菜已是家常食物了。

营养分析

紫菜中的主要营养成分有蛋白质、脂肪、膳食纤维、碳水化合物、胡萝卜素、维生素A、维生素B_1、维生素B_2、烟酸、维生素C、维生素E、钾、钠、钙、镁、铁、锰、锌、铜、磷、硒等。

营养优势

紫菜中含有大量碘元素，可有效预防甲状腺肿大，因含有大量钙、铁、胆碱，故能够增强记忆力，促进牙齿和骨骼的健康生长，紫菜还含有一种叫胆甾醇的物质，有防止动脉硬化的功效。

营养吃法

如果汤过于油腻，可将少量紫菜用火烤一下，然后撒入汤内，这样可减少汤的油腻感。紫菜每次以食用15克为好。食用前最好用清水泡发，并换一两次水，以清除污染物。

选购储存

❶ **选购**：选购紫菜时，以表面光滑滋润，紫褐色或紫红色，有光泽，片薄，大小均匀，入口味鲜不咸，有紫菜特有的清香，质嫩体轻，身干，无杂质者为上品。而片厚而发黄绿色，色暗淡，有杂物，味带海水腥味的紫菜为次。

❷ **储存**：紫菜容易反潮变质，所以应先把紫菜放进食品袋中，但后放在低温干燥处保存。

搭配宜忌

宜：紫菜宜与鸡蛋搭配，能补充维生素和钙质。紫菜宜与甘蓝搭配，能更好地发挥功效。紫菜宜与瘦猪肉搭配，能清热化痰。

忌：紫菜不宜与柿子搭配，会影响钙质的吸收。

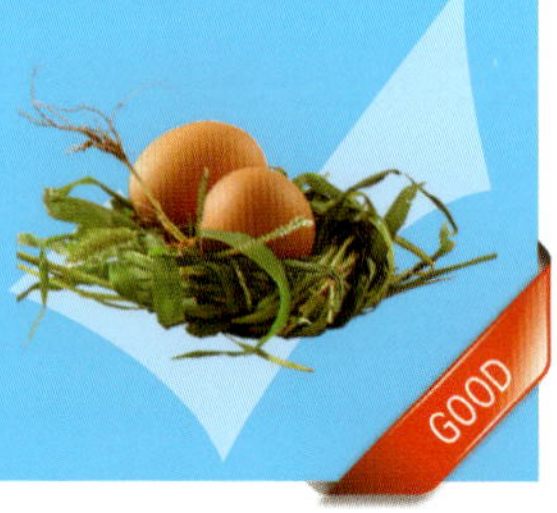

降压食疗偏方①

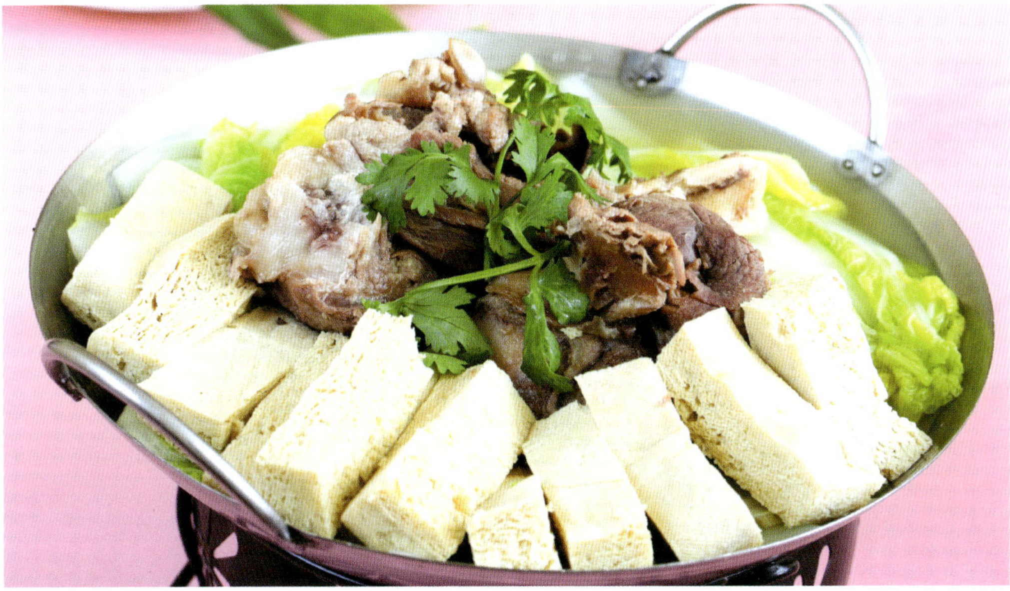

虾菇紫菜豆腐羹

◎原料 豆腐350克，虾爬肉100克，紫菜20克，韭黄末少许，鸡蛋1个。

◎调料 精盐、鸡粉、香油各少许，鸡汁5克，水淀粉适量。

☞制作步骤

❶ 将豆腐、虾爬肉洗净、切丁，用沸水焯烫一下；紫菜洗净、切块；鸡蛋取清，打散备用。

❷ 锅中加入清水，放入豆腐、虾爬肉、紫菜，用武火烧开，再加入精盐、鸡粉、鸡汁，用水淀粉勾芡，然后放入鸡蛋清搅拌均匀，再淋入香油，出锅装碗，撒上韭黄末即可。

虾干紫菜蛋汤

◎原料 虾干10克，鸡蛋2个，紫菜适量，青菜叶100克。

◎调料 葱末、精盐、植物油各适量。

☞制作步骤

❶ 将虾干用热水泡软；鸡蛋磕入碗内调匀；紫菜撕碎，放入碗内备用。

❷ 汤锅置火上，倒入植物油烧热，下入葱末炒香，加入适量开水，再放入虾干，用微火略煮片刻，然后加入精盐、青菜叶，淋入鸡蛋，待蛋花浮于汤表面时，起锅倒入装有紫菜的汤碗内即可。

降压食疗偏方②

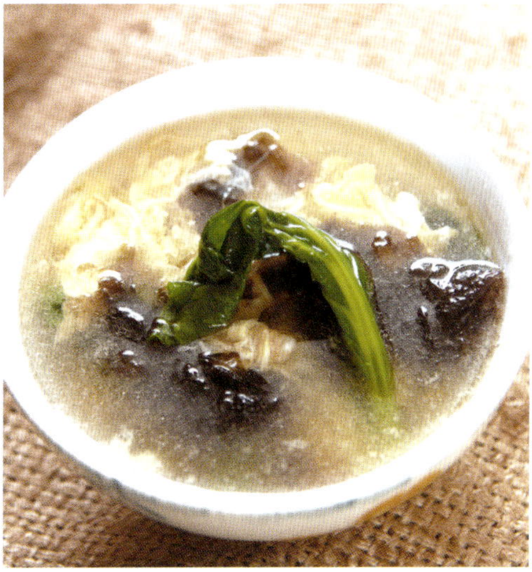

降压食疗偏方③

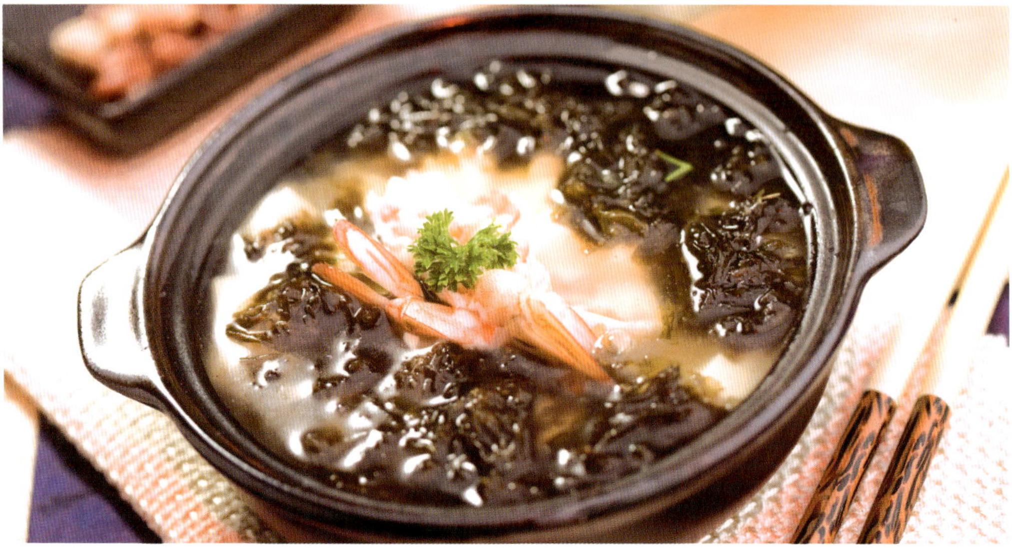

虾腰紫菜豆腐煲

◎原料 草虾300克，紫菜30克，内酯豆腐1盒。

◎调料 精盐、味精各15克，鸡精、料酒各20克，胡椒粉10克，葱结、姜片、香菜段各5克，干淀粉50克，鲜汤800克，香油6克，植物油30克。

☞ 制作步骤

❶ 草虾去头，剥壳，留尾，用刀顺脊背片开，挑去泥肠，用精盐、料酒腌约5分钟，蘸上干淀粉，用木槌逐一敲打使之成片状；内酯豆腐切成小块，用沸水焯一下，沥水。

❷ 砂锅置火上，放植物油烧热，下葱结、姜片炸香，掺入鲜汤，放豆腐、精盐、胡椒粉，沸后炖约5分钟，再下入捶好的虾片，续炖3分钟，下入紫菜，调入味精、鸡精，淋香油，撒香菜段，将砂锅端于盘子上，即可上桌。

降压食疗偏方④

紫菜黄瓜汤

◎原料 紫菜30克，黄瓜150克。

◎调料 姜末、香菜段各15克，香油2克，精盐、味精各3克，植物油10克。

☞ 制作步骤

❶ 将紫菜剪成小块；黄瓜洗净，切成薄片，备用。

❷ 坐锅点火，加油烧热，先下入姜末炒香，再添入适量清水烧沸，然后放入黄瓜片、精盐、味精煮匀，再撒入紫菜、香菜段，淋入香油，即可出锅装碗。

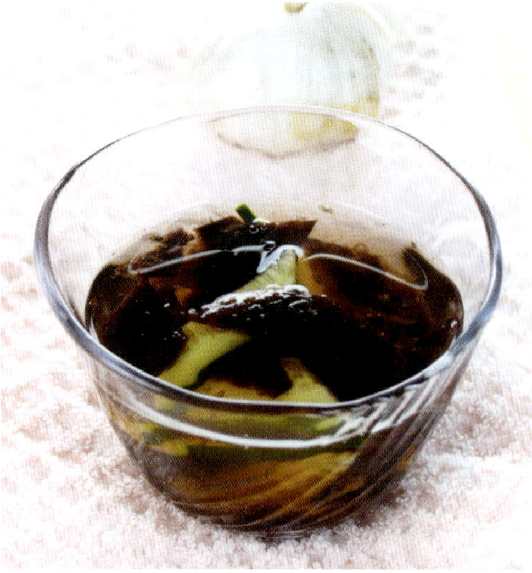

降压食疗偏方⑤

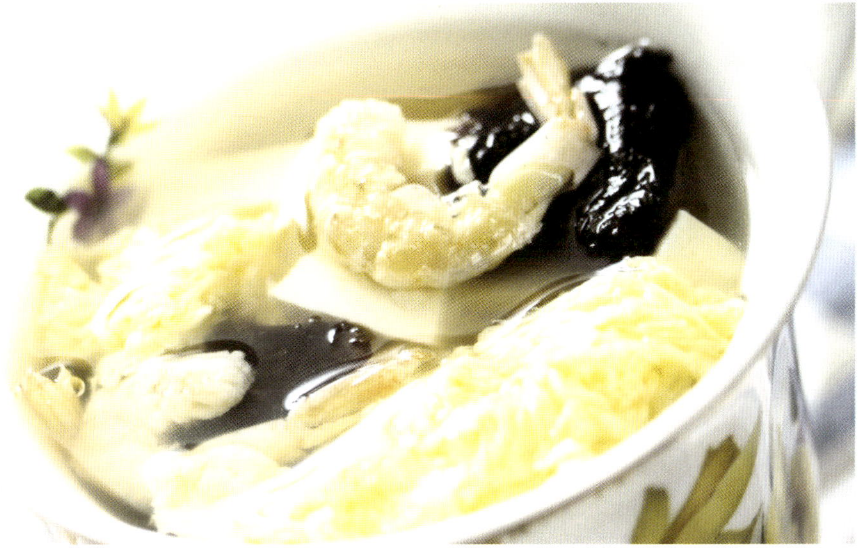

紫菜豆腐汤

原料 豆腐150克，紫菜50克，水发海米25克，鸡蛋1个。

调料 葱丝10克，姜丝、味精各少许，精盐、酱油、香油各3克，料酒45克，植物油15克。

制作步骤

❶ 将豆腐洗净，切成长方片，放入沸水锅中焯烫透；紫菜洗净，撕成大片；鸡蛋磕入碗中搅散。

❷ 锅置武火上，加入植物油烧至四成热，先下入葱丝、姜丝炒香，再放入豆腐片、紫菜、海米。

❸ 加入精盐、味精、料酒、酱油和适量清水烧沸，淋入鸡蛋液、香油，即可。

紫菜粥

原料 干紫菜150克，大米60克。

调料 精盐3克。

制作步骤

❶ 将紫菜洗净，去泥沙，切成4厘米长的段；大米淘洗干净。

❷ 将大米、紫菜、精盐放入铝锅内，加入清水适量，置武火上烧沸，再用文火煮30分钟即可。

降压食疗偏方⑥

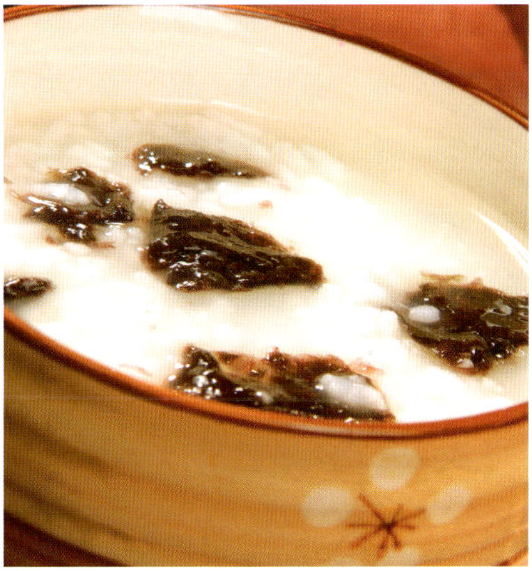

降压食疗偏方⑦

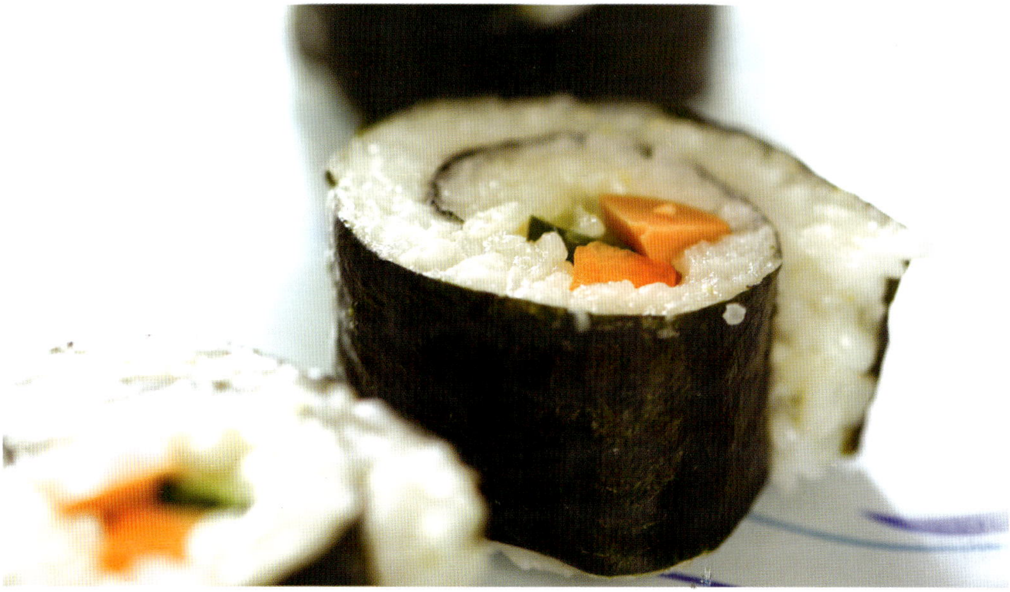

香糯紫菜卷

原料 糯米100克，紫菜、火腿条、胡萝卜条、黄瓜条各适量。

调料 精盐5克，白糖10克，味精、胡椒粉各少许。

制作步骤

❶ 将糯米淘洗干净，放入蒸锅蒸熟，取出后趁热加入精盐、味精、白糖、胡椒粉调拌均匀。

❷ 取紫菜一张，均匀地铺上一层糯米饭，再放上火腿条、胡萝卜条、黄瓜条，然后从上而下卷起成紫菜卷，再切成小块即可。

三丝紫菜汤

原料 紫菜50克，熟笋、绿叶菜、水发冬菇各40克，豆腐干2块。

调料 姜末、精盐、味精、酱油、鲜汤、香油、植物油各适量。

制作步骤

❶ 将紫菜中的杂质择去，撕成碎片；豆腐干、冬菇、熟笋均切成火柴梗细的丝备用。

❷ 锅置火上，倒入植物油烧至七成热时，加入鲜汤、冬菇丝、笋丝、豆腐干丝、紫菜烧开，再放入酱油、精盐、味精、姜末烧开，然后淋入香油，放入绿叶菜略烧即可。

降压食疗偏方⑧

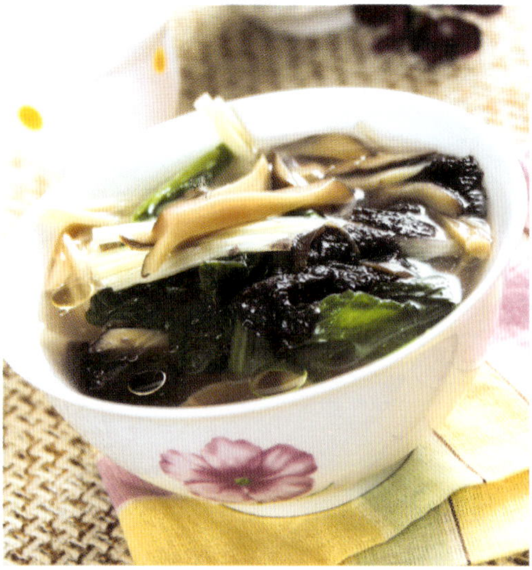

Part 8 水果类

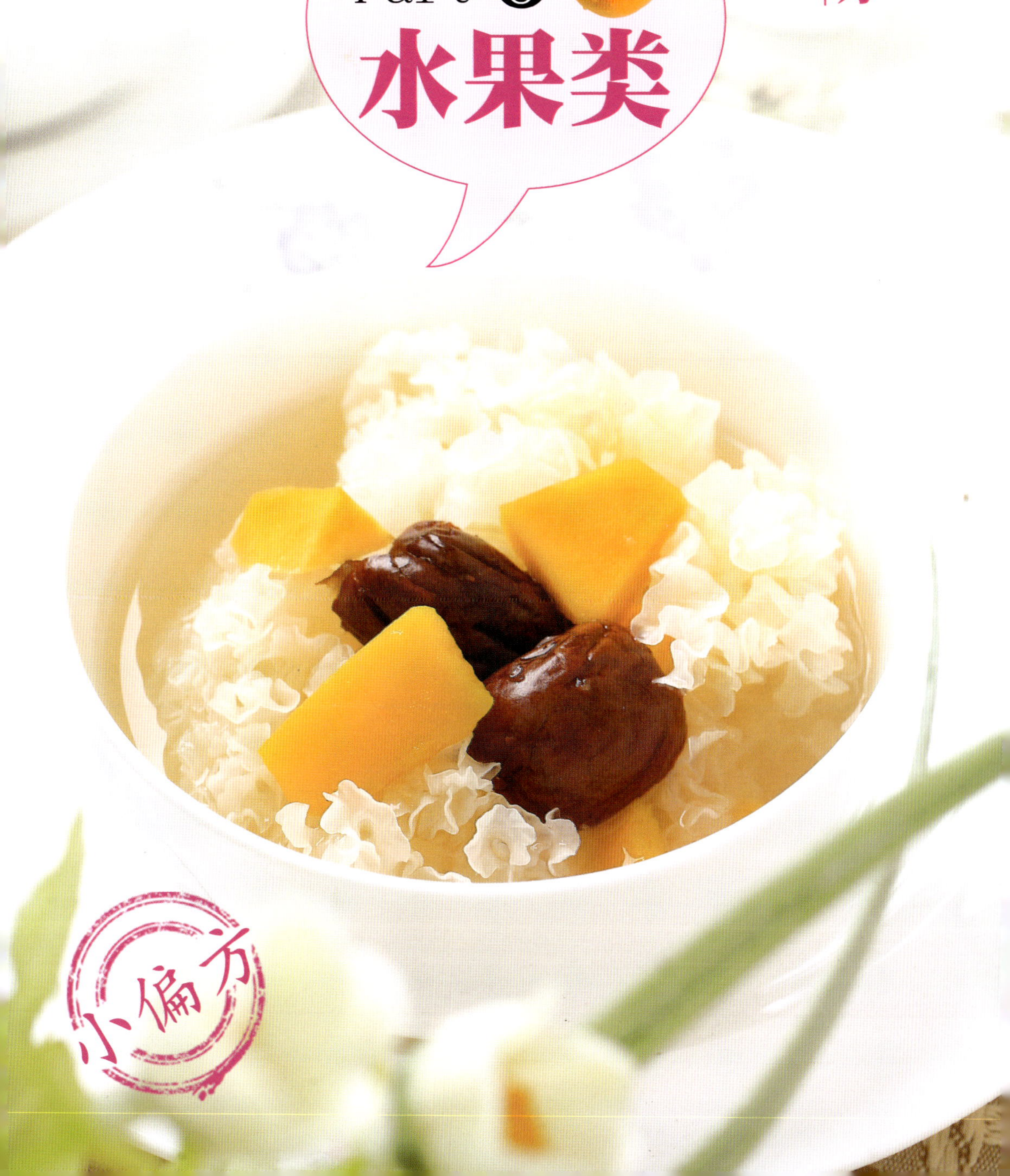

别名
甘蕉、蕉果

中医食性
性凉，味甘

不适用者
脾胃虚寒、肾炎患者

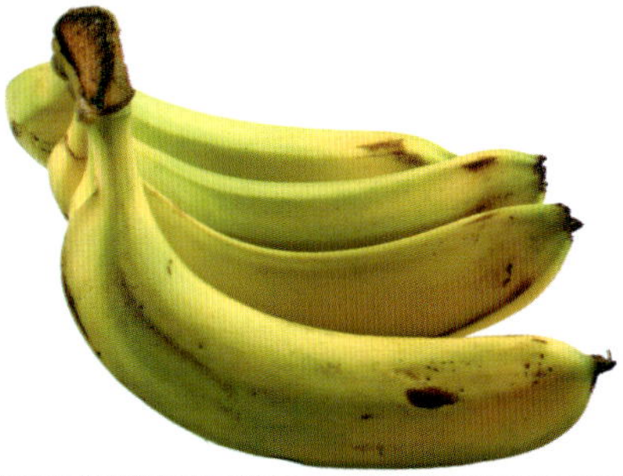

香蕉 xiangjiao

食材简介

香蕉又被称为“智慧之果”，传说是因为佛祖释迦牟尼吃了香蕉而获得智慧。香蕉营养高、热量低，含有称为“智慧之盐”的磷，又有丰富的蛋白质、糖、钾、维生素A和维生素C，同时膳食纤维含量也高，是非常好的营养食物。

营养分析

香蕉中主要营养成分有蛋白质、脂肪、膳食纤维、碳水化合物、胡萝卜素、维生素A、维生素B_1、烟酸、维生素B_2、维生素C、维生素E、钾、钠、钙等。

营养优势

香蕉可以预防高血压，起到降血压、保护血管的作用。香蕉的膳食纤维含量丰富，而热量却很低，是减肥的佳品。香蕉可以降低胃酸对胃部的刺激。香蕉含有氨基酸，对失眠人士很有益处。

营养吃法

除了生吃以外，还可以把香蕉捣烂，做香蕉泥。不推荐食用尚未熟透的香蕉，以免引起便秘。香蕉每日1～2根，不宜过量。过量吃香蕉可引起微量元素比例失调。

选购储存

❶ **选购：** 优质香蕉果皮呈鲜黄或青黄色，梳柄完整，无缺只和脱落现象，一般每千克在25个以下。

❷ **储存：** 香蕉在冰箱中存放容易变黑，应该把香蕉放进塑料袋里，再放1个苹果，然后尽量排出袋子里的空气，扎紧袋口，再放在家里不靠近暖气的地方，这样香蕉可以保存一个星期左右。

搭配宜忌

宜：香蕉宜与冰糖搭配，有滋润肠燥、止咳生津等功效。
香蕉宜与土豆搭配，可防癌抗癌。
忌：香蕉不宜与西瓜搭配，两者均性寒，同食易引起腹泻。

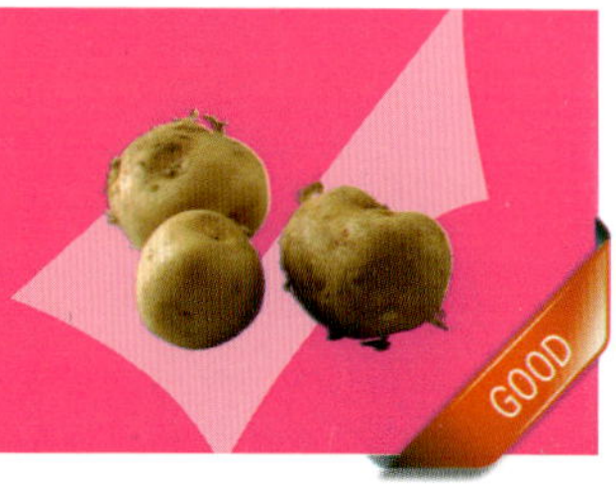

降压食疗偏方①

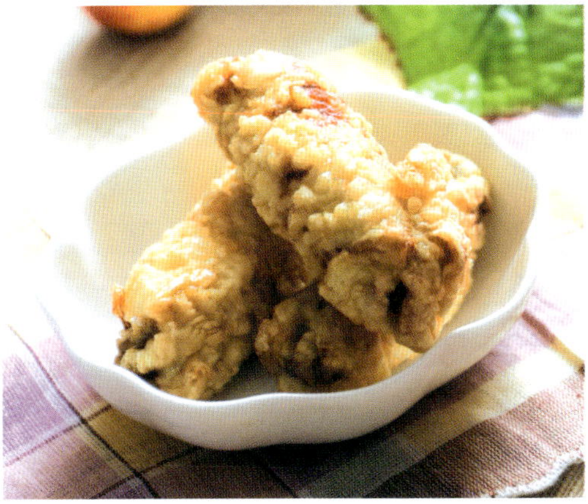

香蕉鸡

原料 鸡脯肉400克，香蕉300克，鸡蛋2个，苏打饼干末200克，面粉适量。

调料 精盐、味精、料酒、植物油各适量。

制作步骤

❶ 将鸡脯肉洗净，片成片，加入精盐、料酒、味精拌匀；香蕉去皮，切小长条，分别用鸡肉片卷成筒形；鸡蛋磕入碗中，打散备用。

❷ 锅置火上，加入植物油烧热，把鸡卷沾上一层面粉，再沾一层蛋液，然后沾一层苏打饼干末，然后下入锅中炸至金黄，捞出即可。

降压食疗偏方②

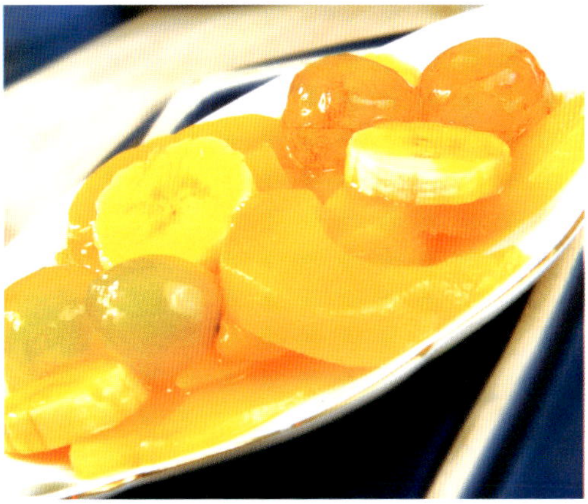

香蕉拌桃片

原料 桃子400克，香蕉300克，葡萄150克。

调料 柠檬汁10克，白糖80克，白葡萄酒10克。

制作步骤

❶ 桃子洗净，去皮、核，切成薄片；香蕉去皮，斜切成片；葡萄洗净，去皮，去籽。

❷ 将柠檬汁、白糖和白葡萄酒放入碗中调匀，再放入桃片、香蕉片和葡萄调拌均匀，放入冰箱中冷冻20分钟，取出即可。

香蕉西米羹

原料 香蕉5根，西谷米75克，玫瑰花瓣5克。

调料 糖桂花2克，白糖175克，淀粉15克。

制作步骤

❶ 将西谷米盛入碗中，用冷水浸泡；香蕉去皮，切成片备用。

❷ 炒锅置火上，添入清水煮沸，再倒入西谷米用文火煮至无白心时，加入白糖烧沸，撇去浮沫待用。

❸ 将淀粉用水调稀，入锅勾薄芡，再放入香蕉搅匀，起锅盛入汤碗中，撒上玫瑰花瓣和糖桂花即可。

降压食疗偏方③

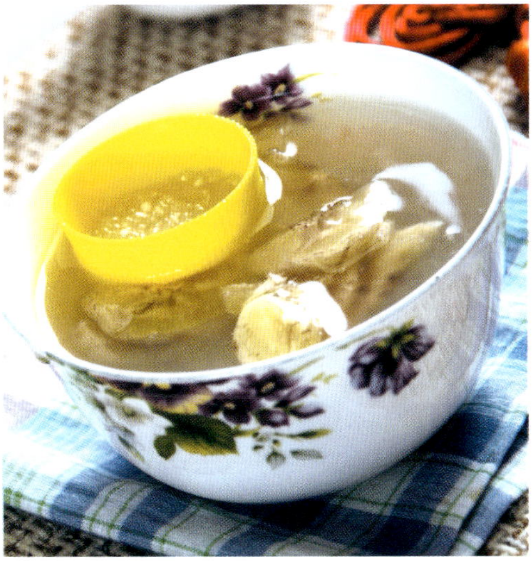

降压食疗偏方④

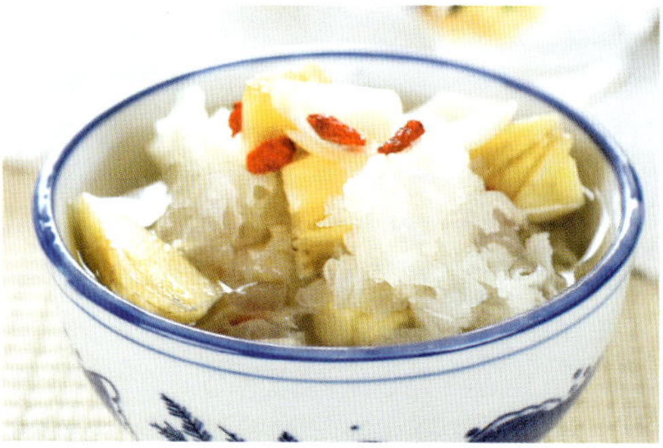

香蕉百合银耳汤

原料 鲜百合120克，银耳25克，香蕉2根，枸杞子5克。

调料 冰糖50克。

制作步骤

❶ 将银耳放入清水中浸泡2小时，去蒂及杂质，洗净后撕成小朵，再放入碗中，加入适量清水，入蒸锅蒸30分钟，取出备用。

❷ 将鲜百合去除黑根、洗净，掰成小瓣；香蕉去皮，切成0.5厘米厚的片待用。

❸ 将银耳、百合、香蕉放入炖盅内，再加入冰糖及适量清水，放入蒸锅蒸30分钟，即可取出食用。

降压食疗偏方⑤

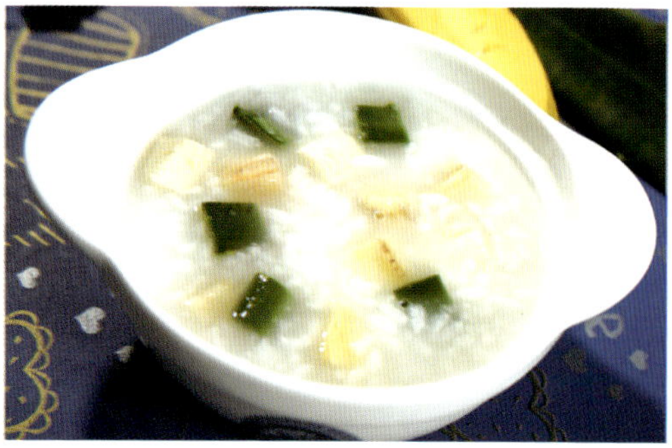

芦荟香蕉粥

原料 大米150克，芦荟15克，香蕉100克。

调料 白糖15克。

制作步骤

❶ 芦荟削去外皮，用清水洗净，切成3厘米见方的小块。

❷ 大米淘洗干净，备用。

❸ 香蕉剥去外皮，切成2厘米长的段，备用。

❹ 将芦荟、香蕉、大米同放锅内，加入清水烧沸，再用文火煮35分钟至熟，出锅即可。

香蕉米粥

原料 大米150克，香蕉2根。

调料 冰糖适量。

制作步骤

❶ 将香蕉剥去外皮，撕掉筋，切成丁块；大米淘洗干净备用。

❷ 锅置武火上，加入适量清水，先下入大米煮沸，再改用文火熬煮至粥将熟时，加入香蕉和冰糖，略煮片刻即可。

降压食疗偏方⑥

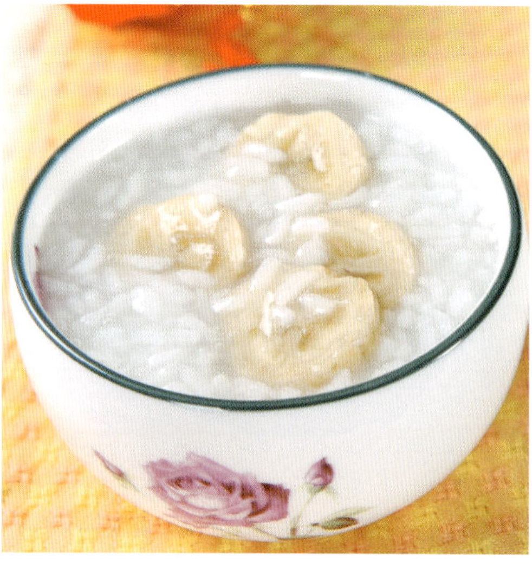

降压食疗偏方⑦

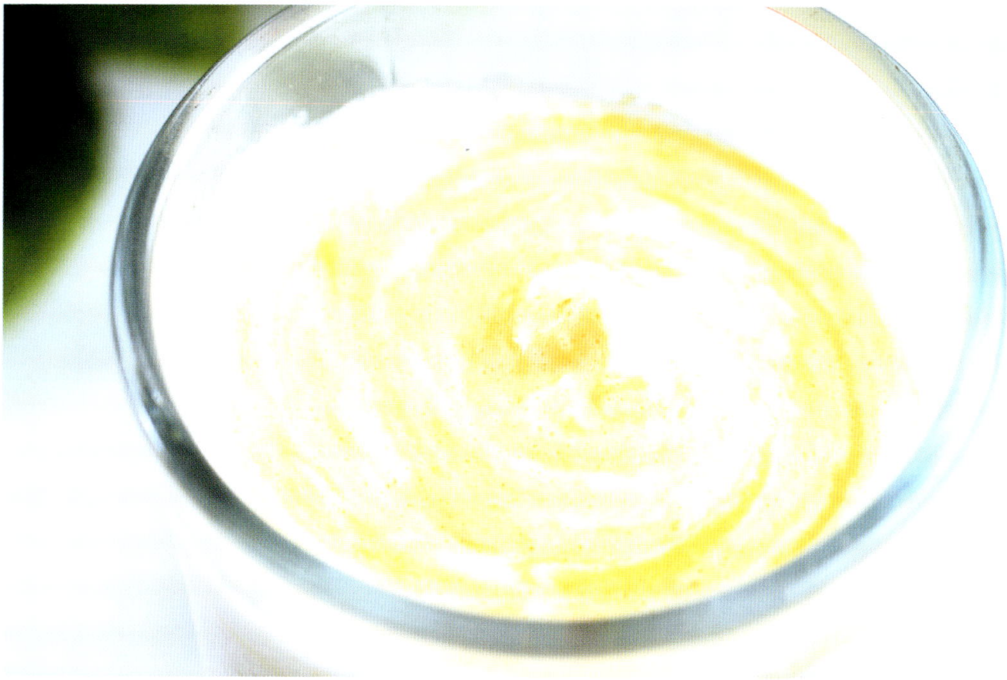

香蕉杏仁酸奶拌

原料 牛奶150克，酸奶75克，香蕉1根，杏仁50克。

调料 蜂蜜30克，冰块适量。

制作步骤

❶ 将香蕉切成小丁；杏仁烤香后切碎备用。

❷ 将酸奶、牛奶、香蕉、蜂蜜混合均匀。

❸ 倒入杯中，加入冰块、杏仁碎拌匀即可。

香蕉蛋糕

原料 低筋面粉500克，香蕉400克，鸡蛋250克，牛奶150克。

调料 白糖50克，植物油75克，小苏打5克。

制作步骤

❶ 将香蕉去皮，取果肉压成蓉，再放入搅拌器中，加入白糖、鸡蛋液搅匀，再放入牛奶、面粉、小苏打和少许清水继续打至浓糊状。

❷ 取烤盘1个，刷上一层植物油，倒入调好的浓糊，再放入预热的烤箱内，用180℃烤约30分钟至熟，取出装盘即可。

降压食疗偏方⑧

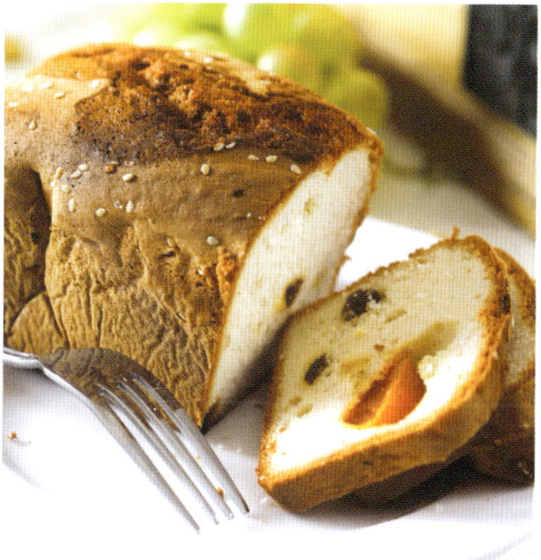

别名：水瓜、寒瓜

中医食性：性寒，味甘

不适用者：脾胃虚寒者

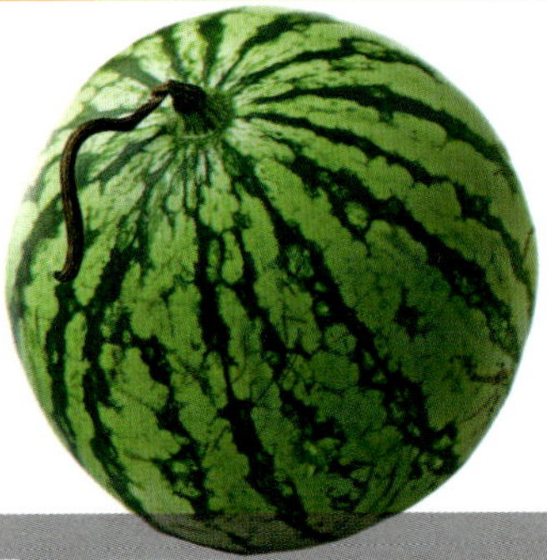

西瓜 xigua

食材简介

西瓜为葫芦科植物西瓜的果实。我国南北皆有西瓜栽培。西瓜呈圆形或椭圆形，皮色有浓绿、绿、白或绿色夹蛇纹等。瓤多汁而甜，呈浓红、淡红、黄或白色。西瓜堪称“瓜中之王”，因是在汉代从西域引入，故称“西瓜”。

营养分析

西瓜除不含脂肪和胆固醇外，含有大量葡萄糖、苹果酸、果糖、番茄红素及丰富的维生素C等物质，是一种富有很高的营养、纯净、食用安全的食品。瓤肉含糖量一般为5%～12%，包括葡萄糖、果糖和蔗糖。

营养优势

西瓜能够清热降暑、清火除烦、降血压。西瓜富含大量水分，尤其适宜夏季补充人体流失的水分。西瓜利尿，能降低胆色素的含量，用于黄疸病的治疗。西瓜能增加皮肤弹性，减少皱纹，增加光泽。

营养吃法

西瓜每日食量不宜超过500克，不宜过量。冰镇西瓜，口味更佳。西瓜可榨汁饮用。

选购储存

❶ **选购:** 将西瓜托在手中，用手指轻轻弹拍，发出“咚、咚”的清脆声，托瓜的手感觉有些颤动，是熟瓜。将西瓜托在手中，用手指轻轻弹拍，发出“噗、噗”声，是过熟的瓜，发出“嗒、嗒”声，是生瓜。用拇指摸西瓜皮，感觉瓜皮滑而硬则为好瓜，瓜皮黏或发软为次瓜。

❷ **储存:** 夏季西瓜放冰箱冷藏不宜超过2个小时。切开的西瓜吃不完，可以用保鲜膜完全包好放进冰箱冷藏，可以保存3天左右。

搭配宜忌

宜：西瓜皮宜与冰糖搭配，可治疗呕血和大便下血。西瓜宜与大蒜搭配，可缓解慢性肾炎水肿和肝硬化腹水。

忌：西瓜不宜与虾搭配，会引起腹痛、腹泻、恶心。

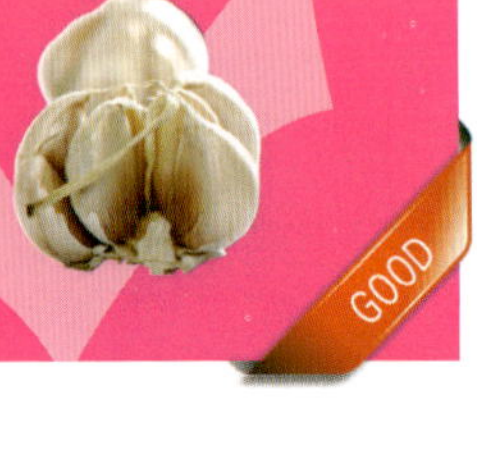

降压食疗偏方①

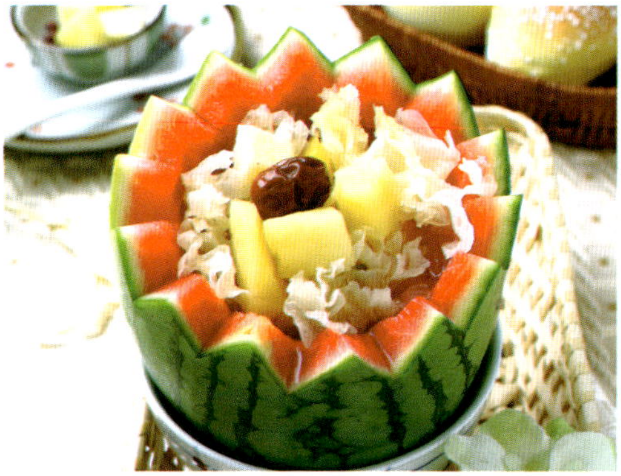

苹果银耳西瓜盅

原料 小西瓜1个，银耳20克，苹果50克，大枣15克。

调料 冰糖适量。

制作步骤

❶ 银耳浸发后掰成小朵；苹果去皮、核，切块。

❷ 把银耳、苹果块、大枣、冰糖一起放入锅中煮30分钟。

❸ 西瓜在蒂部横切去约1/4，边沿切出锯齿状，挖出西瓜肉，留瓜盅待用。

❹ 将晾凉后的银耳、苹果块、大枣糖水盛入西瓜盅中即可。

降压食疗偏方②

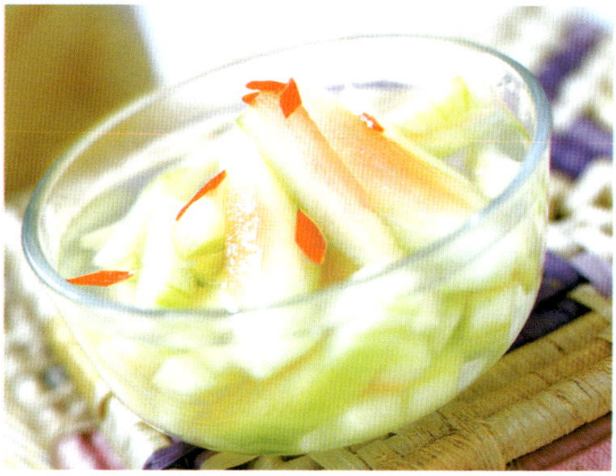

泡西瓜条

原料 西瓜500克。

调料 白糖45克，白醋30克，精盐5克，白酒10克，味精3克，干红辣椒10克，姜丝、蒜末各少许。

制作步骤

❶ 将西瓜皮洗净，片去红瓤及表皮，白色瓜肉部分切成条。

❷ 将干红辣椒切成碎末，备用。

❸ 将白糖、白醋、精盐、白酒、味精、干红辣椒、姜丝、蒜末装入泡菜坛内调匀，再将西瓜皮装入坛内，泡渍2天即可。

西瓜炖鸡块

原料 仔鸡1只，鸡汤1000克，西瓜2000克。

调料 精盐5克，味精3克，葱段10克，水淀粉15克，姜1块。

制作步骤

❶ 将鸡洗净，剔去鸡骨，切成3厘米见方的块；西瓜从蒂部向下1/4处，用小刀刻成波浪形，取下瓜盖，将瓜瓤用勺挖出，去掉瓜籽，在瓜皮上雕刻出花纹图案，再把瓜皮放沸水中烫一下，捞出用冷水冲凉。

❷ 将鸡肉放在碗内，加精盐、味精、淀粉拌均匀，在沸水中汆透捞出，放在碗内，加葱

降压食疗偏方③

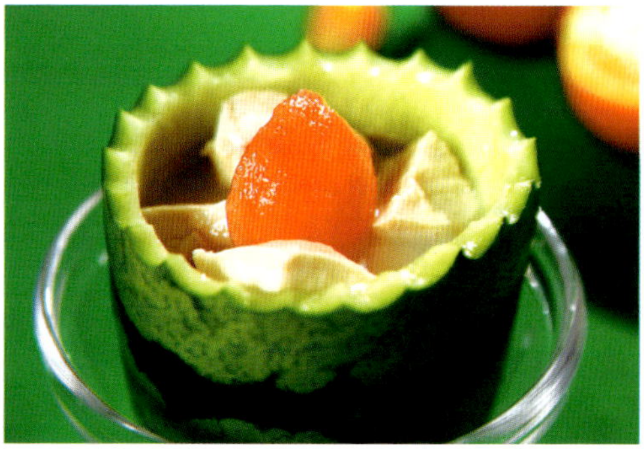

段、姜块，上笼蒸30分钟取出。

❸ 将西瓜盅放在碗内注入烧沸的鸡汤，加入鸡块、西瓜块，拣去葱、姜，加入精盐、味精，调匀后放笼内蒸5分钟即可。

降压食疗偏方④

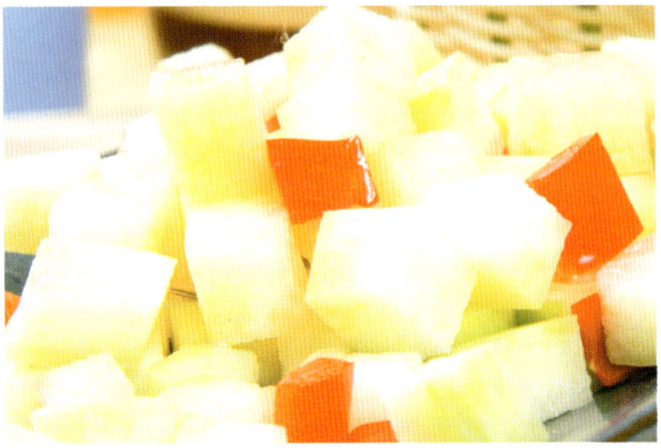

凉拌西瓜皮

原料 西瓜皮250克，柿子椒2个。

调料 精盐3克，白糖10克，醋、香油各5克，味精少许。

制作步骤

❶ 将西瓜皮的翠绿色外皮和靠近瓤的白色软层削去，只取靠外皮的浅绿色一层，清洗干净，切丁装盘，撒入精盐拌匀腌20分钟。

❷ 将柿子椒清理干净，放开水锅中烫熟即捞出放凉水中漂凉，切块，加入少许精盐拌匀。

❸ 将腌好的西瓜皮丁中的水滤去，将柿子椒方块倒在西瓜皮丁上，加入白糖、醋、香油和味精拌匀即可。

降压食疗偏方⑤

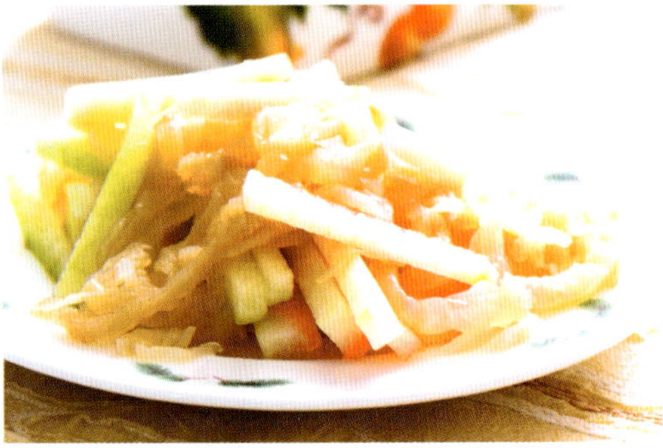

西瓜皮泡菜

原料 西瓜皮300克，海蜇皮150克。

调料 辣椒丝、葱丝各适量，精盐、白糖、香油各10克。

制作步骤

❶ 将海蜇皮洗净，切成丝，放入清水中泡2分钟去咸味，再用清水漂洗，捞出沥干。

❷ 将西瓜皮洗净，去除外皮青色部分及白皮内瓤部分，切成0.5厘米厚的长条状。

❸ 放入大碗中，加入精盐拌匀，腌约15分钟至西瓜皮软化出水，捞出，挤干水分。

❹ 将海蜇皮丝、西瓜皮丝放入盘中，加辣椒丝、葱丝、白糖、香油拌匀，腌20分钟即可。

爆炒三果

原料 西瓜200克，黄瓜、哈密瓜各150克。

调料 葱末、姜末、精盐、味精、水淀粉、植物油各适量。

制作步骤

❶ 将黄瓜洗净、去皮，切成象眼丁。

❷ 哈密瓜、西瓜洗净，去皮及籽，切成象眼丁，放入淡盐水中浸泡约半小时后取出，再下入开水中焯烫一下，捞出沥干备用。

❸ 锅中加油烧热，先下入葱末、姜末烹香。

❹ 锅中加入黄瓜丁、精盐、味精煸炒，然后加入西瓜丁、哈密瓜丁炒匀，勾芡，淋明油即可。

降压食疗偏方⑥

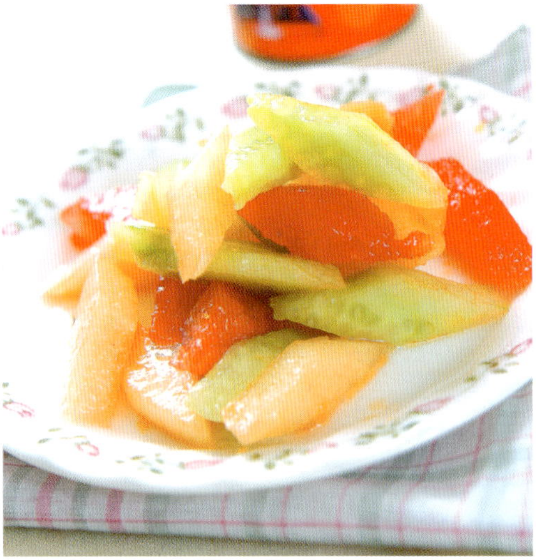

降压食疗偏方⑦

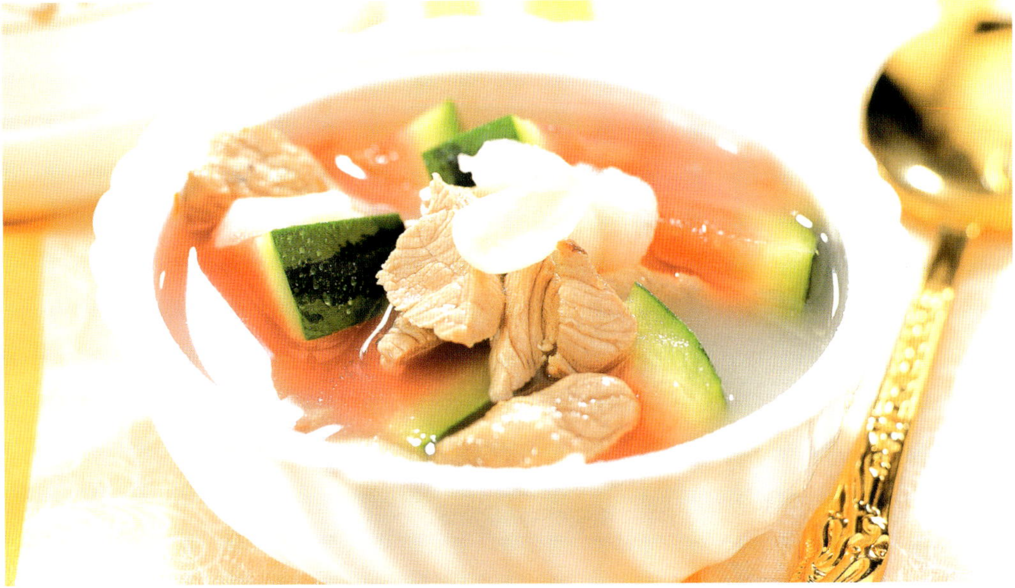

西瓜荸荠汤

原料 西瓜750克，荸荠12个，百合40克，银耳20克，瘦肉50克。

调料 精盐适量。

制作步骤

❶ 将西瓜洗净，连皮切成厚片；荸荠去皮、洗净，对半切开；百合洗净；银耳浸软、洗净，剪碎；瘦肉洗净，切成片，入沸水锅中焯烫，捞出再洗净备用。

❷ 锅置火上，放入适量清水烧开，下入西瓜、荸荠、百合、银耳、瘦肉片烧沸，转文火煲2个小时，再加入精盐调味即可。

翠衣粥

原料 西瓜皮200克，大米100克。

调料 冰糖30克。

制作步骤

❶ 将西瓜皮洗净，切细丝，用纱布绞出汁液，待用。

❷ 将大米用清水反复淘洗干净，除去泥沙杂质，备用。

❸ 将大米放入锅内，加水适量，置武火烧沸，改文火煮40分钟后，放入西瓜汁液及冰糖，使溶即可。

降压食疗偏方⑧

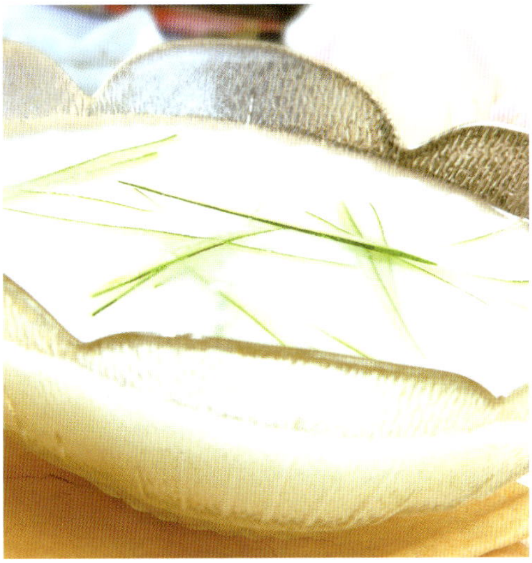

别名：棠棣、山里红

中医食性：性微温，味甘、酸

不适用者：孕妇、胃酸过多者

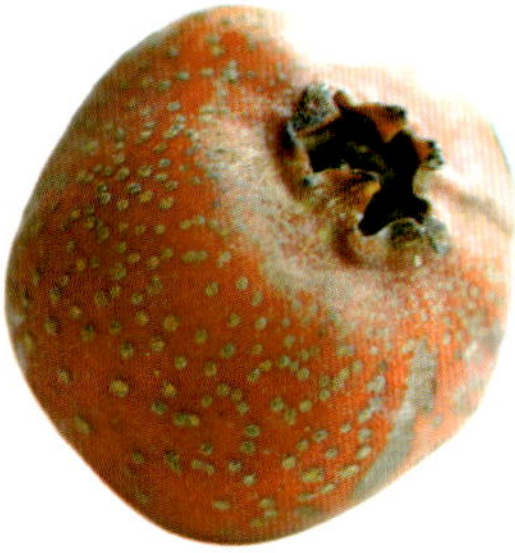

山楂 shanzha

食材简介

山楂为蔷薇科落叶灌木或小乔木植物野山楂或山里红的果实。品种亦有不同，以个大、肉酸者较佳。因老年人常吃山楂制品能增强食欲，改善睡眠，预防动脉粥样硬化，使人延年益寿，故山楂被人们视为“长寿食品”。

营养分析

山楂中的主要营养成分有水分、蛋白质、脂肪、膳食纤维、碳水化合物、胡萝卜素、维生素A、维生素B_1、维生素B_2、烟酸、维生素C、维生素E、钾、钠、钙、镁、铁、锰、锌、铜、磷、硒等。

营养优势

山楂中有机酸和维生素C的含量较高。山楂的含钙量较高，能够满足儿童以及老年人对钙质的需求。山楂还能够软化血管，具有降血脂、增强和调节心肌功能、防治冠状动脉硬化的作用。

营养吃法

山楂不能空腹吃。尽量不食用生山楂。山楂有帮助消化的作用，再配上同样清爽的白菜心，特别适合食积不化、脂肪堆积者食用。

选购储存

❶ **选购：** 在选购山楂时最好挑选果形整齐端正，无畸形，山楂扁圆的偏酸，近似正圆则偏甜，果实个大且均匀，果皮新鲜红艳、有光泽、无皱缩，没有虫眼或外伤，具有清新的酸甜口味为佳。

❷ **储存：** 山楂应低温保存，避免阳光直射。洗干净后，用保鲜袋密封起来，最好能把里面的空气全都排尽，然后放到冰箱的冷冻仓里。

搭配宜忌

宜：山楂宜与枸杞子搭配，可以补肝益肾。山楂宜与杜仲搭配，有降血压之效。

忌：山楂不宜与海鲜搭配，会刺激肠胃，引起不适。

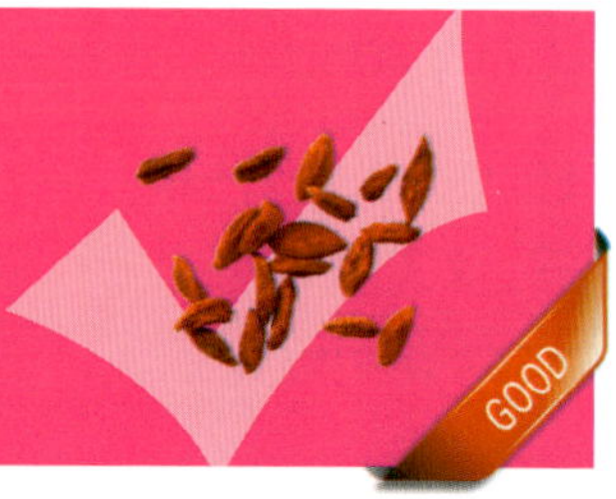

降压食疗偏方①

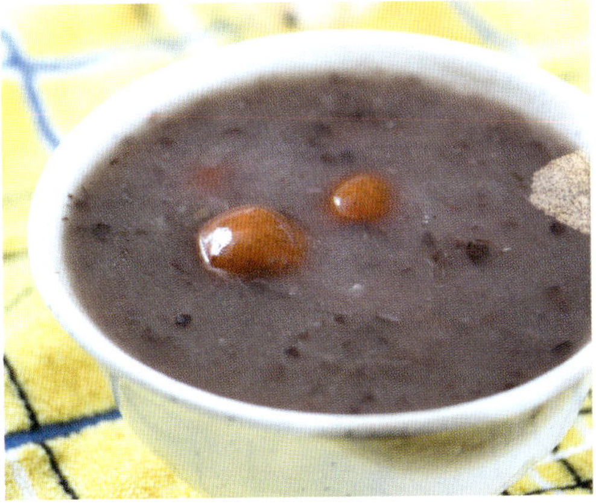

山楂珍珠羹

原料 干山楂100克，珍珠粉50克。

调料 冰糖200克。

制作步骤

❶ 坐锅点火，加入适量清水，放入山楂，用文火煲30分钟，捞出山楂，用洁净的白布过滤取汁；冰糖加入500克清水煮20分钟，过滤备用。

❷ 锅置火上，加入山楂水、冰糖水煮至微沸，再将珍珠粉用清水调匀，缓缓地倒入锅中推匀，即可出锅装碗。

降压食疗偏方②

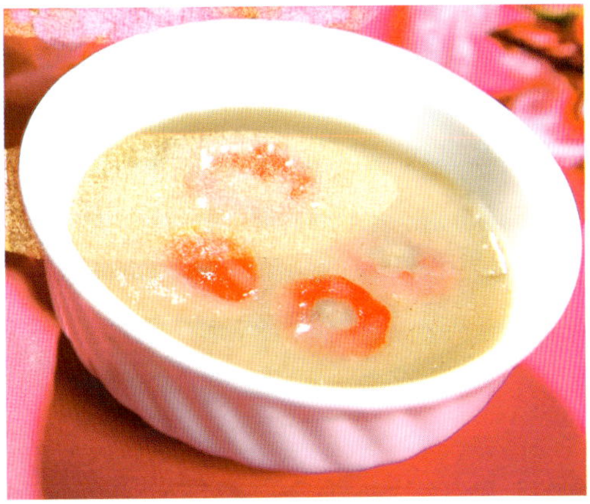

山楂荞麦粥

原料 荞麦粉100克，山楂15克。

调料 精盐适量。

制作步骤

❶ 将山楂洗净，去籽，切薄片；荞麦粉用冷水调匀，备用。

❷ 将山楂放入锅内，加清水煮10分钟，再加入荞麦粉，煮熟即可。

山楂荷叶煲排骨

原料 排骨600克，山楂30克，荷叶10克，薏米50克。

调料 精盐适量。

制作步骤

❶ 将排骨剁成小块，洗净，入沸水锅中焯烫，捞出沥水备用。

❷ 将山楂、荷叶洗净；薏米用清水浸泡备用。

❸ 砂锅中放入排骨、山楂、荷叶、薏米，加入清水没过原料，用武火煮沸，转文火炖2小时，加入精盐调味即可。

降压食疗偏方③

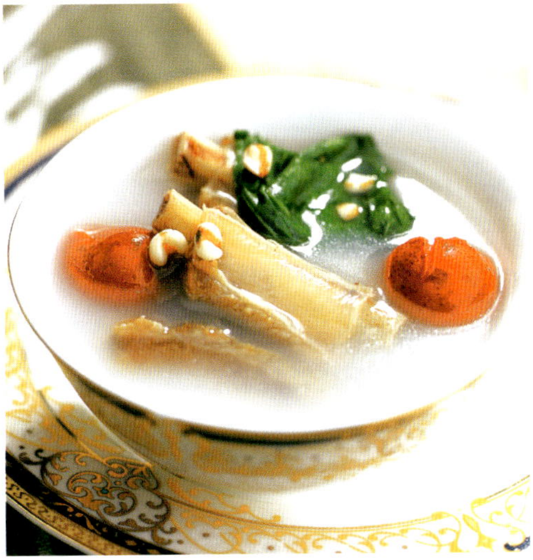

别名 红枣、枣

中医食性 性温，味甘

不适用者 胃寒腹痛者

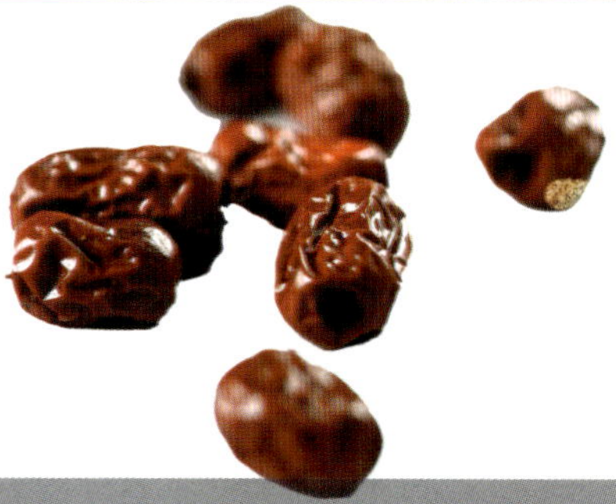

大枣 dazao

食材简介

大枣，自古以来就被列为“五果”（桃、李、梅、杏、枣）之一，历史悠久。大枣最突出的特点是维生素含量高。枣树是一种生长在温带地区的小乔木，原产于中国，在中国南北各地都有分布。果实为枣，长圆形，未成熟时黄色，成熟后褐红色。

营养分析

大枣富含蛋白质、脂肪、糖类、胡萝卜素、B族维生素、维生素C、维生素P以及钙、磷、铁和环磷酸腺苷等营养成分。其中维生素C的含量在果品中名列前茅，有维生素王之美称。

营养优势

大枣中含有很丰富的营养物质，可有效防癌抗癌；大枣中含有维生素P，可降血压、降血糖、降胆固醇；大枣中含有维生素C，可有效地保护肝脏不受到破坏。大枣还具有“天然维生素丸”的美誉。

营养吃法

大枣生吃时，枣皮容易滞留在肠道中而不易排出，因此吃大枣时应吐枣皮。过多食用大枣会引起胃酸过多和腹胀。腐烂的大枣在微生物的作用下会产生果酸和甲醇，人吃了烂枣会出现头晕、视力障碍等中毒反应。

选购储存

❶ **选购：**好的大枣皮色紫红，颗粒大而均匀、果形短壮圆整，皱纹少，痕迹浅；皮薄核小，肉质厚而细实，蒂端无穿孔或粉末。

❷ **储存：**把大枣中混杂的干瘪枣和杂质挑出后，放入滚开的水中焯一遍，然后迅速捞出大枣，淋干水后放在日光下晒干，可以杀灭大枣表面的细菌，存放在干燥隔潮的密封容器内，便能避免大枣生虫或变质。

搭配宜忌

宜：大枣宜与松子搭配，可达到延年益寿之效。大枣宜与南瓜搭配，可补脾益气，解毒止痛。

忌：大枣不宜与牛奶搭配，会影响蛋白质的吸收。

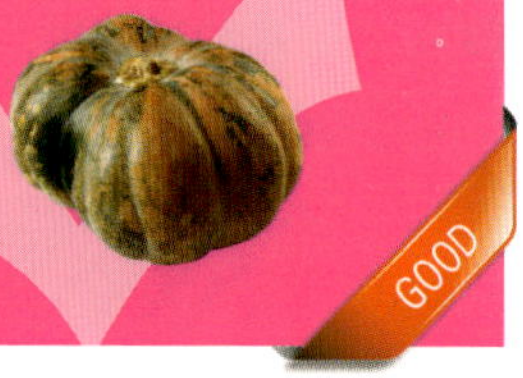

降压食疗偏方①

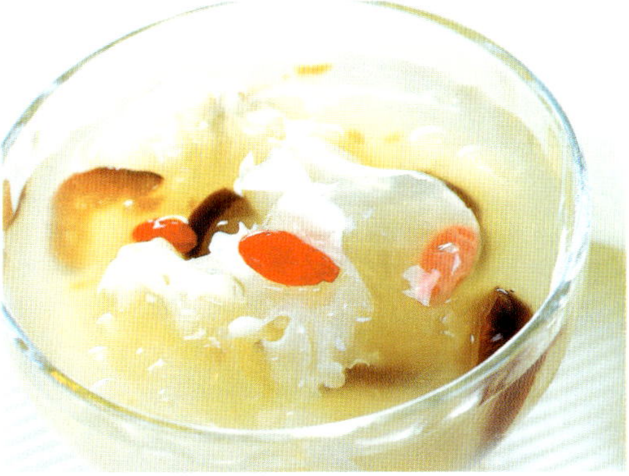

大枣银耳羹

原料 水发银耳、大枣各100克，枸杞子5克。

调料 冰糖50克，糯米粉15克。

制作步骤

❶ 将大枣洗净、去核，切成粗丝；水发银耳择洗干净，撕成小朵；糯米粉加入适量清水调成稀糊。

❷ 锅置火上，加入适量清水烧沸，放入大枣丝、银耳焯烫一下，捞出沥干。

❸ 坐锅点火，加入适量清水烧沸，放入银耳、大枣丝、枸杞子、冰糖，转文火熬煮约5分钟，再倒入糯米糊勾薄芡，即可装碗上桌。

降压食疗偏方②

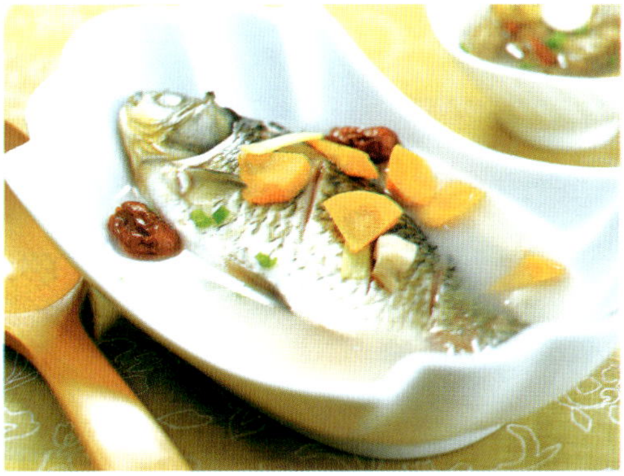

莲藕大枣鲫鱼煲

原料 鲫鱼800克，莲藕250克，胡萝卜150克，黄芪18克，大枣15克。

调料 姜3片，精盐适量，米酒5克。

制作步骤

❶ 将鲫鱼处理干净，沥干；莲藕、胡萝卜去皮、洗净，切滚刀块。

❷ 将莲藕、黄芪、大枣放入砂锅中，加入适量清水煮沸，再转文火炖1小时，然后放入鲫鱼、胡萝卜、姜片再炖30分钟，加入米酒、精盐即可。

枣泥糯米藕

原料 鲜藕1500克，大枣250克，糯米200克。

调料 白糖300克，玫瑰露、水淀粉、植物油各适量。

制作步骤

❶ 将鲜藕洗涤整理干净，切去头部(可见藕孔)，另一头留有藕节；糯米淘洗干净，用清水浸泡1小时，捞出沥干，酿入藕孔中塞实，再入笼用武火蒸熟，取出晾凉，切去带蒂的一头，剥去藕皮，切成片备用。

❷ 将大枣去核、洗净，入笼用武火蒸烂，取出去皮，剁成泥，再加入白糖、玫瑰露拌匀，

降压食疗偏方③

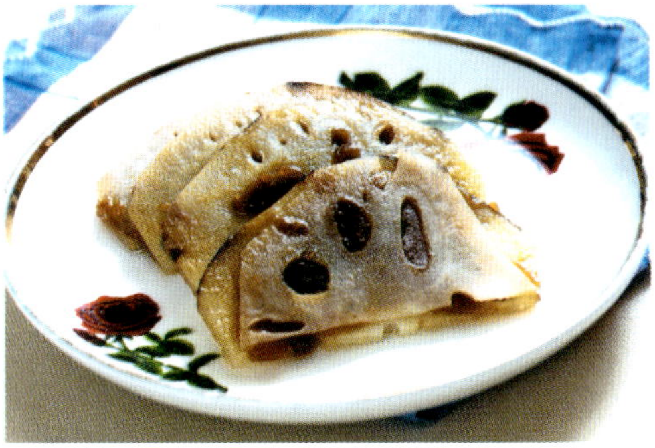

然后将枣泥夹入藕片中，放入碗中。

❸ 另起锅，加入植物油烧热，放入白糖和适量清水煮沸，再用水淀粉勾薄芡，出锅浇在藕片上即可。

降压食疗偏方④

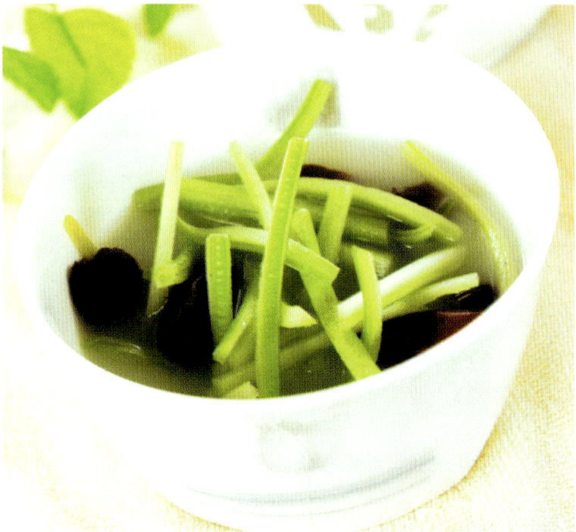

大枣芹菜汤

原料 芹菜200克，大枣20克。

调料 葱段10克，姜片5克，精盐少许，上汤600克，植物油15克。

制作步骤

❶ 将芹菜择洗干净，切成小段；大枣泡软，去核洗净，切片备用。

❷ 锅中加油烧至六成热，先下入葱、姜炒香，再添入上汤烧沸，然后放入芹菜、大枣、精盐，用文火煮约5分钟，即可出锅装碗。

降压食疗偏方⑤

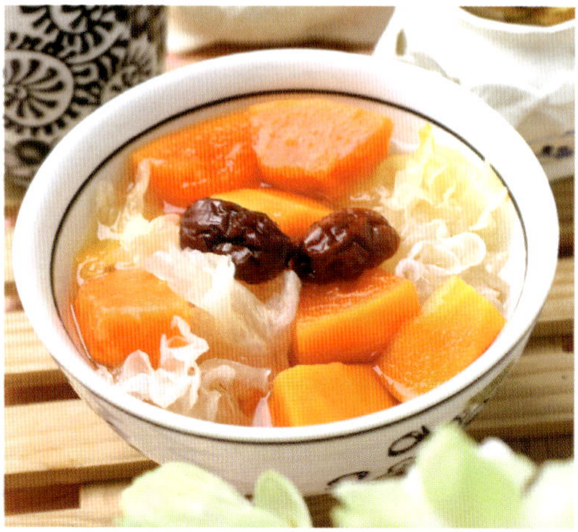

木瓜大枣炖银耳

原料 木瓜300克，银耳100克，大枣20克。

调料 冰糖适量。

制作步骤

❶ 木瓜去皮、去籽，切块；银耳提前浸泡，洗净撕成小朵；大枣洗净备用。

❷ 锅里注入适量清水，把银耳、木瓜、大枣一起放入煮30分钟。

❸ 加入冰糖煮至完全溶化即可。

降压食疗偏方⑥

南瓜玉米大枣糖水

原料 南瓜200克，玉米粒100克，大枣15克。

调料 冰糖适量。

制作步骤

❶ 南瓜去皮、去籽切块；玉米粒、大枣洗净待用。

❷ 锅中注入清水，放入南瓜、玉米粒、大枣一起煮40分钟。

❸ 加入冰糖煮10分钟即可。

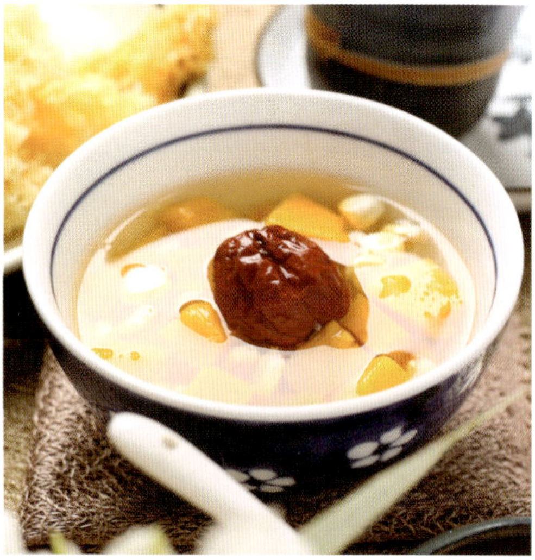

降压食疗偏方⑦

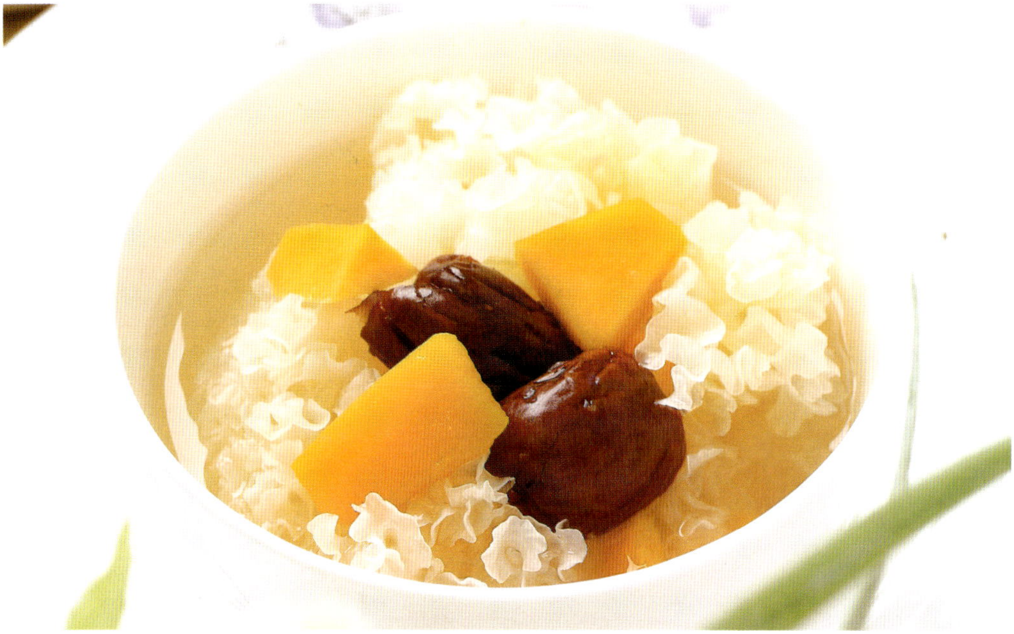

大枣南瓜银耳糖水

原料 南瓜200克，水发银耳100克，大枣20克。

调料 冰糖适量。

制作步骤

❶ 将南瓜削去外皮，去除瓜瓤，用清水洗净，切成大块。

❷ 将水发银耳用清水浸泡至涨发，捞出去蒂，再换水洗净，撕成小朵；大枣洗净、去核。

❸ 坐锅点火，加入适量清水，先下入南瓜块、银耳、大枣武火烧沸，再撇去浮沫，转文火煮约40分钟，加入冰糖煮至完全溶化即可。

大枣雪梨糖水

原料 雪梨200克，大枣20克。

调料 冰糖适量。

制作步骤

❶ 雪梨清洗干净，去核，切块；大枣洗净待用。

❷ 锅里加适量的水，放进雪梨块、大枣一起煮开后改文火煮30分钟。

❸ 加入冰糖煮至溶化即可。

降压食疗偏方⑧

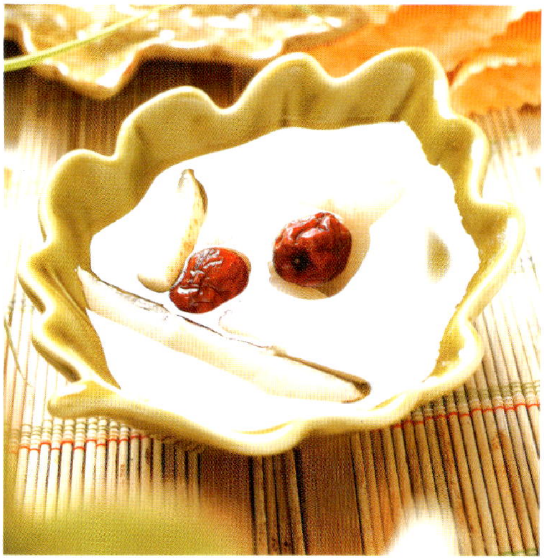

别名
奇异果、阳桃

中医食性
性凉，味甘

不适用者
脾虚便溏、慢性胃炎患者

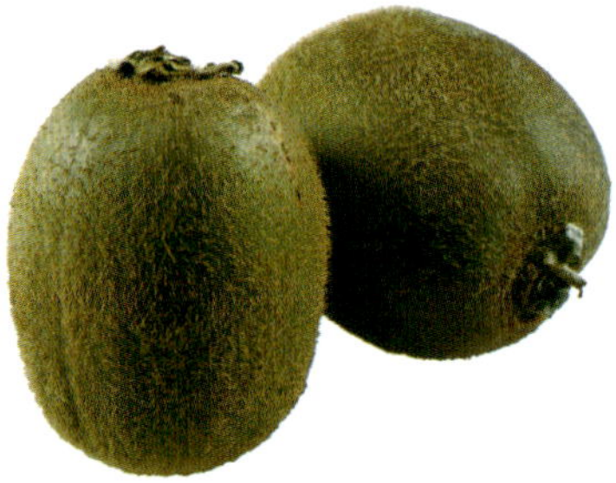

猕猴桃 mihoutao

食材简介

猕猴桃的祖籍是中国。猕猴桃一般是椭圆形的。深褐色并带毛的表皮一般不食用，而其内则是呈亮绿色的果肉和一排黑色的种子。猕猴桃的质地柔软，味道有时被描述为草莓、香蕉、凤梨（菠萝）三者的混合。

营养分析

猕猴桃中的主要营养成分有蛋白质、脂肪、膳食纤维、碳水化合物、胡萝卜素、维生素A、维生素B_1、维生素B_2、维生素C、维生素E、烟酸、钾、钠、钙、镁、铁、锰、锌、铜、磷、硒等。

营养优势

猕猴桃在水果界堪称是“维生素C之王”。猕猴桃对消化道癌症、消化不良、食欲缺乏、肝炎、尿结石等都有治疗作用。经常食用猕猴桃还可以预防老年骨质疏松病症、防治动脉硬化、改善心肌功能、预防心脏病等。

营养吃法

每日吃1～2个猕猴桃既能满足人体需要，其营养成分又能被人体充分吸收。食用时间以饭前饭后1～3个小时较为合适，不宜空腹吃。进食猕猴桃后不能立刻喝牛奶。

选购储存

❶ **选购**：挑选时，注意猕猴桃表面绒毛要整齐，外皮自然散发光泽且无斑点、果实用手掌握拿时稍具弹性，若想要立即食用的话，就要挑选握起来稍软的猕猴桃，表示马上可以品尝美味。

❷ **储存**：猕猴桃放置在阴凉处可保存两个星期；放置箱子中，挑选出软的可食用的猕猴桃后要将箱子盖好。猕猴桃放在冰箱以保持新鲜度，冰箱冷藏可储藏20～25天。

搭配宜忌

宜：猕猴桃s宜与橙子搭配，两可以有效地预防关节磨损。

忌：猕猴桃不宜与牛奶搭配，会影响消化吸收，出现腹胀、腹痛。

降压食疗偏方①

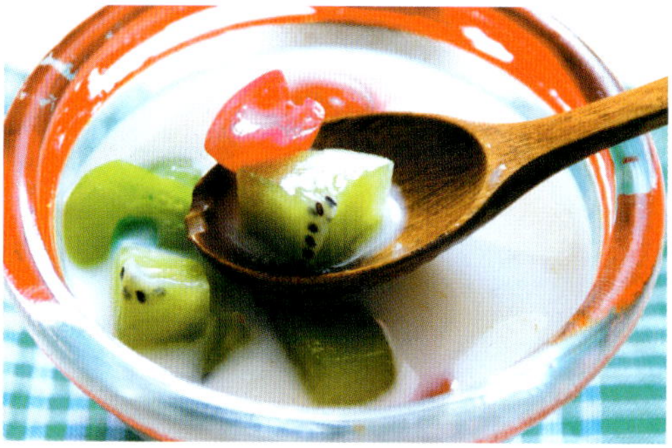

冰糖炖猕猴桃

原料 猕猴桃3个，红、绿樱桃各10克。

调料 冰糖200克。

制作步骤

❶ 将猕猴桃去皮，切成两半，再切成1厘米大小的丁；红、绿樱桃洗净，切成小粒；冰糖砸碎成小粒备用。

❷ 取一个炖盅，加入适量清水、冰糖和猕猴桃块，盖上盖，入笼用武火蒸约10分钟，取出后撒上红、绿樱桃粒点缀即可。

降压食疗偏方②

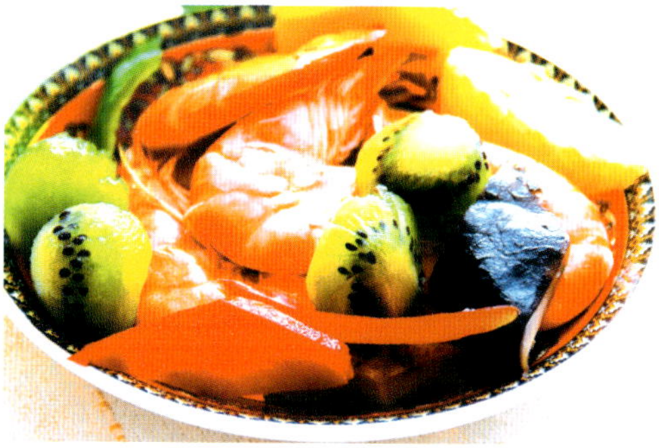

猕猴桃橘虾

原料 猕猴桃2个，橘子、青椒、红椒各1个，香菇1朵，草虾400克。

调料 精盐、味精、胡椒粉各少许，料酒、水淀粉各适量。

制作步骤

❶ 将猕猴桃去皮，挖成球形备用。

❷ 将橘子去皮，取瓣；青椒、红椒、香菇均洗净，切成菱形块待用。

❸ 将草虾洗净、去壳及沙线待用。

❹ 锅中放入猕猴桃、橘子、青椒块、红椒块、香菇块、草虾，加入精盐、味精、料酒、胡椒粉炒匀，再用水淀粉勾芡，出锅装盘即可。

猕猴桃鱼片

原料 鱼肉250克，鲜猕猴桃200克，鸡蛋清1个。

调料 精盐3克，白糖、料酒、水淀粉各30克，鸡汤45克，植物油300克（实耗30克）。

制作步骤

❶ 将猕猴桃削皮、洗净，切成半圆形的片；鱼肉洗净、切片，装入碗中，加入精盐、鸡蛋清、料酒拌匀备用。

❷ 锅中加入植物油烧至五成热，先放入鱼片滑散，再倒入猕猴桃片，然后立即捞出沥油，待用。

降压食疗偏方③

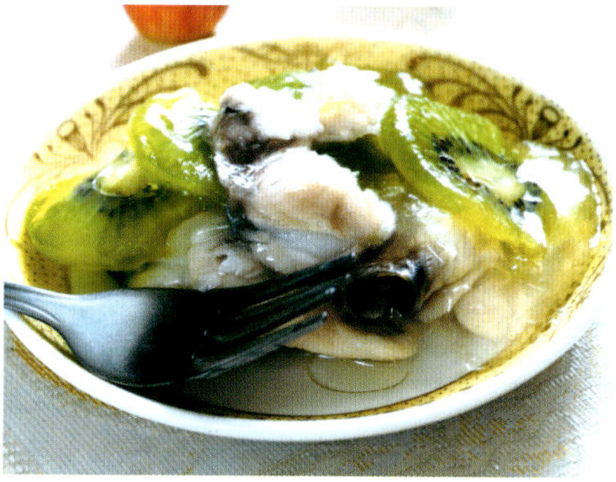

❸ 原锅置文火上，加入鸡汤、精盐、白糖、猕猴桃片、鱼片翻炒几下，再用水淀粉勾芡，淋入植物油即可。

降压食疗偏方④

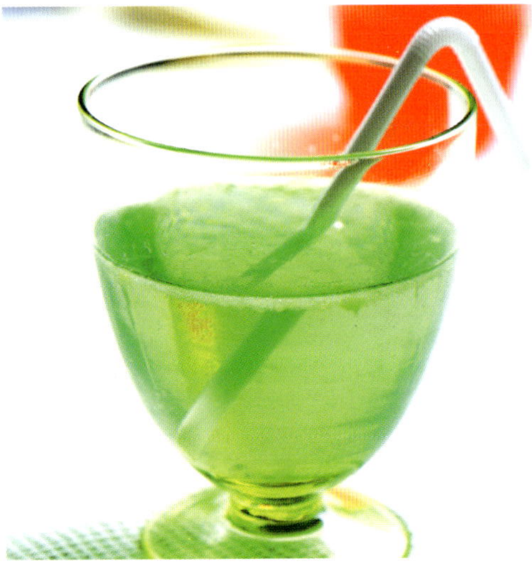

安神猕猴桃汁

原料 卷心菜50克，猕猴桃3个，薄荷3片。

调料 无。

制作步骤

❶ 将卷心菜洗净，用沸水焯熟，切成大片；猕猴桃去皮，切成小块备用。

❷ 将猕猴桃、卷心菜、薄荷片、矿泉水一同放入果汁机中搅打成汁。

❸ 倒入杯中拌匀即可。

降压食疗偏方⑤

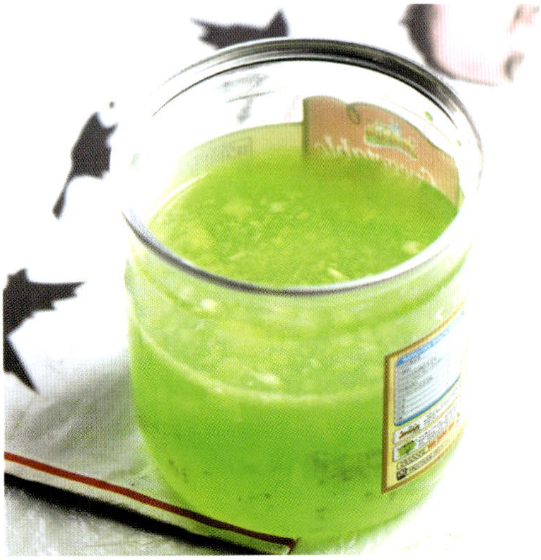

鲜猕猴桃汁

原料 猕猴桃3个，糖油50克。

调料 冰块适量。

制作步骤

❶ 将猕猴桃去皮，切成小块。

❷ 将猕猴桃和糖油一同放入果汁机中搅打成汁。

❸ 倒入杯中，再加入冰块拌匀即可。

降压食疗偏方⑥

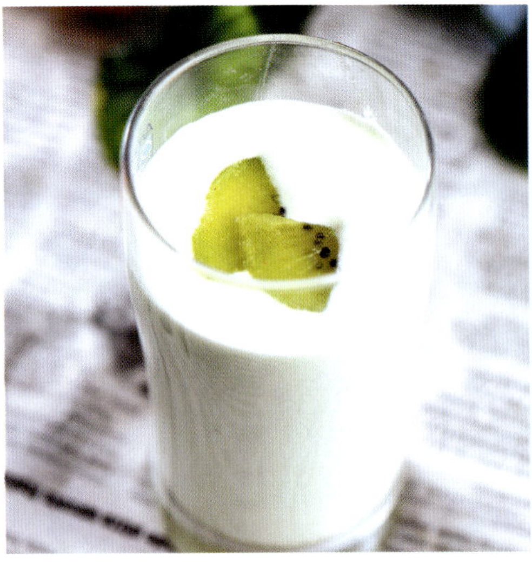

猕猴桃酸奶拌

原料 牛奶150克，猕猴桃1个。

调料 酸奶75克，蜂蜜30克，冰块适量。

制作步骤

❶ 将猕猴桃去皮，切丁备用。

❷ 将酸奶、牛奶、猕猴桃、蜂蜜混合均匀。

❸ 倒入杯中，再加入冰块拌匀即可。

降压食疗偏方⑦

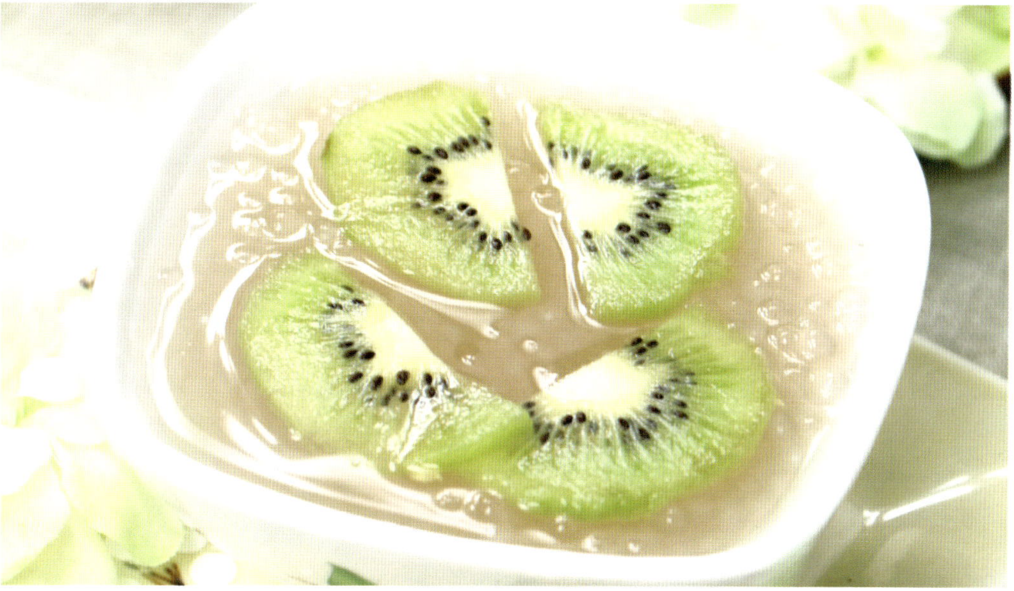

猕猴桃西米露

原料 猕猴桃150克，西米露100克。

调料 精盐、冰糖、精盐各适量。

制作步骤

❶ 将猕猴桃去皮，切成薄片，再放入淡盐水洗净，捞出沥干。

❷ 将西米淘洗干净，放入容器中，加入温水浸泡30分钟。

❸ 净锅置火上，加入适量清水，先放入西米及泡米水武火熬煮10分钟，再加入冰糖，转文火煮约5分钟至西米熟香，然后离火出锅，倒入大碗中晾凉，再加入猕猴桃片拌匀即可。

什锦猕猴桃汁

原料 西芹50克，猕猴桃3个，苹果1个，薄荷3片。

调料 蜂蜜40克。

制作步骤

❶ 将西芹择洗干净，切成小段；猕猴桃去皮，切成小块；苹果洗净，去皮及核，切块备用。

❷ 将猕猴桃、苹果、西芹、蜂蜜、薄荷片、矿泉水一同放入果汁机中搅打成汁。

❸ 倒入杯中拌匀即可。

降压食疗偏方⑧

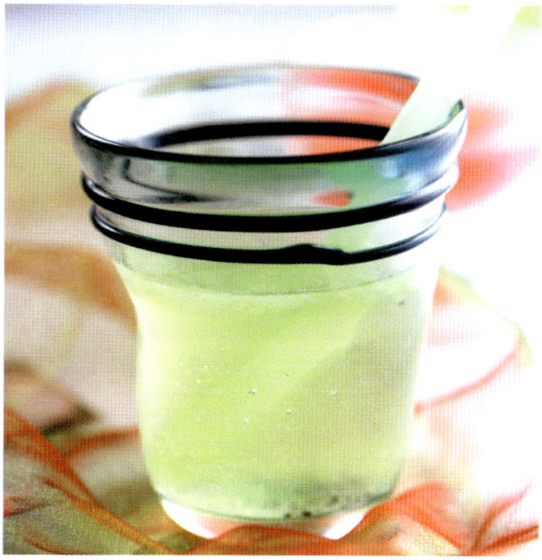

别名	中医食性	不适用者
沙果、天然子	性平，味甘、微酸	胃寒、脾胃虚弱患者

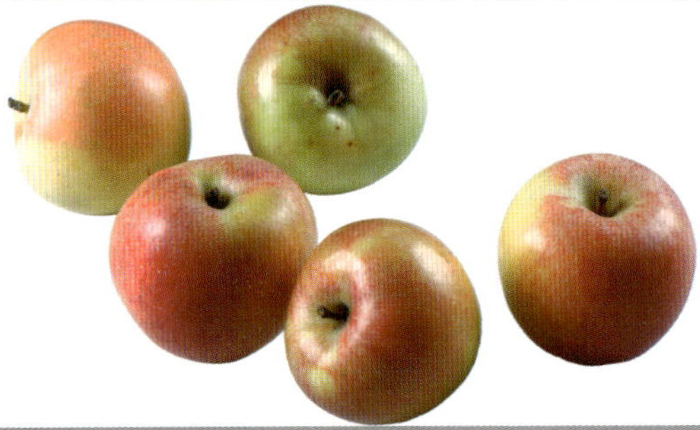

苹果 pingguo

食材简介

苹果，落叶乔木，叶子椭圆形，花白色带有红晕。果实圆形，味甜或略酸，具有丰富的营养成分，有食疗、辅助治疗的功能。中国是世界最大的苹果生产国，在东北、华北、华东、西北和四川、云南等地均有栽培。

营养分析

苹果中的主要营养成分有水分、蛋白质、脂肪、膳食纤维、碳水化合物、胡萝卜素、烟酸、维生素B_1、维生素B_2、维生素C、维生素E、钾、钠、钙、镁、铁、锰、锌、铜、磷、硒等。

营养优势

苹果可以维持血糖，降低胆固醇。苹果中含有丰富的锌，锌是人体内多种重要酶的组成元素，具有增强记忆力的功效。中医认为，苹果性凉味甘，具有生津止渴、润肺除烦、健脾益胃等功效。

营养吃法

苹果宜每日食用1～2个，不宜过量。饭后不宜立刻吃苹果，否则会对正常的进食和消化有影响。不能空腹吃苹果，否则会加大胃部负担。早上吃苹果对人体最有利。

选购储存

❶ **选购:** 选购苹果时，应挑选个大适中，果皮光洁、无虫眼、无损伤，肉质细密，酸甜适度，气味芳香、软硬适度为佳。

❷ **储存:** 保存苹果要注意干燥、低温。苹果买回来后，浸泡在盐水中片刻，然后取出用毛巾擦干。放入保鲜带中，然后再放入冰箱冷藏即可。

搭配宜忌

宜：苹果宜与芦荟搭配，有健脾益肾、消食顺气等功效。
苹果宜与牛奶搭配，可生津除热。

忌：苹果不宜与胡萝卜搭配，两者同食会产生抑制甲状腺作用的物质，诱发甲状腺肿大。

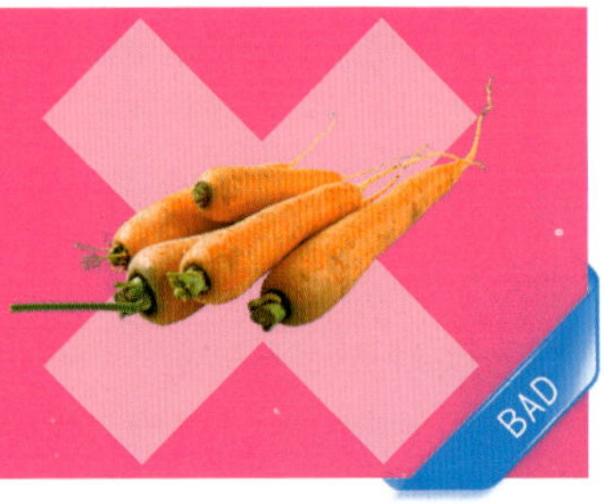

降压食疗偏方①

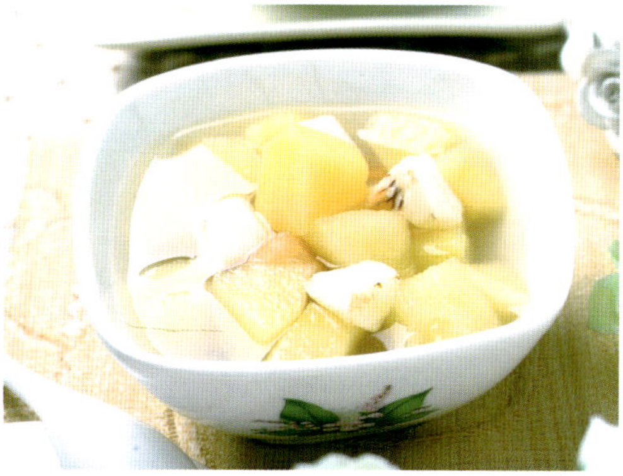

苹果马蹄水

原料 苹果200克，荸荠(马蹄)50克。

调料 精盐、冰糖各适量。

制作步骤

❶ 将苹果削去外皮，去除果核，用清水洗净，再沥干水分，切成小块。

❷ 荸荠去皮，放入淡盐水中浸泡，再洗净沥干，切成小丁。

❸ 净锅置火上，加入适量清水，先下入苹果块、荸荠丁武火烧沸，再撇去浮沫，转文火煮约30分钟，然后加入冰糖煮至完全溶化，即可出锅装碗。

降压食疗偏方②

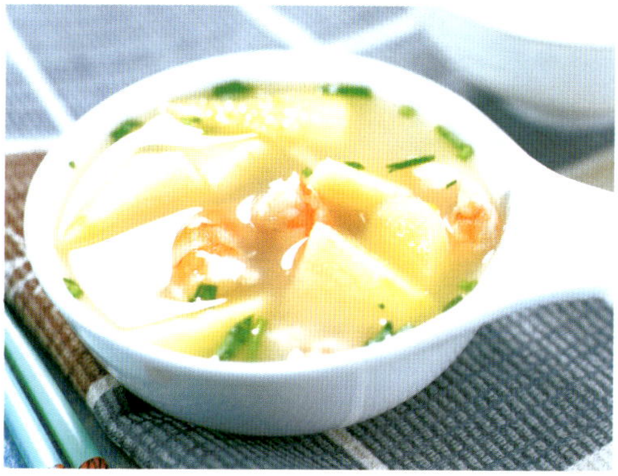

青苹果鲜虾汤

原料 大虾250克，青苹果1个。

调料 姜片5克，香菜末10克，精盐、胡椒粉各3克，橙汁10克，鱼露15克，高汤1000克。

制作步骤

❶ 将大虾洗净，剥去外壳，剔除沙线；苹果洗净，去皮、切块备用。

❷ 锅中加入高汤煮沸，下入虾壳、姜片煮10分钟，捞去虾壳、姜片，然后放入苹果块，再加入精盐、胡椒粉、橙汁调味，倒入鱼露煮沸，然后放入鲜虾汆煮至变红时，撒入香菜末即可。

贝蓉苹果排

原料 干瑶柱、苹果、黄瓜片、橘子各适量。

调料 葱花、姜末、精盐、白糖、芝士粉、淀粉、鸡汁酱、香醋、水淀粉、清汤、植物油各适量。

制作步骤

❶ 将干瑶柱洗净，用沸水浸泡后去老肉，放入碗内，加入清水，上笼蒸约3小时取出；芝士粉、淀粉拌匀备用。

❷ 将苹果去皮、洗净，切成排骨块，放入混合粉中拌匀，然后入七成热油锅中炸至外表呈金黄色时，捞出装盘待用。

降压食疗偏方③

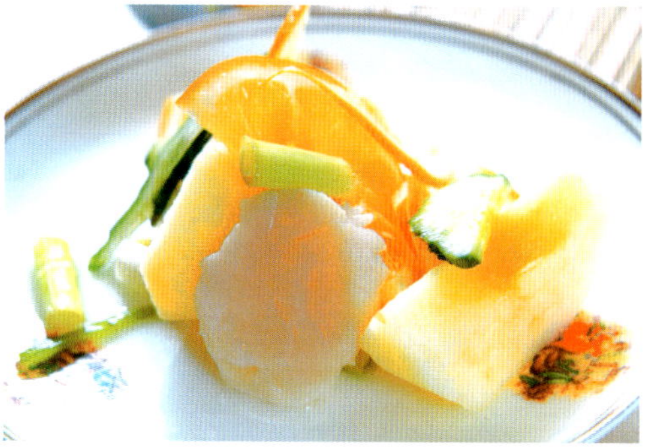

❸ 锅内留底油，下入葱花、姜末炝锅，再加入清汤、瑶柱，放入精盐、白糖、香醋调味，用水淀粉勾芡，淋入明油，起锅浇入盘中的苹果排上，然后用黄瓜片、橘子瓣点缀即可。

降压食疗偏方④

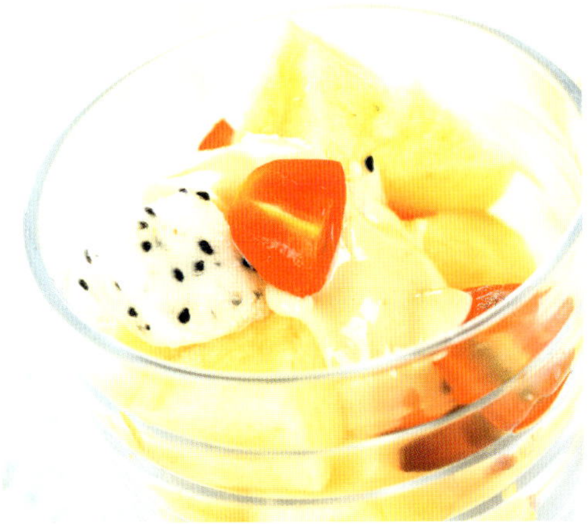

苹果沙律

原料 苹果2个，香蕉1根，草莓4个，火龙果30克。

调料 沙拉酱30克。

制作步骤

❶ 将苹果洗净，去皮、去核，切成小丁；香蕉去皮，切成小丁；草莓去蒂、洗净，切成小丁；火龙果切丁备用。

❷ 将苹果丁、香蕉丁、火龙果丁、草莓丁放入碗中，再加入沙拉酱调拌均匀，即可装盘。

降压食疗偏方⑤

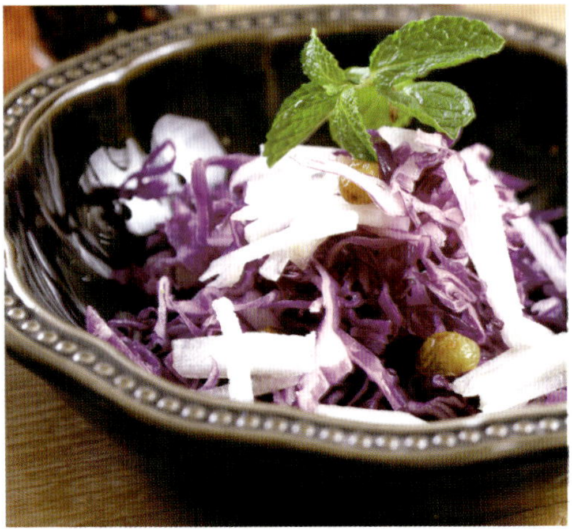

苹果紫甘蓝沙拉

原料 苹果2个，紫甘蓝100克，葡萄干30克。

调料 白糖、精盐、柠檬汁、蛋黄酱各适量。

制作步骤

❶ 将苹果洗净，去皮、切丝备用。

❷ 将紫甘蓝洗净，切成细丝，与苹果丝一同放入盆中待用。

❸ 将葡萄干洗净，放入甘蓝盆中。

❹ 加入白糖、精盐、蛋黄酱、柠檬汁。

❺ 搅拌均匀，即可装盘上桌。

降压食疗偏方⑥

甘蓝苹果汤

原料 猪瘦肉50克，紫甘蓝80克，卷心菜150克，苹果、洋葱各1个。

调料 月桂叶2片，精盐适量，鸡精2克，料酒10克，高汤1000克，植物油15克。

制作步骤

❶ 将猪瘦肉洗净，切成片；紫甘蓝、卷心菜分别洗净，切成块备用。

❷ 将苹果洗净，去核、切块；洋葱去皮、洗净，切成块待用。

❸ 锅中加入植物油烧热，下入洋葱炒软，再放入猪肉片翻炒，然后烹入料酒，放入卷心菜、紫甘蓝炒匀，再倒入高汤，加入月桂叶、精盐、鸡精煮至入味即可。

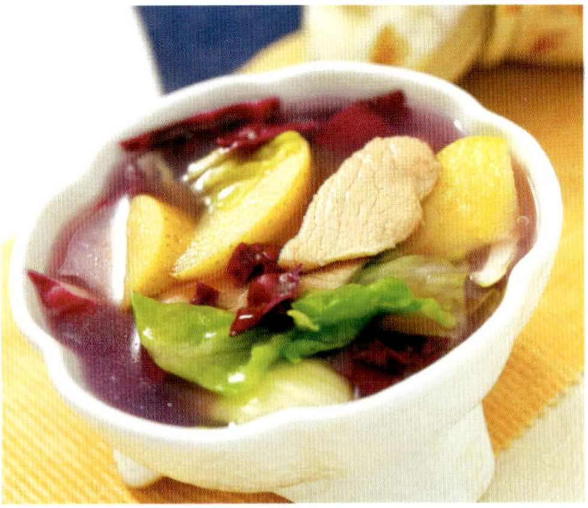

降压食疗偏方⑦

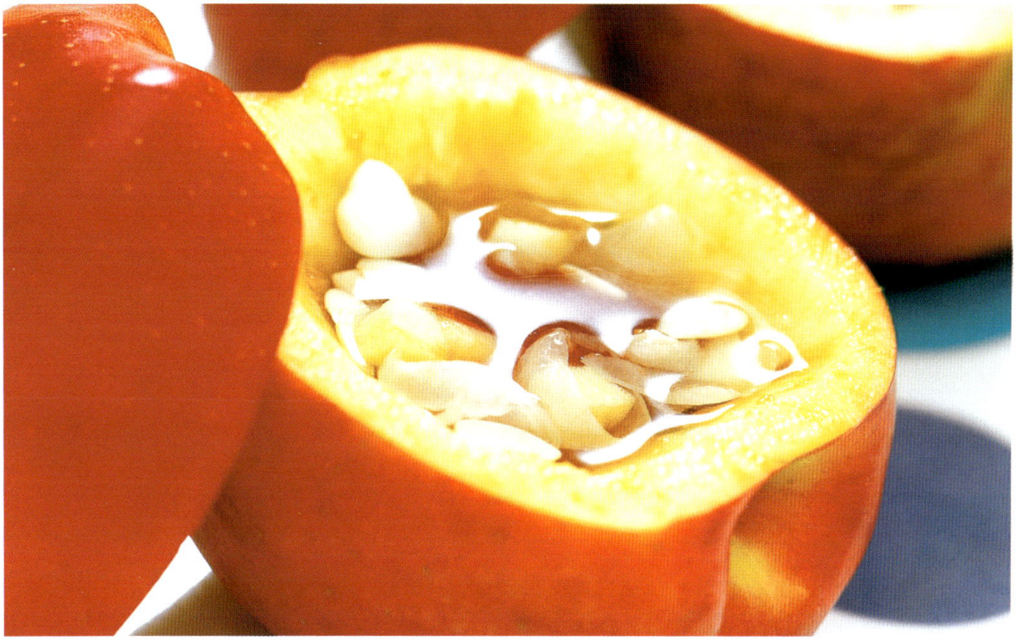

银耳杏仁苹果汤

原料 苹果2个，杏仁30克，银耳50克。

调料 草莓酱15克，冰糖5克。

制作步骤

❶ 将银耳用温水浸软，洗净后撕成小朵；杏仁洗净备用。

❷ 将苹果由蒂把处切下一片为盖，另一半苹果去核，挖出果肉切丁，苹果修成盅待用。

❸ 将银耳、杏仁、苹果丁、冰糖放入炖盅内，加入适量清水，入锅隔水炖30钟取出，倒入苹果盅内，再放入草莓酱即可。

苹果粥

原料 大米100克，苹果2个。

调料 白糖30克。

制作步骤

❶ 将苹果削去外皮，去核、洗净，切成见方的小块；大米淘洗干净，沥去水分。

❷ 锅置火上，加入适量清水，放入大米、苹果块烧沸，再加入白糖搅匀。

❸ 转文火煮约30分钟至米粒熟烂，出锅装碗即可。

降压食疗偏方⑧

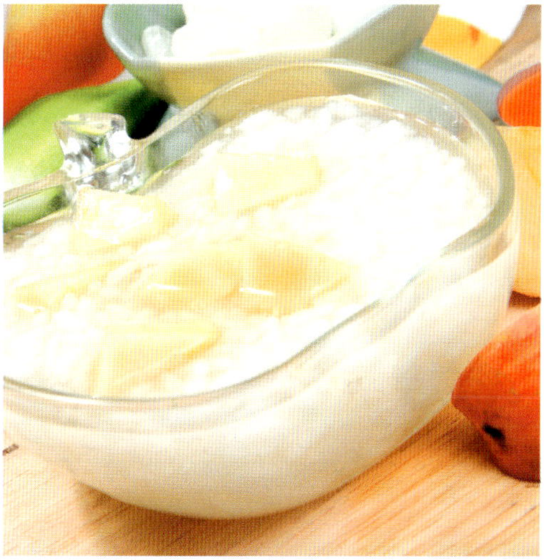

别名
桃、桃实

中医食性
性热，味甘、酸

不适用者
婴儿、孕妇

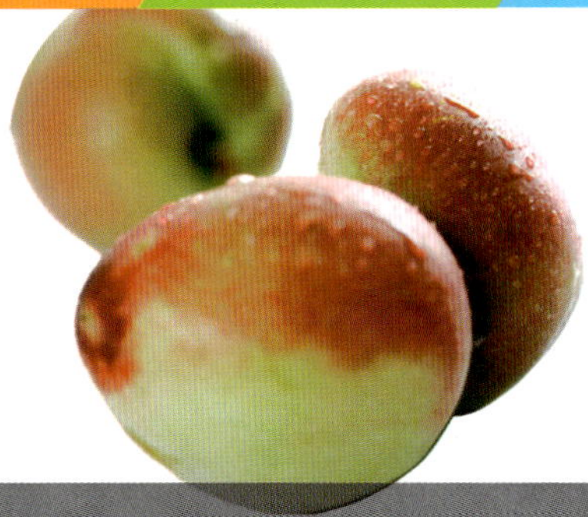

桃子 taozi

食材简介

桃子属于蔷薇科、桃属植物。桃子多汁，可以生食或制桃脯、罐头等，核仁也可以食用。桃肉有白色和黄色的，一般在亚洲最受欢迎的品种多为白色果肉，多汁而甜；欧洲、澳大利亚和北美洲的人则喜欢黄色果肉较酸的品种。

营养分析

桃子中含有糖分、有机酸、蛋白质、脂肪、胡萝卜素、维生素C、维生素B_1、维生素B_2等营养物质。

营养优势

桃子适合大病初愈的患者，具有补气补血的功效，同时桃子含铁量高，是很好的补血食品。桃子中含有大量钾元素，对于水肿的人群有消肿利尿的功效。常食桃子可活血化瘀，适合身体局部有淤血的患者食用。

营养吃法

桃子洗净后直接食用，一次不宜食用过多，每次1个为宜。桃子切小块加水和冰糖熬制成果酱。桃子与其他水果拌沙拉酱食用。桃子鲜食或煎汁饮汤食肉皆可。

选购储存

❶ **选购**：外形：果体大，形状端正，外皮无伤、无虫蛀斑；果色鲜亮，成熟时果皮多为黄白色，顶端和向阳面微红。手感：过硬的一般是尚未成熟的；过软的为过熟桃；肉质极易下陷的已腐烂变质。果味：果肉白净，肉质细嫩，果汁多，甜味浓并有该品种桃特色的为上品。

❷ **储存**：桃子冷藏1～2个小时即可。如果要长时间冷藏的话，要先用纸将桃子逐个包好，再放入箱子中，避免桃子直接与冷气接触。

搭配宜忌

宜：桃子宜与莴笋搭配，可减少慢性病的发病率。桃子宜与酸奶搭配，能够促进儿童生长发育。

忌：桃子不宜与螃蟹搭配，会引起腹痛、腹泻。

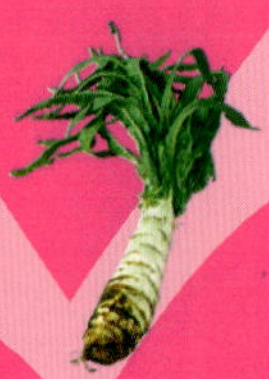

降压食疗偏方①

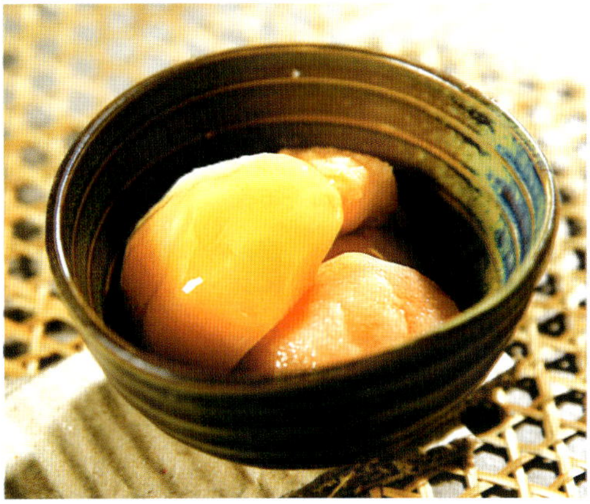

蜜汁鲜桃

原料 鲜桃1000克。

调料 蜂蜜75克，白糖150克。

制作步骤

❶ 将鲜桃去毛洗净，一剖两瓣，去核，放在大碗里，上笼蒸熟，剥去外皮，每瓣再切成两半，装盘晾凉待用。

❷ 炒锅置武火上，放入白糖、蜂蜜和少量清水化成浓汁，起锅晾凉浇在桃上即可。

❸ 若想食用效果更佳，可放冰箱冰镇。

降压食疗偏方②

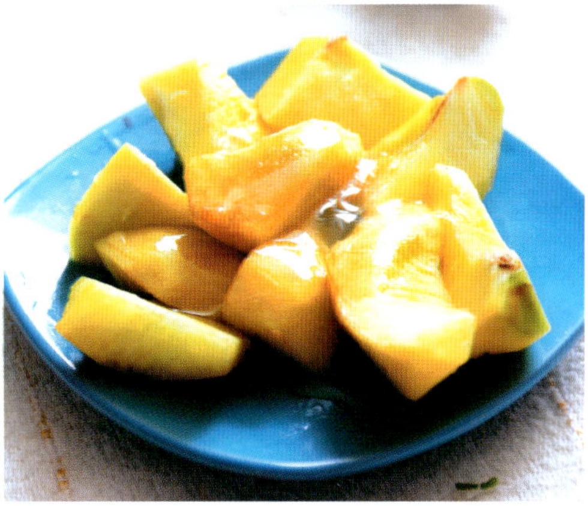

白桃蜜脯

原料 桃子1500克。

调料 玫瑰糖80克，冰糖200克，水淀粉15克。

制作步骤

❶ 将桃子去皮，每个切成4块，去核及内筋，放入清水锅中略焯一下，再捞出冲凉，放入碗中，加入白糖入笼蒸15分钟，取出备用。

❷ 锅中加入适量清水、冰糖和玫瑰糖烧沸至糖溶化，过罗筛待用。

❸ 坐锅点火，加入糖水烧沸，用水淀粉勾芡，桃脯翻扣入盘中，将糖汁浇盖在桃脯上。

蜜汁肥桃

原料 桃子500克，面粉100克。

调料 桂花酱3克，蜂蜜15克，白糖200克，植物油750克（实耗75克）。

制作步骤

❶ 将桃子洗净、去皮，切成滚刀块，沾匀干面粉备用。

❷ 锅中加油烧至六成热，放入桃块文火炸至金黄色，捞出沥油待用。

❸ 锅中留少许底油烧热，先放入白糖炒至金红色，再加入清水、蜂蜜烧约2分钟，然后放入桃块、桂花酱煮至汁浓，即可装碗上桌。

降压食疗偏方③

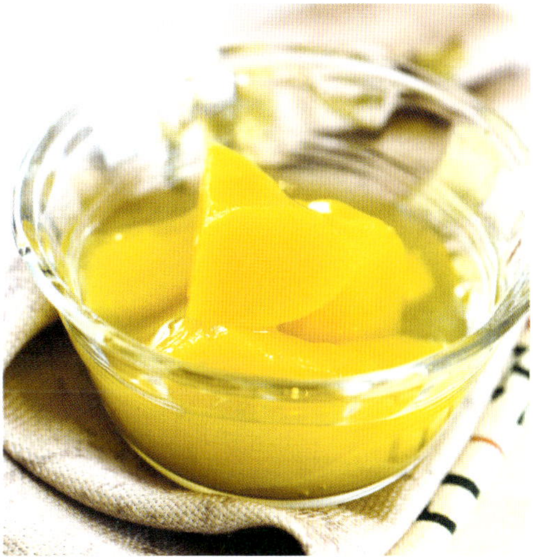

降压食疗偏方④

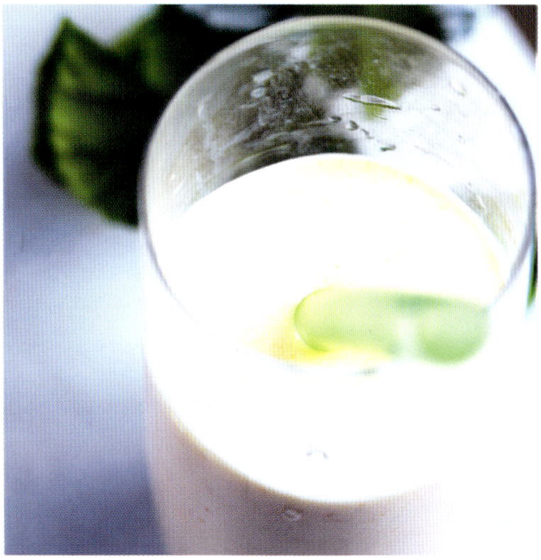

黄桃奶昔

原料 牛奶150克，奶油冰激凌100克，黄桃罐头80克。

调料 冰块适量。

制作步骤

❶ 将黄桃切成小丁备用。

❷ 将冰激凌、牛奶、黄桃混合搅拌均匀。

❸ 倒入杯中，再加入冰块拌匀即可。

降压食疗偏方⑤

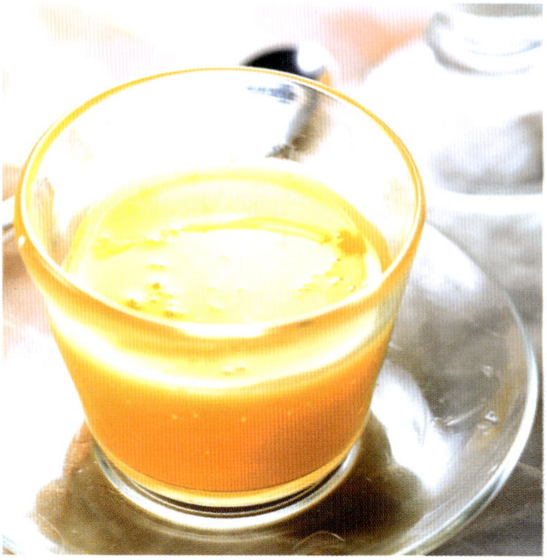

西芹桃汁

原料 西芹100克，黄桃罐头100克。

调料 无。

制作步骤

❶ 将西芹择洗干净，切成小段；黄桃切块备用。

❷ 将西芹、黄桃、矿泉水一同放入果汁机中搅拌成汁。

❸ 将搅拌好的蔬果汁倒入杯中拌匀即可。

桃子沙拉

原料 桃子800克。

调料 白糖350克，丁香花蕾6粒，豆蔻6克。

制作步骤

❶ 用白糖、丁香花蕾、豆蔻和矿泉水制成糖水，煮沸加盖，浸泡10分钟。

❷ 将桃子去皮，保留圆形，浸渍在热糖水中。

❸ 将桃取出，将核挖去，装入汤盆内，浇上原糖汁，把桃子包裹起来。

❹ 食用时可先放在冰箱中冷冻20分钟，味道会更加鲜美。

降压食疗偏方⑥

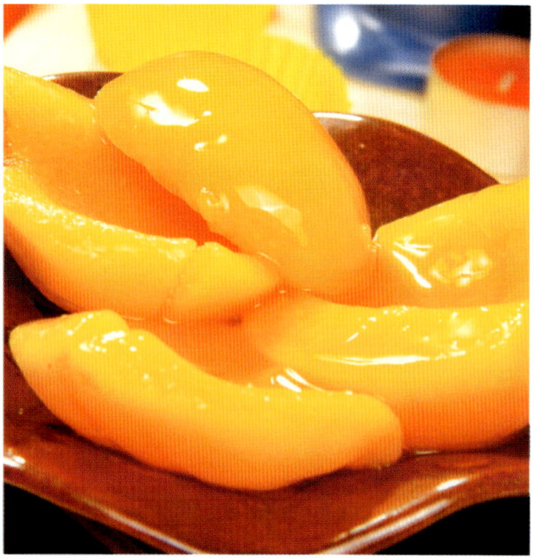

降压食疗偏方⑦

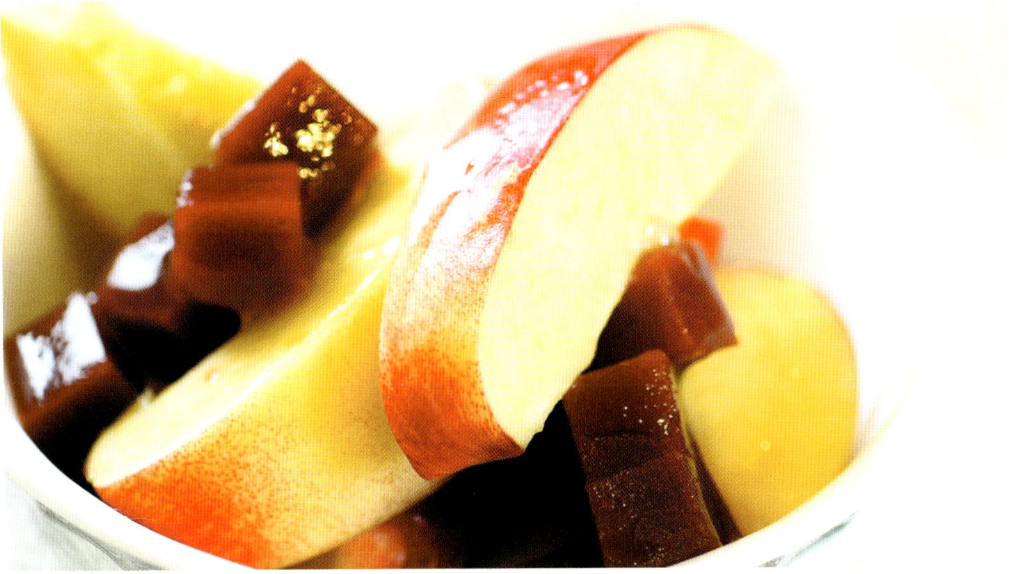

水晶桃

原料 桃子1000克，山楂糕20克。

调料 白糖200克。

制作步骤

❶ 桃子洗净，每个桃中间拉一刀，再掰成两半，核朝下平摆在笼屉上，入笼蒸透，取出后去皮及核，切成块，放入碗内，加入白糖100克，再入笼蒸透，取出晾凉，放入冰箱内；山楂糕切成丁。

❷ 锅中加入适量清水、白糖烧开，用文火煮成糖卤，倒入碗中晾凉，再放入冰箱冰镇。

❸ 将冰好的桃扣入盘内，浇上冰镇好的糖卤，撒上山楂糕丁即可。

冰冻蜜桃

原料 桃子1000克，琼脂、熟松仁各5克，玫瑰花适量。

调料 冰糖200克。

制作步骤

❶ 将桃子去皮，剖成两片，下入清水锅中煮熟，再捞出晾凉；玫瑰花切碎；琼脂切段备用。

❷ 桃片码入盘中，撒上松子仁，待用。

❸ 锅置文火上，加入适量清水，再放入琼脂烧至溶化，然后加入冰糖、桃片烧沸，撇去浮沫，再加入玫瑰花，趁热倒入桃子碗内，冷却后放入冰箱冷冻即可。

降压食疗偏方⑧

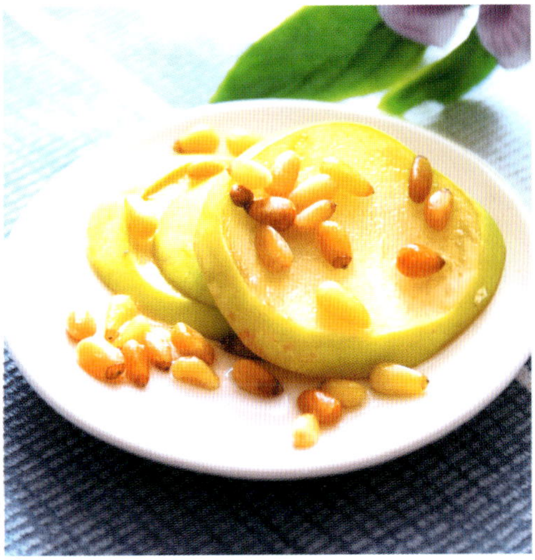

别名	中医食性	不适用者
快果、果宗	性寒，味甘、微酸	慢性肠炎、胃寒患者

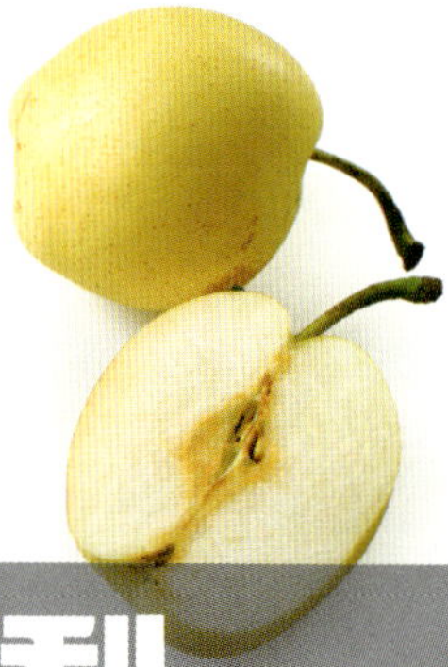

梨 li

食材简介

梨为蔷薇科植物白梨、沙梨、秋子梨、西洋梨等的果实，多分布在华北、东北、西北及长江流域各省。8～9月间果实成熟时采收，鲜用或切片晒干。梨即"百果之宗"。因梨鲜嫩多汁，酸甜适口，所以又有"天然矿泉水"之称。

营养分析

梨中含有蛋白质、脂肪、糖类、钙、磷、铁、胡萝卜素、维生素B_1、维生素B_2、维生素C、烟酸。有时吃梨子时舌头会有粗糙的感觉。这是因为木质及纤维等石细胞汇集而成。

营养优势

梨味具有润肺凉心，消炎降火，解疮毒、酒毒的作用。梨有助于保护心脏，可降低疲劳，抑制血压升高。梨可以止咳祛痰，对于咽喉很有益处。吃梨能帮助增进食欲，也可以保护肝脏。

营养吃法

梨比较寒凉，不易食用过量，每日1个为宜。脾胃虚弱的人不宜吃生梨，可把梨切块煮水食用。吃梨的同时最好不要喝热水或进食油腻食物，否则会引致腹泻。每日在饭后吃梨可以有效净化肾脏，清洁肠道。

选购储存

❶ **选购:** 选购梨时，首先看皮色，皮色薄，没有虫蛀、破皮、疤痕和色变的，梨的质量比较好。其次应选择形状饱满，大小适中，没有畸形和损伤的梨。第三看肉质，梨肉质细嫩，脆，果核比较小的，口感比较好。

❷ **储存:** 梨只要摆在阴冷角落即可，不宜长时间冷藏，实在要放入冰箱，可装在纸袋中放入冰箱储存2～3天。梨放入冰箱之前不要清洗，否则容易腐烂。

搭配宜忌

宜：梨宜与蜂蜜搭配，能缓解咳嗽。梨宜与猪肺搭配，能清热润肺、助消化。

忌：梨不宜与螃蟹搭配，会引起腹泻、损伤肠胃。

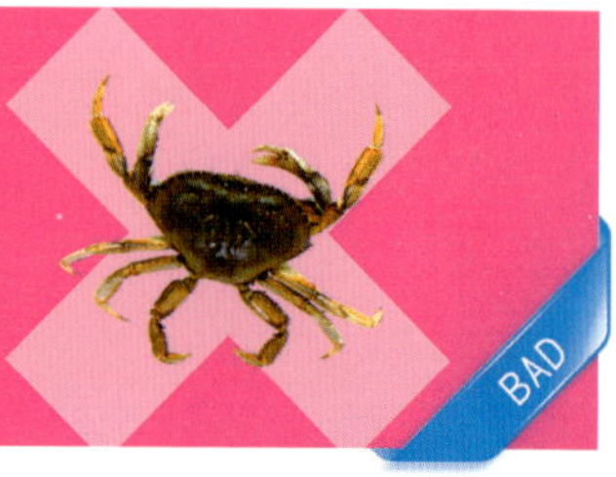

降压食疗偏方①

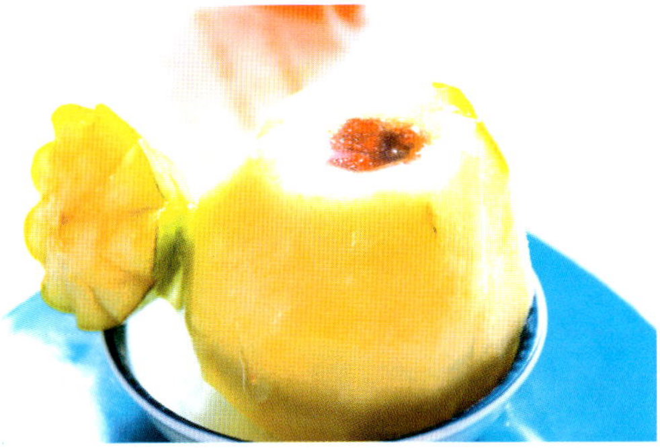

冰糖整梨

原料 雪梨1000克，大枣200克。

调料 玫瑰糖15克，白糖80克，冰糖250克。

制作步骤

❶ 将雪梨洗净，去皮，切去两端，表面剞上花刀，去核及内筋，放入清水碗中，加入白糖入笼蒸熟取出备用。

❷ 将大枣洗净，装入碗中，再加入适量清水，入笼蒸30分钟，取出后撕去外皮，去核，灌入雪梨中蒸至熟烂，分装入小碗中待用。

❸ 锅中加入适量清水、冰糖及玫瑰糖烧沸至糖完全溶化，过罗筛，均匀地浇在雪梨上即可。

降压食疗偏方②

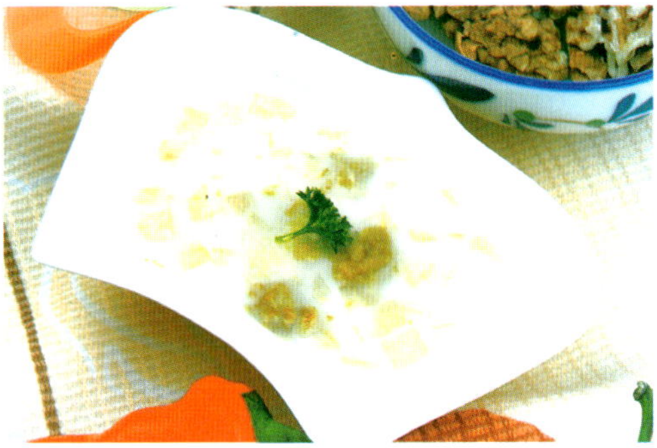

白果菊梨淡奶汤

原料 淡牛奶适量，白果30克，白菊花4朵，雪梨600克。

调料 蜜糖10克。

制作步骤

❶ 白果去壳，用热水烫后除去衣、心备用。

❷ 将菊花洗净，择取花瓣；雪梨削皮、去核，取梨肉切粒待用。

❸ 将白果、雪梨放入锅内，加入适量清水用武火煮沸，再转文火煮至白果烂熟，加入菊花瓣、牛奶煮沸，熄火稍降温，再加入蜜糖调味即可。

莲藕雪梨糖水

原料 莲藕300克，雪梨100克。

调料 冰糖50克。

制作步骤

❶ 将莲藕清洗干净切成片状；把雪梨去核切成块状。

❷ 把切好莲藕、雪梨一起放进高压锅开锅煮40分钟。

❸ 加入冰糖煮溶即可。

降压食疗偏方③

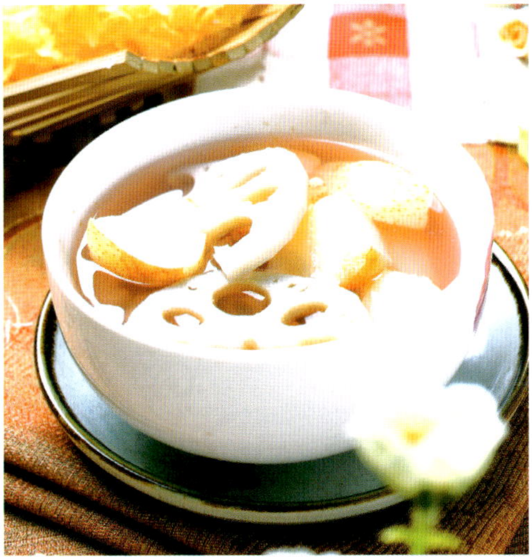

《单桂敏灸除百病：彩色版》

单桂敏◎著　定价：39.90元

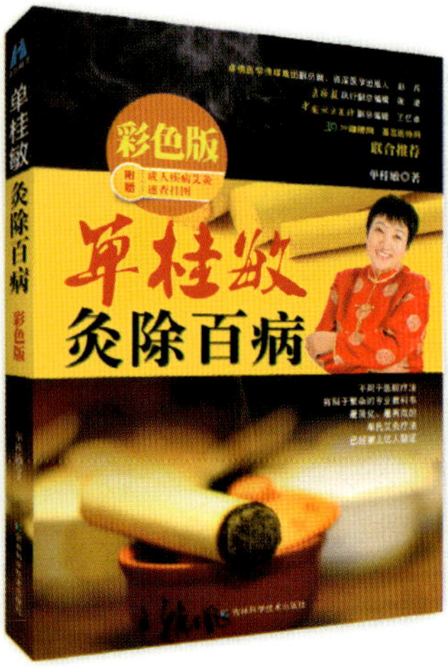

中国艾灸疗法推广第一人最新力作

在本书中，单桂敏医生从基础讲起，图文并茂而又详细、具体地讲解了各种艾灸方法、艾灸器具的使用。书中用图解的方式介绍了50余种常见病的治疗方法，以及8种保健艾灸法。最后，本书还收录了单桂敏医生独创的2套经络保健操。通过本书，可以让您迅速掌握简便易行的中医健康方法，做到求医不如求己。

《小种子　大能量》

胡维勤◎著　定价：39.90元

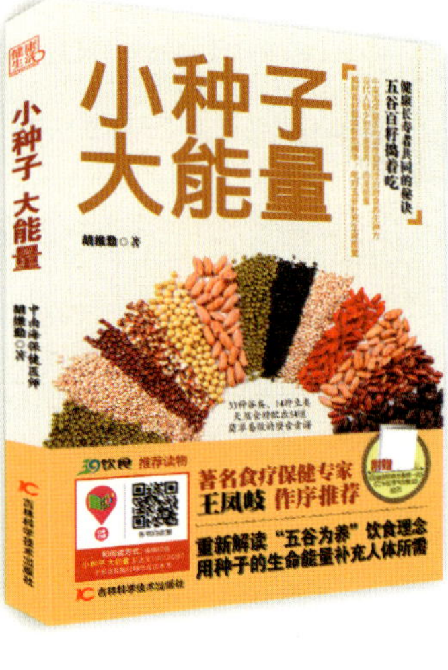

中南海保健医的五谷百籽养命小偏方

胡维勤教授曾担任多位国家领导人的保健医生，他观察到很多高寿的领导都有“逢籽必捣”的饮食习惯，这是健康长寿者共同的秘诀。现代人缺少的不是营养，而是能量。而各种种子中正蕴含着我们需要的生命能量。配好五谷大药，捣出自然精华，释放生命能量，掌握了磨食的秘密，我们在家就能为自己和家人制作养生美食，让我们的健康长长久久。